Der neue Körperführerschein

JOACHIM AUER

DER *neue* KÖRPER-FÜHRERSCHEIN

Bewegung – Ernährung – Lebensqualität

Meyer & Meyer Verlag

Dieses Buch widme ich all denen Menschen, die mir die Kraft und das Vertrauen gegeben haben, so zu sein, wie ich bin. Allen voran meinen Eltern, Helmut und Ursula Auer; meiner Familie: Heike, Josephine und Joshua sowie meinem Bruder Stefan. Herzlichen Dank.

Der neue Körperführerschein
Bewegung – Ernährung – Lebensqualität

Bibliografische Information der Deutschen Nationalbibliothek
Die Deutsche Nationalbibliothek verzeichnet diese Publikation in der Deutschen Nationalbibliografie; detaillierte bibliografische Details sind im Internet über <http://dnb.d-nb.de> abrufbar.

© 2019 by Meyer & Meyer Verlag, Aachen

Auckland, Beirut, Dubai, Hägendorf, Hongkong, Indianapolis, Kairo, Kapstadt,
Manila, Maidenhead, Neu-Delhi, Singapur, Sydney, Teheran, Wien

 Member of the World Sport Publishers' Association (WSPA)

Gesamtherstellung: Print Consult GmbH, München

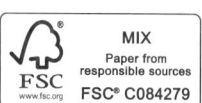

ISBN 978-3-8403-7626-9
E-Mail: verlag@m-m-sports.com
www.dersportverlag.de

INHALT

DIE ÜBUNGEN IM ÜBERBLICK

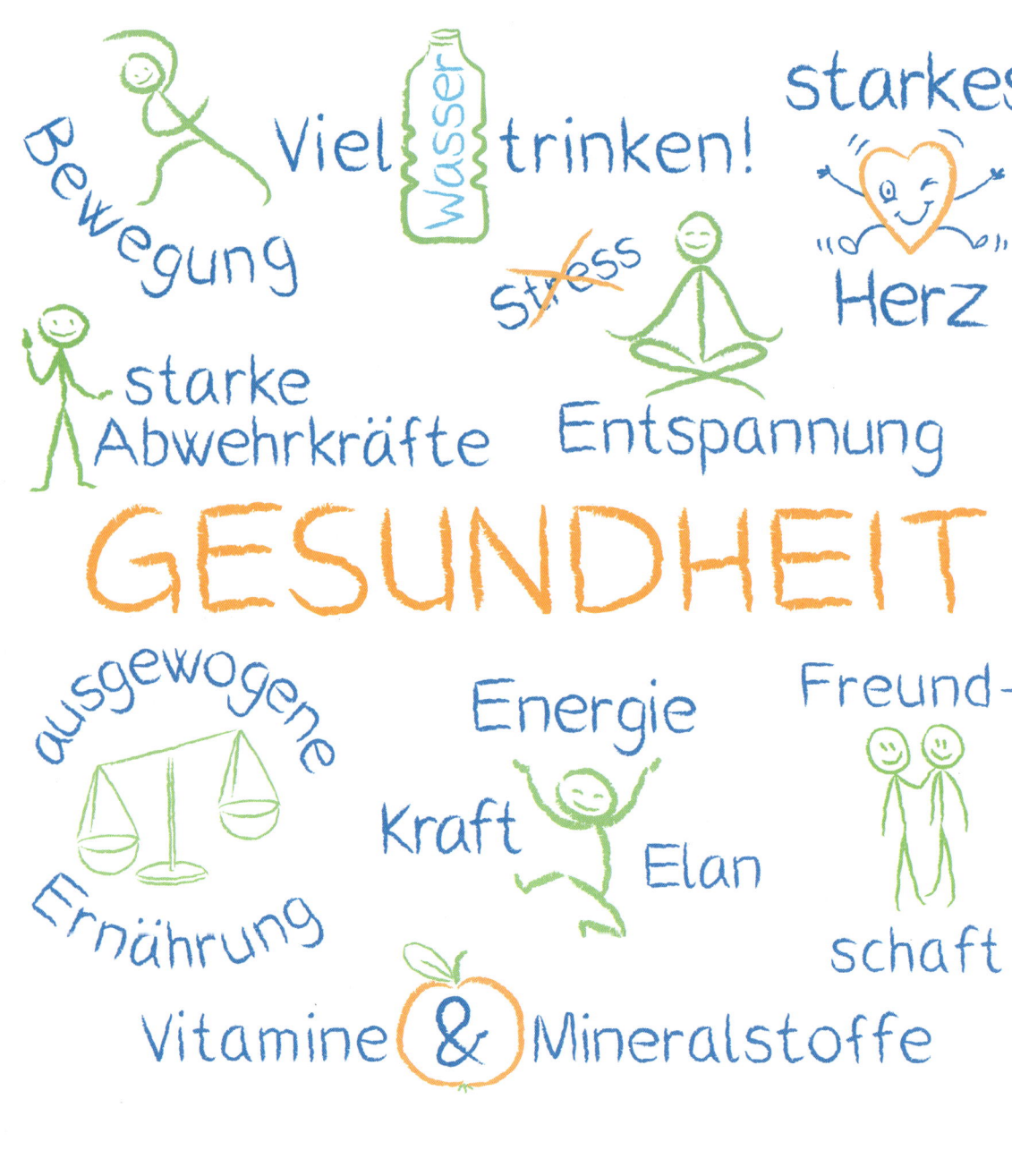

VORWORT

Sehr geehrte Leserinnen und Leser,

ich freue mich sehr, dass Sie sich entschieden haben, sich mit Ihrem Körper und der dazugehörenden Gesundheit bewusster auseinanderzusetzen. Seit mehr als 25 Jahren beschäftige ich mich mit der Funktionsweise unseres Körpers und dem Thema *Gesundheit* sowie den Reaktionen unseres Körpers auf

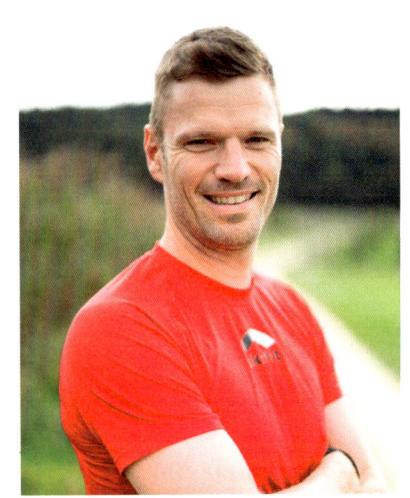

unseren Lebensstil. Dabei habe ich Phasen durchlebt, in denen ich als Leistungssportler versuchte, alles richtig und genau nach Vorschrift zu machen, genauso hatte ich aber auch Phasen, in denen ich mich gehen ließ, weil ich glaubte, einen Teil meiner Jugend nachholen zu müssen. Ich bin also keineswegs Ihr wandelndes schlechtes Gewissen, auch nicht jemand, der niemals hätte fünf gerade sein lassen. Wichtig für meine Entwicklung und meinen Lebensweg war und ist, dass ich immer wieder in der Lage bin, die Auswirkungen meines Verhaltens und meiner Lebensweise von innen zu erspüren und mich selbst von außen zu beobachten. Meine wichtigste Erkenntnis lautet „Leben ist Bewegung" – und zwar in jeder Hinsicht. Wenn Sie es schaffen, eine Balance zwischen Körper, Geist und Seele zu finden, kann Sie nichts mehr erschüttern. Diese Balance muss jeden Tag aufs Neue stimuliert werden. Hier ist, wie man so schön sagt, der Weg das Ziel. Ich möchte Ihnen mit diesem Buch einen Einstieg geben und Sie dabei unterstützen, Ihren Weg zu finden.

Joachim Auer

„PASSEN SIE AUF BEIM LESEN VON GESUNDHEITSBÜCHERN. SIE KÖNNTEN AN EINEM DRUCKFEHLER STERBEN."

Mark Twain

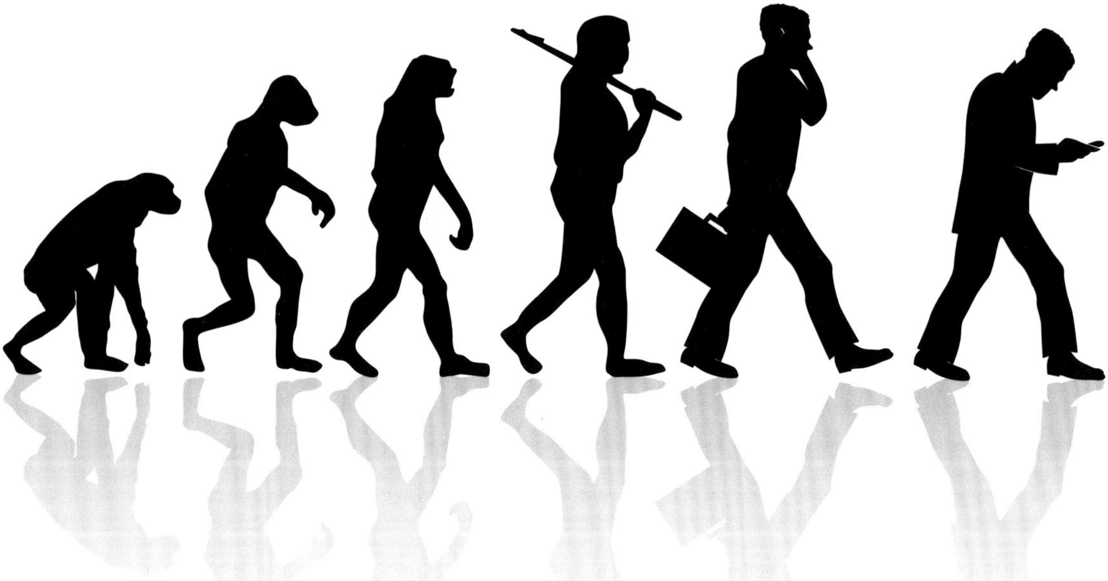

1   EINLEITUNG

Bewegungsmangel, schlechte Ernährung, die Informationsflut und Stress sind die Gesundheitsrisiken der heutigen Zeit. Im täglichen Leben begegnen wir den verschiedensten Herausforderungen. Es gilt, ein möglichst erfolgreiches Berufsleben und ein erfülltes Privatleben miteinander in Einklang zu bringen. Dazu müssen wir fit sein – körperlich ebenso wie geistig. Für unsere Lebensqualität ist die Gesundheit also ein wichtiger Faktor. Sie zu fördern und durch präventive Maßnahmen zu erhalten, ist das Ziel von Konzepten zur Work-Life-Balance. Wer sich ausreichend bewegt und gesund ernährt, der steigert das eigene physische und vor allem auch psychische Wohlbefinden.

Die meisten Menschen verbringen den Tag größtenteils im Sitzen und bewegen sich nicht mehr ausreichend. Die Funktionsfähigkeit des Körpers leidet darunter. Bluthochdruck, Typ-2-Diabetes, Fettstoffwechselstörungen und Herz-Kreislauf-Erkrankungen, die sogenannten *Zivilisationskrankheiten* also, sind die Folge des Bewegungsmangels. Umso mehr dann, wenn er mit einer ungesunden Ernährungsweise gepaart ist. Es ist wissenschaftlich erwiesen, dass körperliche Aktivität hingegen das Risiko von Adipositas, Typ-2-Diabetes, Osteoporose, Depressionen und anderen chronischen Krankheiten drastisch verringert. Regelmäßige Bewegung erhöht zudem die geistige Leistungsfähigkeit und verändert die Stresswahrnehmung, sie fördert allgemein das Wohlbefinden.

Ein Konzept, das der gesellschaftlichen Entwicklung hin zu einer immer ungesünderen Lebensweise entgegenwirkt, kann nur individuell, auf den einzelnen Menschen, ausgerichtet sein. Denn für eine Verhaltensänderung und ein Umdenken in seinem Leben kann sich nur jeder selbst entscheiden. Die langfristige Veränderung bestimmter Verhaltensweisen, beispielsweise das Rauchen aufzugeben, ist eine der größten Herausforderungen des Lebens. Die eigene Komfortzone zu verlassen, wird zur wichtigsten und schwersten Aufgabe.

„ES FLEHEN DIE MENSCHEN DIE GÖTTER AN UM GESUNDHEIT UND WISSEN NICHT, DASS SIE DIE MACHT DARÜBER SELBST BESITZEN." *Demokrit*

Wer etwas verändern möchte, kann dies nur über Wissen und Akzeptanz und vor allem über den inneren Antrieb erreichen. Dieses Buch soll Ihnen das nötige Wissen vermitteln und Ihnen Impulse geben, den inneren Schweinehund zu überwinden. Der zu erklimmende Berg ist gar nicht so hoch, wie es scheint!

Wir könnten vielen Beschwerden, die sich zu chronischen Erkrankungen entwickeln können, vorbeugen, wenn wir diesem inneren Arzt stets richtig zuhören würden. Leider verlernen wir es aber durch unsere Lebensweise immer mehr, die Signale unseres Körpers zu deuten – und überhaupt erst wahrzunehmen.

Interessanterweise gehen wir mit unserem Auto dagegen ganz anders um: Wenn im Amaturenbrett eine Lampe aufleuchtet, fahren wir so schnell wie möglich in die Werkstatt. Es käme wohl niemand auf die Idee, die Leuchte zu überdecken und weiterzufahren. Warnsignale, die uns unser Körper sendet, missachten wir dagegen nur allzu häufig oder kümmern uns nur oberflächlich um sie, indem wir die Symptome, nicht aber die Ursache beheben. So kann es lange weitergehen: Ehe der Körper „liegen bleibt", können bis zu 70 % der Organfunktionen versagt haben. Leider ist es für eine Weichenstellung zur Verbesserung der Lebensqualität dann oft zu spät. Die eigene Lebensweise sollte man also nicht erst dann umstellen, wenn der Notfall bereits eingetreten ist. Der Körperführerschein® ermöglicht es Ihnen, sich dem eigenen Körper wieder anzunähern und das Bauchgefühl zu aktivieren. Dazu verbindet dieses Buch grundlegendes theoretisches Wissen über den Körper und seine Funktionsweisen mit praktischen Tipps für den Alltag. Zusammenspiel und Einheit von Körper, Geist und Seele sind dabei der rote Faden dieses Konzepts.

LERNE, WAS DER KÖRPER BRAUCHT,
DAMIT DU VON IHM NEHMEN KANNST, WAS DU BRAUCHST.

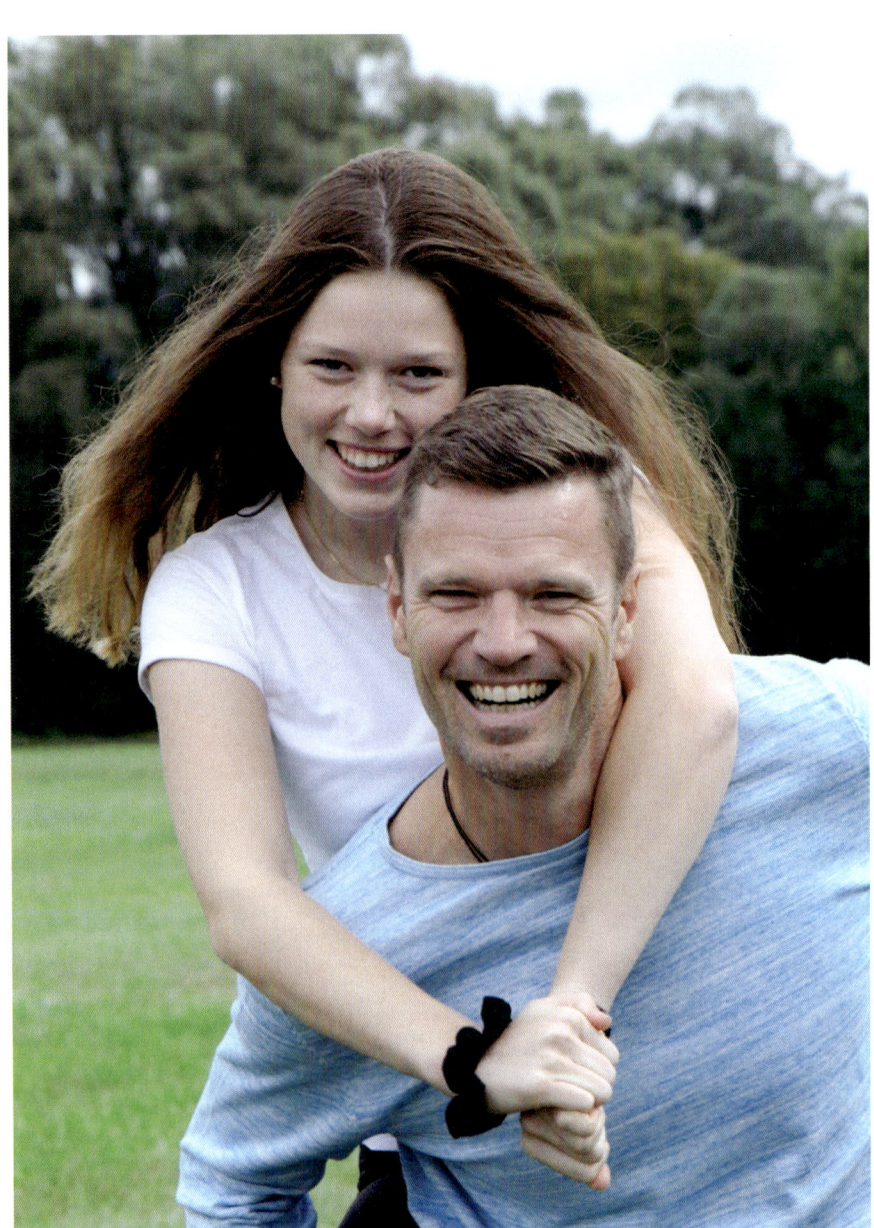

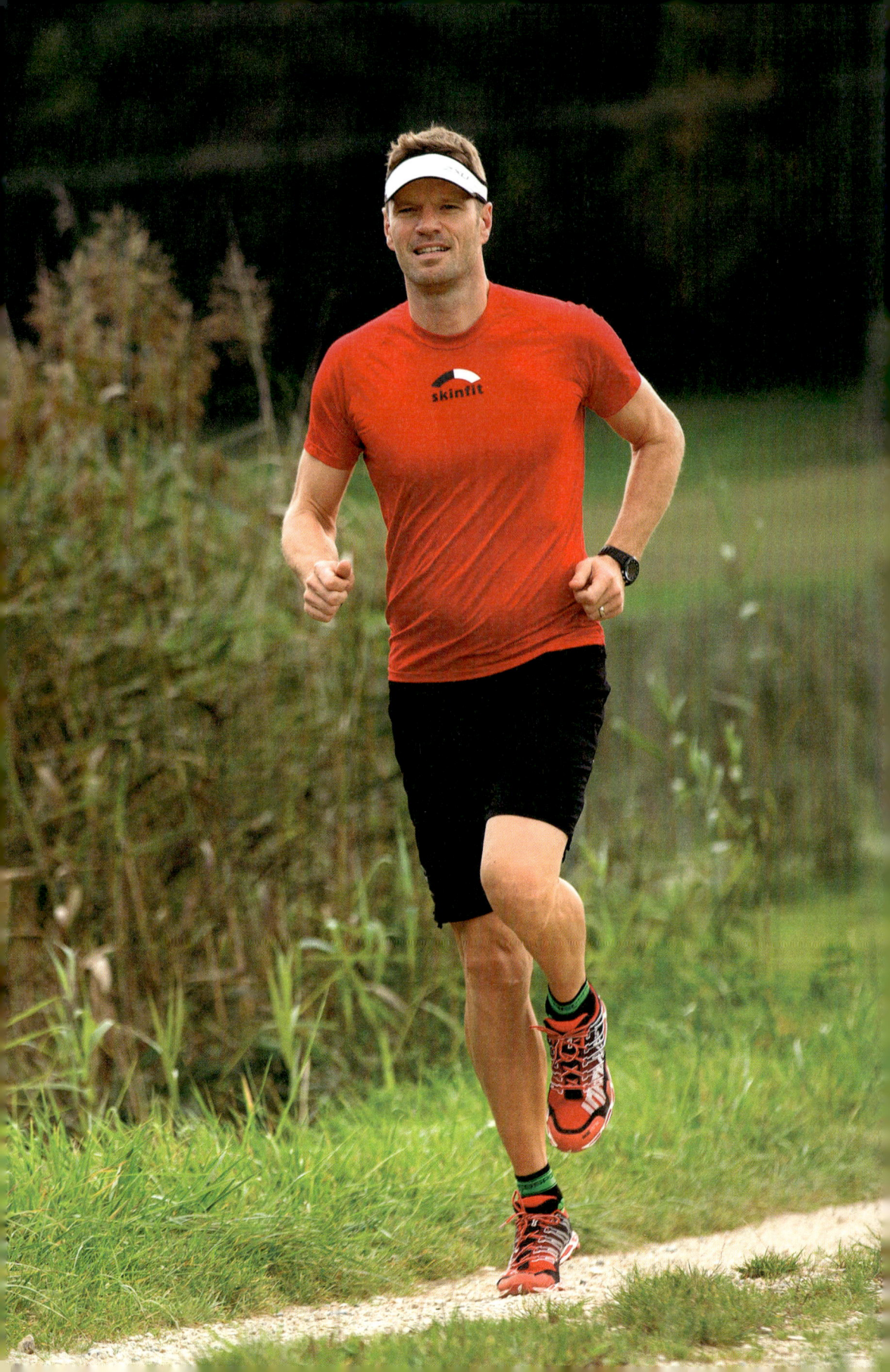

2   LEBEN IST BEWEGUNG

Nahezu täglich berichten die Medien über die besondere Wirkung der Bewegung als Medikament. Dennoch ist den meisten Menschen leider nicht bewusst, dass Bewegung für unseren Körper sogar existenziell wichtig ist.

> **SPORT IST HOBBY, BEWEGUNG IST LEBENSNOTWENDIG!**

Nahezu sämtliche Systeme unseres Körpers sind in ihrer Funktion auf den Bewegungsimpuls ausgerichtet. Da Bewegung aber nicht nur eine physiologische, sondern auch eine psychosoziale Komponente mit sich bringt, sind die Auswirkungen von regelmäßiger Bewegung viel weitreichender, als man vielleicht zunächst annimmt.

Wenn man sich die evolutionäre Entwicklung des Menschen anschaut, kann man sich gut vorstellen, dass Bewegung von Beginn an eine große Rolle für uns gespielt hat. Aber nicht nur die Tatsache, dass wir uns bewegen, sondern auch die Art und Weise, wie wir uns bewegen, hat großen Einfluss auf die Funktion und Lebendigkeit unseres Körpers. Der Affe, der am Anfang dieser evolutionären Entwicklung steht, nutzt das ihm zur Verfügung stehende Muskelsystem ideal. Wie er sich dreidimensional im freien Raum bewegt und dabei Kraft und Schwung perfekt in Bewegungsenergie umsetzt, dient auch heute noch als Vorbild in der Biomechanik.

> **BEWEGUNG STEIGERT DIE BELASTUNGSFÄHIGKEIT,**
> **GLEICHT EINSEITIGE BELASTUNGEN AUS UND BAUT STRESS AB.**

Von dem ersten aufrecht gehenden Menschen weiß man, dass er sich täglich circa vier bis fünf Stunden, vor allem bei der Suche nach Nahrung, körperlich bewegt hat. Er legte dabei circa 20 Kilometer zurück. Der deutsche Durchschnittsbürger bewegt sich zurzeit etwa 20 Minuten am Tag. Legt man die evolutionäre Zeitschiene dieser Entwicklung auf die 400-m-Bahn eines Leichtathletikstadions um, so kann man davon ausgehen, dass die Entwicklung vom Affen zum aufrechten Jäger 399,70 m gedauert hat. So gesehen, haben wir versucht, auf den verbleibenden 30 Zentimetern aus dem Muskelwesen Mensch ein Nervenwesen zu machen. Diese evolutionäre Entwicklung konnten wir bisher allerdings nur bedingt abschließen. Die zunehmende Anzahl von Zivilisationskrankheiten, die von Bewegungsmangel herrühren, untermauert diese These.

Sie haben drei Möglichkeiten, mit dem gesundheitlichen Zustand Ihres Körpers umzugehen:

1. Nichts zu tun und den Abbauprozess, der mit dem 25. Lebensjahr langsam, aber sicher beginnt, eventuell durch Risikofaktoren noch zu beschleunigen.

2. Sich ein wenig zu bewegen, um den Ist-Zustand zu stabilisieren.

3. Aktiv zu sein und den Ist-Zustand positiv zu beeinflussen.

Die hier angegebene Reihenfolge entspricht auch der Häufigkeit: Einmal pro Woche aktiv zu werden, ist zu wenig, zweimal reichten aus, um den Ist-Zustand zu halten, und wer sich dreimal in der Woche bewegt, hat jederzeit die Möglichkeit, sich wieder neue körperliche Ziele zu stecken.

> „DIE GESUNDHEIT SIEHT ES LIEBER, WENN DER KÖRPER TANZT, ALS WENN ER SCHREIBT."
>
> *Georg Christoph Lichtenberg*

Es ist deutlich leichter, sich durch positive Verstärkung zu motivieren als über den erhobenen Zeigefinger. Ich glaube fest daran, dass Sie motiviert sind, etwas für sich und Ihre Gesundheit zu tun. Wir müssen also nur überlegen, wie wir diese Motivation verstärken können, und vor allem, was Sie demotiviert und von der positiven Veränderung abhält.

Schauen wir zunächst einmal, was Sie erwartet, wenn Sie sich genügend bewegen und sich bewusst ernähren.

Die Vorteile einer gesünderen Lebensweise:

- Ihre Ausdauer steigert sich deutlich.

- Ihre Atmung wird tiefer und stärker.

- Ihr körperliche und geistige Beweglichkeit nimmt zu.

- Sie werden nervlich belastbarer.

- Ihr Stoffwechsel verbessert sich und Sie können besser Fett verbrennen.

- Ihr Körper schüttet verstärkt solche Hormone aus, die Sie aufbauen, und gleichzeitig weniger Stresshormone, die Sie altern lassen.

Was wir Gesundheit nennen, ist erstens kein Zustand, den wir irgendwann erreichen und der dann erhalten bleibt, und zweitens kein Zustand, in dem man frei von jeglichen körperlichen Beschwerden ist. Gesundheit ist ein Zustand, für dessen Stabilität jeden Tag etwas getan werden sollte. Ihre individuelle Lebensqualität ist dabei einer der wichtigsten Faktoren für Ihre Gesundheit. Es geht nicht darum, alles „richtig" zu machen, sondern die richtige Balance zwischen Genuss und Askese zu finden. Wenn Ihr Lebensstil also nicht nur von passivem Genuss geprägt ist, dann sind Sie auf dem richtigen Weg.

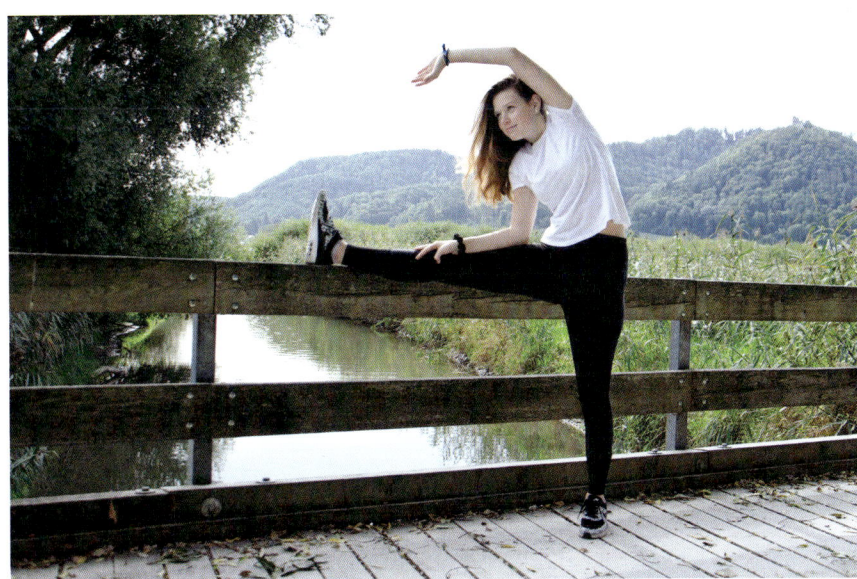

Ihr Gesundheitszustand steht, vereinfacht dargestellt, auf drei Säulen: *Bewegung, Ernährung* und *Entspannung*. Wenn Sie die folgenden Tipps zu diesen Bereichen umsetzen, dann machen Sie bereits einen großen Schritt in Richtung Prävention und stabiler Gesundheit. Sie werden sehen: Sie wecken damit Ihre körpereigene Intelligenz – Ihr Körper wird beginnen, Ihnen wieder deutlicher mitzuteilen, was er braucht.

TIPP

BEWEGUNG

Versuchen Sie, zwei- bis dreimal in der Woche circa 30 Minuten spazieren zu gehen, und zwar so, dass Sie dabei leicht ins Schwitzen kommen. Der geliebte Schaufensterbummel zählt hier also nicht.

ERNÄHRUNG

Versuchen Sie, etwas weniger zu essen, vor allem weniger zuckerhaltige Nahrungsmittel und Fertigprodukte. Außerdem sollten Sie genügend stilles Wasser trinken.

ENTSPANNUNG

Versuchen Sie, einmal am Tag 10-15 Minuten lang keine Informationen aufzunehmen. Schauen Sie aus dem Fenster oder an die Decke und sinnieren Sie vor sich hin.

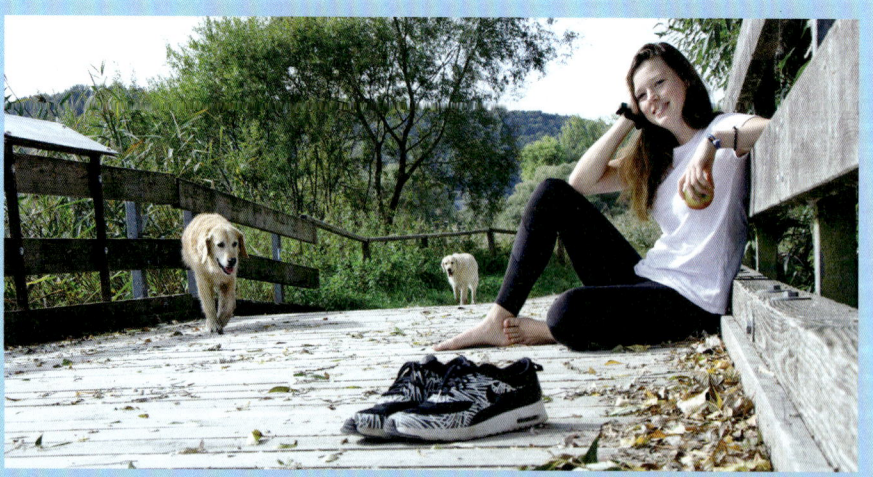

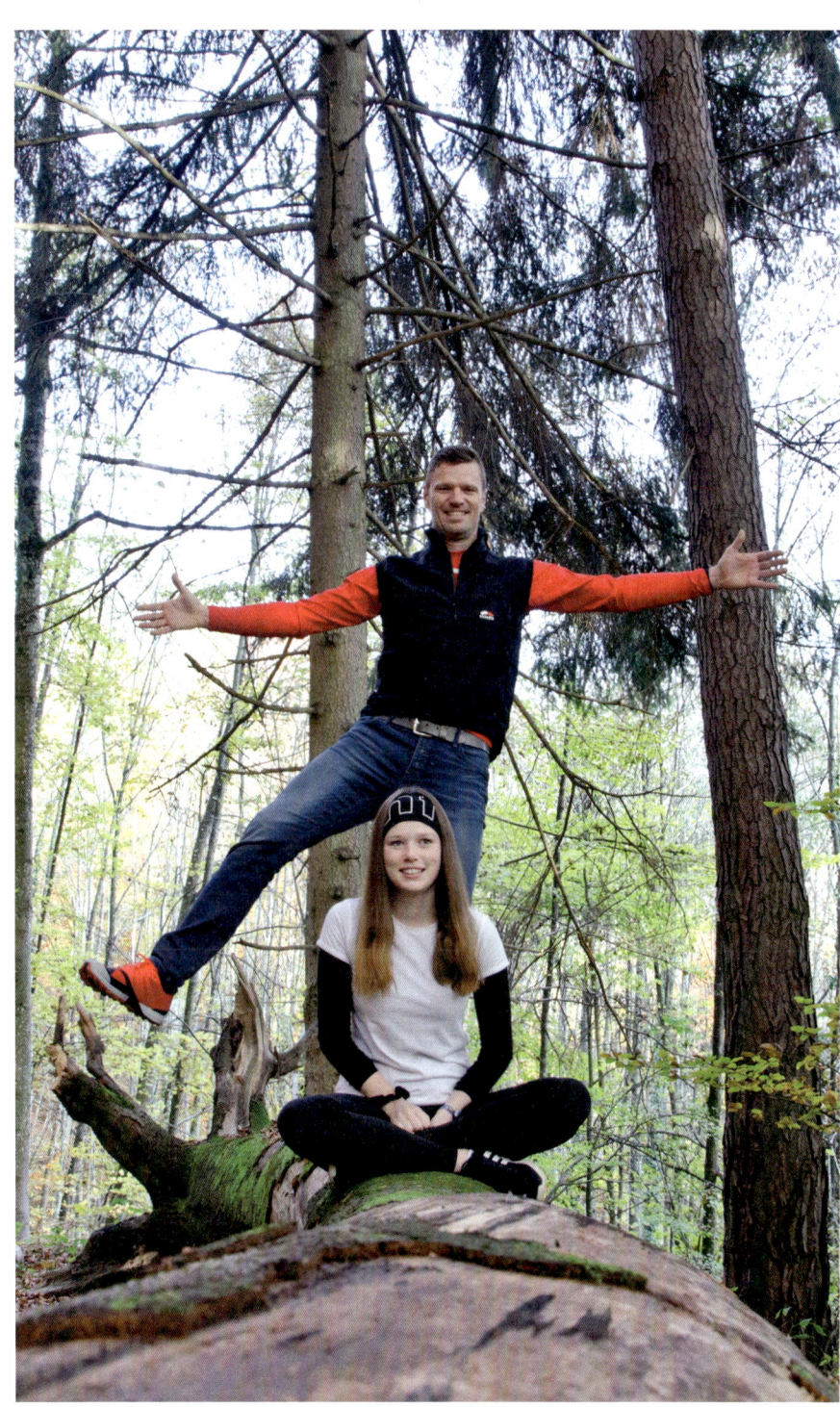

3   ANATOMIE UND PHYSIOLOGIE

In diesem Kapitel erfahren Sie das Wichtigste über die Anatomie der Wirbelsäule und der Füße. Es soll Ihnen außerdem einen Überblick über die Funktionsweise unseres Herzens und des Herz-Kreislauf-Systems geben. Diese drei Bereiche sind für den Gesundheitssport nämlich von besonderem Interesse: Die Wirbelsäule ist bei mangelnder Bewegung unsere Schwachstelle, unsere – leider oft vernachlässigten – Füße ermöglichen uns überhaupt Bewegung und unser Herz-Kreislauf-System ist unser Motor für die Bewegung. Vielleicht wird dieses Kapitel für Sie nicht zu den spannendsten dieses Buchs zählen – das Basiswissen ist jedoch sehr wertvoll, denn es hilft, zu verstehen, wie unser Körper funktioniert.

DIE WIRBELSÄULE

Als Gerüst des Rumpfs verleiht die Wirbelsäule dem Körper Stabilität, sie trägt das Skelett und ist das Verbindungsstück zwischen seinen verschiedenen Teilen. Zugleich ist sie so flexibel, dass wir uns bewegen können.

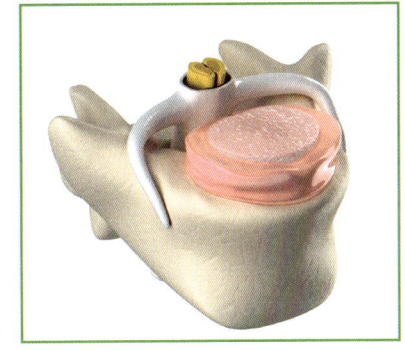

Von oben nach unten ist die Wirbelsäule wie folgt aufgebaut: Nach den sieben Halswirbeln folgen 12 Brustwirbel, dann die fünf Lendenwirbel und zum Schluss das Kreuzbein und das Steißbein. Jeder Wirbel besteht aus einem Wirbelkörper und dem angeschlossenen Wirbelbogen. Zu den Seiten zeigen die beiden Querfortsätze; vom Wirbelbogen nach hinten gerichtet ist der Dornfortsatz. In der Mitte des Wirbels ist ein Hohlraum. Die Hohlräume der einzelnen Wirbel liegen übereinander und bilden zusammen den Wirbelkanal, durch den das Rückenmark verläuft. An den Quer- und Dornfortsätzen der Wirbel sitzen die Bänder und Muskeln. Zudem sind die einzelnen Wirbel über die kleinen Facettengelenke miteinander verbunden.

Sehen wir uns zunächst die einzelnen Abschnitte der Wirbelsäule etwas genauer an, ehe wir zu ihren Funktionen kommen.

Die Halswirbelsäule

Die Halswirbelsäule ist der ~~beweglichste~~ *beweglichste* Wirbelsäulenabschnitt. Sie setzt sich aus dem *Atlas* (erster Halswirbel) und dem *Axis* (zweiter Halswirbel) sowie den restlichen fünf Halswirbeln zusammen und ist nach vorn gekrümmt. Die unteren Halswirbel sind dünn und schmal, ihre schräg nach unten zeigenden Dornfortsätze überlappen sich, wodurch eine Überstreckung des Halses nach hinten verhindert wird. Auf den beiden ersten Halswirbeln lastet vergleichsweise wenig Gewicht.

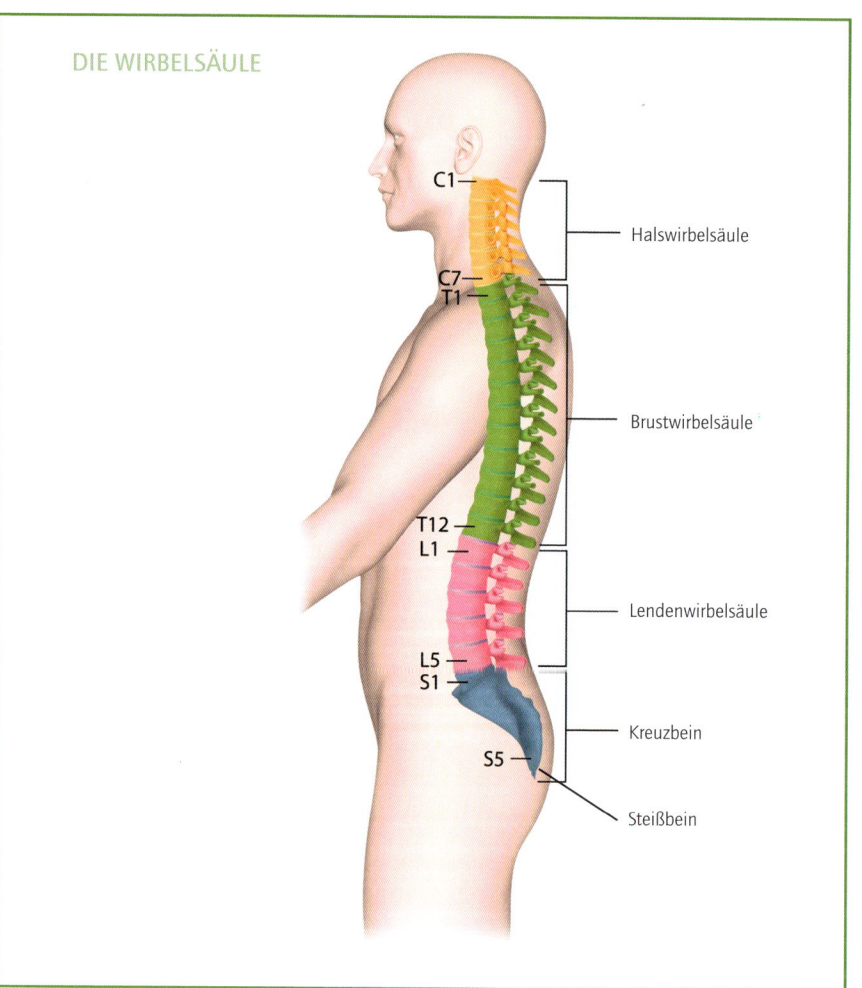

DIE WIRBELSÄULE

C1

C7
T1

T12
L1

L5
S1

S5

Halswirbelsäule

Brustwirbelsäule

Lendenwirbelsäule

Kreuzbein

Steißbein

Die Brustwirbelsäule

Die nach hinten gebogene Brustwirbelsäule stellt mit ihren 12 Wirbeln den längsten Wirbelsäulenabschnitt dar. Die Dornfortsätze der Brustwirbelsäule sind verhältnismäßig lang und überlappend angeordnet. Die Brustwirbelsäule ist in ihrer Funktion der ~~beweglichste~~ *statische / bewegliche* Teil der Wirbelsäule. Leider wird sie im heutigen Alltag nicht ihrer Funktion entsprechend genutzt. Die Mobilität der Brustwirbelsäule ist die Voraussetzung für einen gesunden Rücken. Durch die sogenannten *Wirbel-Rippen-Gelenke* der Brustwirbel sind die Rippen mit der Wirbelsäule verbunden und können sich bei der Atmung mitbewegen.

Die Lendenwirbelsäule

Dank der Lendenwirbelsäule sind wir in der Lage, den Rumpf zu beugen und leicht zu drehen. Sie weist eine Krümmung nach vorn auf und besteht aus fünf großen Wirbeln. Weil das größte Gewicht auf ihnen lastet und sie somit größerem Druck standhalten müssen, sind die Wirbelkörper dicker und breiter als jene in den oberen Wirbelsäulenabschnitten. Die Dornfortsätze der Lendenwirbel sind breit und stehen eher horizontal.

Kreuzbein und Steißbein

Unterhalb der Lendenwirbelsäule schließt sich erst das Kreuzbein und dann das Steißbein an, sie sind miteinander verbunden und nach hinten gewölbt. Das Kreuzbein ist keilförmig. Die ursprünglichen fünf Kreuzwirbel sind im Laufe der Evolution mit den Zwischenwirbelscheiben verwachsen. Auch beim Steißbein handelte es sich einmal um einzelne Wirbel, die beim heutigen Menschen zu einem Knochen zusammengewachsen sind. Evolutionsbiologisch wird es damit als das Überbleibsel von Schwanzwirbeln eingeordnet. Die Dorn- und Querfortsätze von Kreuz- und Steißbein sind verkümmert. Ein Sturz auf das Steißbein, der Ihnen vielleicht als Kind passiert ist, kann bleibende Auswirkungen auf die gesamte Statik der Wirbelsäule haben, wodurch zum Beispiel Kopfschmerzen auftreten können. Ein gut ausgebildeter Osteopath kann solche Folgen erkennen und auflösen.

AUCH BEIM STEISSBEIN HANDELTE ES SICH EINMAL UM EINZELNE WIRBEL!

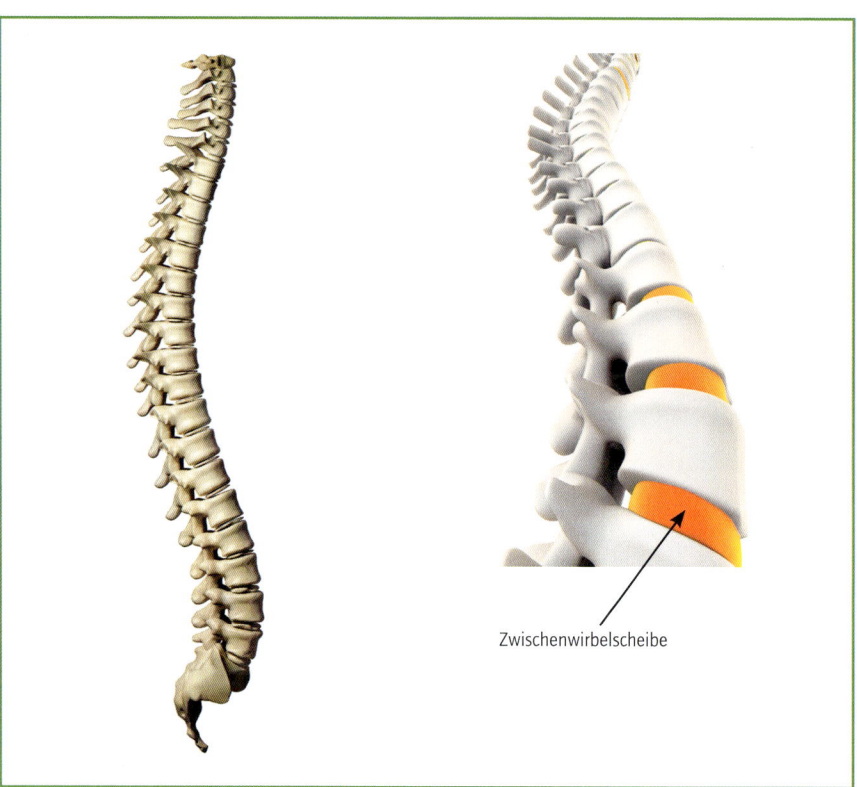

Zwischenwirbelscheibe

Die Zwischenwirbelscheiben

Die aus Faserknorpel und einem weichen Gallertkern bestehenden Zwischenwirbelscheiben – besser bekannt als *Bandscheiben* – sind sehr elastisch und haben die Funktion, Stöße abzupuffern. Sie befinden sich jeweils zwischen den Wirbelkörpern. Die Bandscheiben besitzen keine Blutgefäße, die Nährstoffversorgung erfolgt stattdessen über Flüssigkeit. Wenn wir liegen und die Bandscheiben entlastet sind, nehmen sie Flüssigkeit und somit Nährstoffe auf. Im Stehen werden sie dagegen von den Wirbeln zusammengedrückt und geben Flüssigkeit ab, wobei auch Abfallstoffe ausgeschwemmt werden. Die meiste Zeit des Tages werden die Bandscheiben zusammengepresst, verlieren Flüssigkeit und werden somit flacher.

Dies ist auch der Grund, warum wir morgens nach dem Aufstehen einige Zentimeter größer sind als am Abend. Nachts, wenn wir im Bett liegen, können sich die Bandscheiben dann wieder mit Flüssigkeit und Nährstoffen vollsaugen. Sie funktionieren also wie ein Schwamm und brauchen Be- und Entlastung. Das Schlimmste, was Sie einer Bandscheibe antun können, ist, sie ruhig zu stellen. Infolge von dauerhaften Fehlbelastungen der Wirbelsäule oder bei einer Verletzung kann sich eine Bandscheibe verschieben, dann auf das Rückenmark drücken und somit starke Schmerzen hervorrufen, die sich bis in andere Körperteile, wie etwa die Arme, übertragen können.

Die Bänder der Wirbelsäule

Die Wirbel und insbesondere die Bandscheiben werden durch kräftige, elastische Bänder geschützt und in ihrer Position gehalten. Da ist zunächst das vordere Längsband, es setzt an den Vorderseiten der Wirbelkörper an und reicht vom Atlas bis hinunter zum Kreuzbein. Auf der Rückseite sind die Wirbelkörper bis hinunter zum Steißbein mit dem hinteren Längsband verbunden. Zusammen mit weiteren Bändern, die zwischen den Wirbelbögen sowie den Dorn- und Querfortsätzen verlaufen, sorgen sie für Stabilität. Durch ihre Elastizität ist zugleich die Bewegung der Wirbelsäule möglich.

Die Rückenmuskulatur

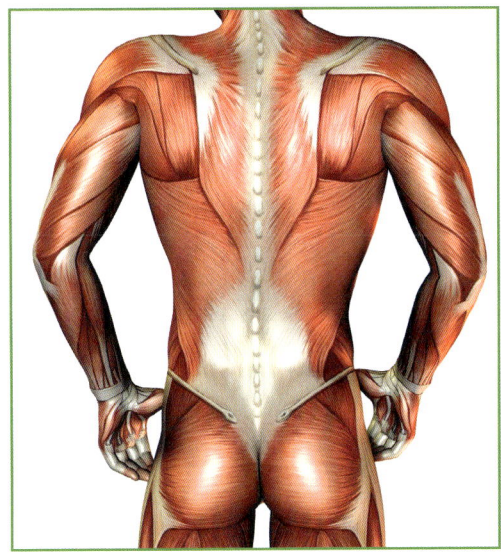

Mindestens ebenso wichtig für die Stabilisierung und Beweglichkeit der Wirbelsäule ist die Rückenmuskulatur. Zusammen mit den Bändern ermöglicht sie das aufrechte Gehen, dass wir den Rumpf nach vorn, nach hinten und zur Seite beugen und auch drehen können. Die tiefen Rückenmuskeln verbinden jeweils zwei Wirbel miteinander und stabilisieren damit ebenso wie die Bänder die Wirbelabschnitte. Über den tiefen liegen die oberflächlichen Rückenmuskeln. Sie verlaufen an beiden Seiten der Wirbelsäule in zwei großen Muskelsträngen und reichen über mehrere Muskeln hinweg oder gar über die gesamte Länge der Wirbelsäule bis hinunter zum Becken. Sie werden auch als *Rückenstrecker* bezeichnet, da sie an der Bewegung des Oberkörpers nach vorn und hinten beteiligt sind. Zudem sind sie mit für die Drehung des Rumpfs zuständig.

Eine starke Rückenmuskulatur entlastet die Wirbelsäule, wohingegen es schnell zu einer Überbeanspruchung gerade der Bandscheiben kommen kann, wenn die Rückenmuskeln nicht, wie vorgesehen, bei den Bewegungsabläufen mitspielen. Für die Prävention von Rückenbeschwerden sowie im Rehasport ist es deshalb essenziell, die Rückenstrecker zu trainieren. Neben der Rückenmuskulatur sind auch die Hüft- und Beinmuskeln für die Beweglichkeit der Wirbelsäule wichtig, denn sie werden bei den Kippbewegungen des Beckens eingesetzt, welche wiederum die Beugung der Wirbelsäule bedingen. Ebenso sind die Bauchmuskeln in ihrer Bedeutung nicht zu unterschätzen.

Das Zusammenspiel von Bauch- und Rückenmuskulatur

Wenn die Wirbelsäule aus der Beugung gestreckt wird, arbeiten die Rückenmuskeln als Gegenspieler der Bauchmuskeln. Beugen wir den Rumpf zur Seite oder drehen wir ihn, so sind beide Muskelgruppen gleichzeitig aktiv, denn die Bauchmuskeln unterstützen den Rücken. Auch bei der Brust- und Bauchatmung arbeiten nicht nur die Bauch-, sondern auch die Rückenmuskeln. Ein Reflex, dem viele Menschen automatisch nachgeben, wenn sie schwere Gegenstände hochheben, ist, dass sie bei der Belastung die Luft anhalten, wodurch die Bauchmuskulatur angespannt wird. Während in der Brust- und Bauchhöhle somit ein hoher Druck entsteht, sinkt der Druck auf die Bandscheiben. Für das körperliche Training ist dieser Schutzreflex nicht geeignet.

> UNTERSCHÄTZEN SIE NICHT DIE BEDEUTUNG DER BAUCHMUSKULATUR!

Auch beim Heben hängt also die Belastung der Bauchmuskeln mit der Entlastung des Rückens zusammen. Da beide Muskelgruppen nicht unabhängig voneinander beansprucht werden, sondern im Zusammenspiel, sollten Sie stets beide trainieren und stärken. Jede größere menschliche Bewegung hängt folglich von der Qualität der Zusammenarbeit und der Kraft der Rumpfmuskulatur (Bauch und Rücken) ab.

Die Funktionen der Wirbelsäule

1. Stützfunktion

Die Wirbelsäule ist der Teil unseres Skeletts, der den Körper bei vielen Bewegungen stützt und stabilisiert: Zusammen mit den sie umgebenden Bändern und Muskeln bildet die Wirbelsäule einen Bewegungsapparat, der es uns ermöglicht, aufrecht zu gehen sowie den Oberkörper zu beugen, zu strecken und zu drehen. Da die Rippen über Gelenke mit den Brustwirbeln verbunden sind, hat die Wirbelsäule zudem Anteil an der Stabilität des Brustkorbs.

2. Dämpfungsfunktion

Die Wirbelsäule funktioniert durch ihre besondere Bauweise wie ein Stoßdämpfer, der Erschütterungen abfängt, und schützt damit den restlichen Körper, insbesondere das Gehirn. Die einzelnen Wirbelsäulenabschnitte sind, wie beschrieben, abwechselnd nach vorn und nach hinten gebogen. Insgesamt beschreibt die Wirbelsäule damit eine doppelte S-Form, welche ihr Flexibilität verleiht. Sie kann zusammengestaucht werden und verhält sich bei Stößen eher wie eine Feder und ist stabiler, als es ein gerader Stab wäre. Zudem werden Erschütterungen dadurch gedämpft, dass die weichen Bandscheiben nachgeben. Die auf die Wirbelsäule einwirkende Kraft wird durch teilweise Verformung abgefangen.

3. Schutz des Rückenmarks

Die Wirbelsäule schützt das Rückenmark: Das Nervengewebe verläuft durch den Wirbelkanal, und durch den Aufbau der Wirbelsäule aus einzelnen Wirbelabschnitten können wir komplexe Bewegungen absolvieren, ohne dass das Rückenmark und damit unser Nervensystem geschädigt wird. Eine große Anzahl Bänder und Muskeln hält zudem die Wirbel und Bandscheiben in ihrer Position.

4. Bewegungsfunktion

Die Wirbel der verschiedenen Wirbelsäulenabschnitte unterscheiden sich recht stark, denn ihre Form ist optimal an die jeweiligen Anforderungen angepasst. Auf den Lendenwirbeln lastet am meisten Körpermasse, weshalb sie auch dicker sind als die Wirbel im Halsbereich, welche wiederum eine schmalere und beweglichere Form besitzen. Zudem stehen die Dornfortsätze im unteren Teil der Wirbelsäule eher horizontal, was eine größere Streckung zulässt, während ihre senkrechte, überlappende Anordnung im Halsbereich eine Überstreckung des Halses verhindert. Mit der Funktion ändert sich außerdem die Anordnung der kleinen Wirbelbogengelenke. In der Lendenwirbelsäule sind ihre Gelenkflächen nahezu senkrecht ausgerichtet. Im oberen Teil der Wirbelsäule stehen die Gelenkflächen dagegen mit einem Winkel von 45° aufeinander, hier sind sie an der Bewegung des Oberkörpers zur Seite beteiligt. In der Halswirbelsäule ermöglichen sie den großen Bewegungsumfang.

Nutzen Sie die großen Bewegungsmöglichkeiten Ihrer Wirbelsäule so häufig wie möglich. Sie wird es Ihnen auf ihre Weise danken.

DER FUSS

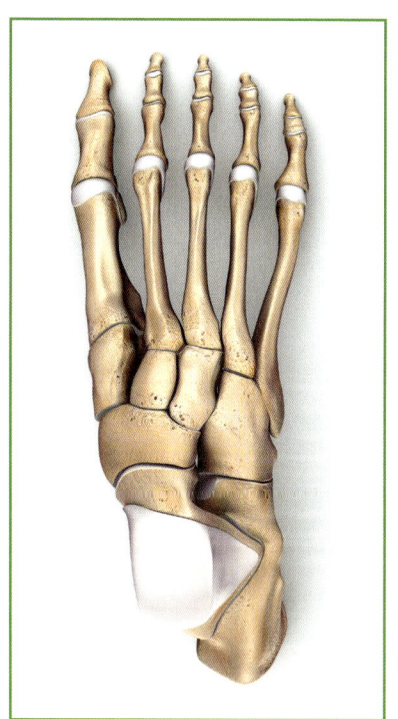

Unsere Füße müssen als Ende der unteren Extremitäten unser gesamtes Körpergewicht tragen – gut entwickelte und funktionierende Füße sind also eine Grundvoraussetzung für das Gehen und auch für eine Vielzahl anderer Bewegungen. Ein *Meisterwerk der Ingenieurskunst* nannte Leonardo da Vinci einst den menschlichen Fuß. Die komplexe Anatomie des Fußes ist eine genauere Betrachtung wert.

Der Fuß besteht aus 26 Knochen, 32 Muskeln, 107 Bändern und über 30.000 Nervenenden. Da unsere Füße besonders stark beansprucht werden, besitzen sie kräftige Bänder, Sehnen und Muskeln. Sie bestehen aus stabilen Knochen, sind aber dank der Muskulatur dennoch beweglich. Im aufrechten Stand setzt der Fuß

mit dem Ballen und der Ferse auf. In Längsrichtung wölbt er sich und beschreibt vor allem auf der Innenseite einen deutlichen Bogen – das *Längsgewölbe*. Der Breite nach über die Mittelfußknochen und die Keilbeine verläuft hingegen das *Quergewölbe*. Aufgrund dieser Konstruktionsweise sieht der Fußabdruck eines gesunden Fußes bogenförmig aus. Durch die Gewölbekonstruktion des Fußes wird das Körpergewicht verteilt und beim Gehen, Laufen und Springen abgefedert. Darüber hinaus sind unsere Füße sehr empfindlich, wir können mit ihnen tasten und die Beschaffenheit des Untergrundes erspüren. So funktionieren die Füße beim Klettern zusammen mit dem Gehirn als Koordinationszentrale.

ÜBER DIE ERDE

Über die Erde sollst du barfuß gehen. Zieh die Schuhe aus, Schuhe machen dich blind.

Du kannst doch den Weg mit deinen Zehen sehen, auch das Wasser und den Wind.

Sollst mit deinen Sohlen die Steine berühren, mit ganz nackter Haut.

Dann wirst du spüren, dass dir die Erde vertraut.

Spüre das nasse Gras unter deinen Füßen und den trockenen Staub.

Lass dir vom Moos die Sohlen streicheln und küssen und fühl das Knistern im Laub.

Steig hinein, steig hinein in den Bach und laufe aufwärts dem Wasser entgegen.

Halt dein Gesicht unter den Wasserfall. Und dann sollst du dich in die Sonne legen.

Leg deine Wange an die Erde, riech ihren Duft und spür, wie aufsteigt aus ihr eine ganz große Ruh'.

Und dann ist die Erde ganz nah bei dir, und du weißt: du bist ein Teil von allem und gehörst dazu.

Martin Auer

Die Muskeln im Längs- und Quergewölbe werden am besten durch Barfußlaufen stimuliert. Die meisten Schuhe bieten uns jedoch leider nicht die Möglichkeit, dieses tolle Bewegungssystem intakt zu halten. Archäologische Funde belegen, dass wir bereits vor 30.000 Jahren begonnen haben, unsere Füße in Schuhe zu „verpacken". Für die Wärmeisolation war es ein enormer Fortschritt, für die Funktionstüchtigkeit der Füße ein enormer Rückschritt. Der Fuß muss die natürlichen Unebenheiten des Bodens nicht mehr ausgleichen, wodurch die Muskulatur und der Sehnen-Band-Apparat zunehmend verkümmert. Der eigentlich sehr bewegliche Fuß wird zunächst schlaff und weich und dann steif und unbeweglich. Er kann kaum noch natürlich abrollen. Gelenke und Kapseln verschieben und verändern sich. – Der Fuß wird deformiert. In diesem Stadium ist es für das Bewegungstraining bereits zu spät. Dann hilft meist nur noch das Skalpell, um die Hammerzehe oder das Überbein zu beseitigen. Barfußlaufen wird heute von vielen Sportmedizinern empfohlen. Je näher unser Körperschwerpunkt dem Boden ist, desto besser funktionieren unsere körpereigenen Koordinations-, Orientierungs- und Dämpfungssysteme. Ich empfehle Ihnen allerdings nicht, nun von einem Tag auf den anderen auf alle Stütz- und Dämpfungselemente in den Schuhen zu verzichten. Besser wäre es, die Füße langsam, aber stetig wieder an ihr eigentliches Können zu erinnern.

> „FISCH SCHWIMMT, VOGEL FLIEGT, MENSCH LÄUFT."   *Emil Zatopek*

Der Fuß gewährleistet das aufrechte Stehen, die Balance, er ist Stoßdämpfer und unser wichtigstes Werkzeug zur Fortbewegung. Unsere Füße tragen uns durch das Leben und als Dank dafür bekommen sie meist zu wenig Beachtung und Pflege. Regelmäßiges Barfußlaufen ist eine Wohltat für die Füße. Schenken Sie Ihren Füßen Aufmerksamkeit und Pflege, sie haben es verdient!

DAS HERZ-KREISLAUF-SYSTEM

Das Herz und die Blutgefäße stellen zusammen das Herz-Kreislauf-System dar. Das Herz pumpt das Blut durch den Körper und versorgt so die Körperzellen mit Nährstoffen und Sauerstoff – auf dem „Rückweg" transportiert das Blut Abfallprodukte des Stoffwechsels sowie Kohlendioxid ab. Ein menschliches Herz ist in etwa faustgroß – je nachdem, wie groß und wie trainiert ein Mensch ist, wiegt es zwischen 300 und 500 g. Das Herz befindet sich zwischen den Lungenflügeln und liegt zum größten Teil in der linken Hälfte des Brustkorbs, es grenzt vorn an das Brustbein und hinten an Speiseröhre und Hauptschlagader. An der Unterseite liegt die Herzspitze auf dem Zwerchfell auf.

DAS HERZ-KREISLAUF-SYSTEM

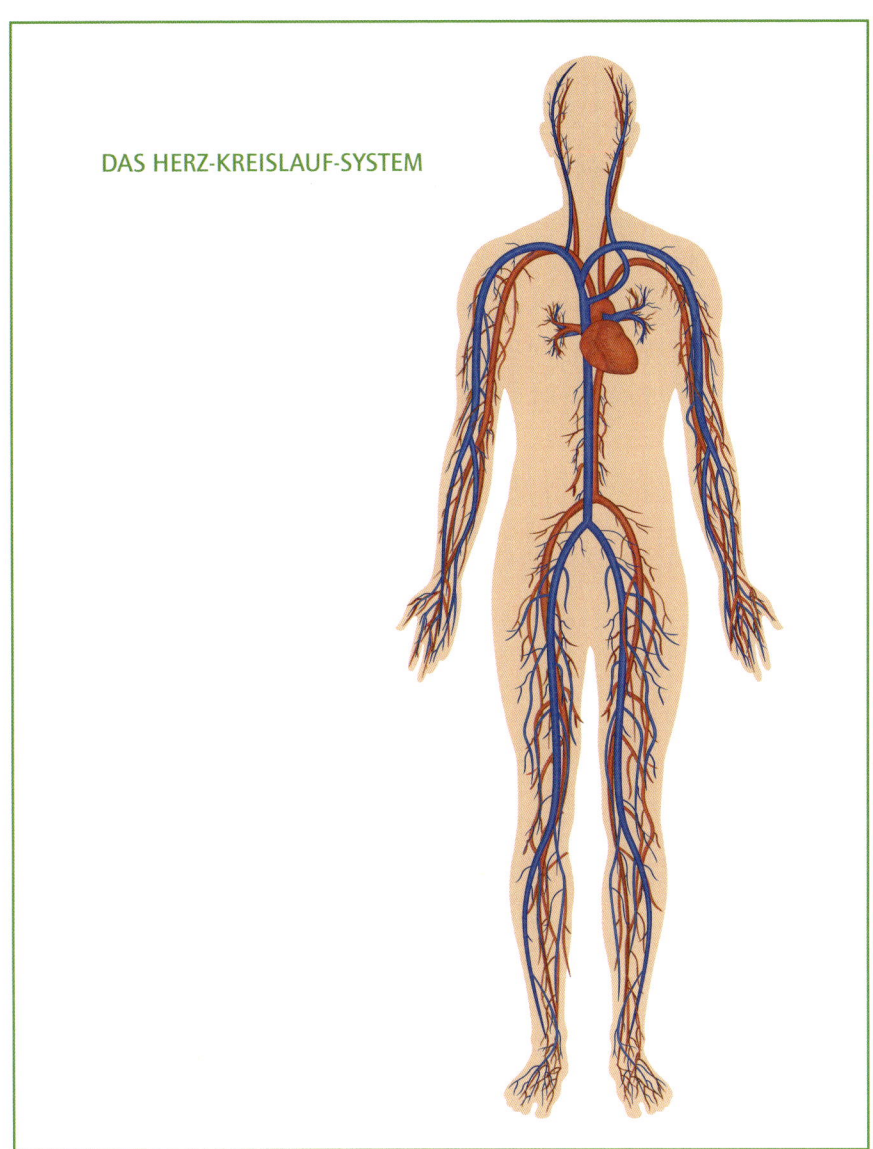

Das Herz ist in der Längsachse geneigt, seine Spitze zeigt schräg nach links vorn unten, wodurch die Herzspitze sehr dicht an der Brustwand liegt und der Herzspitzenstoß von außen fühlbar ist. Dazu tastet man auf der linken Körperseite von der Mitte des Schlüsselbeins gerade nach unten in den fünften Zwischenrippenraum.

Die *Herzscheidewand* teilt das Herz in zwei Hälften. In jeder Hälfte findet sich jeweils ein *Vorhof (Atrium)* und eine *Herzkammer (Ventrikel)*. Die linke Herzhälfte versorgt den Körperkreislauf mit sauerstofffreichem Blut aus der Lunge, die rechte Herzhälfte pumpt das sauerstoffarme Blut aus dem Körper in den Lungenkreislauf.

Die Herzklappen

Die Herzkammern werden jeweils am Ein- und Ausgang von Herzklappen verschlossen. Durch sie fließt das Blut jeweils nur in die vorgesehene Richtung und kann nicht zurückgelangen. Zwei Klappen an den Eingängen trennen Vorhöfe und Herzkammern und werden *Atrio-Ventrikular-Klappen (AV-Klappen)* beziehungsweise *Segelklappen* genannt. Letztere Bezeichnung rührt daher, dass ihre Form und ihre Aufhängung an Sehnenfäden an Segel erinnern. Die Segelklappe, welche den linken Vorhof und die linke Herzkammer voneinander trennt, heißt *Mitralklappe*, zwischen dem rechten Vorhof und der Kammer liegt die *Trikuspidalklappe*.

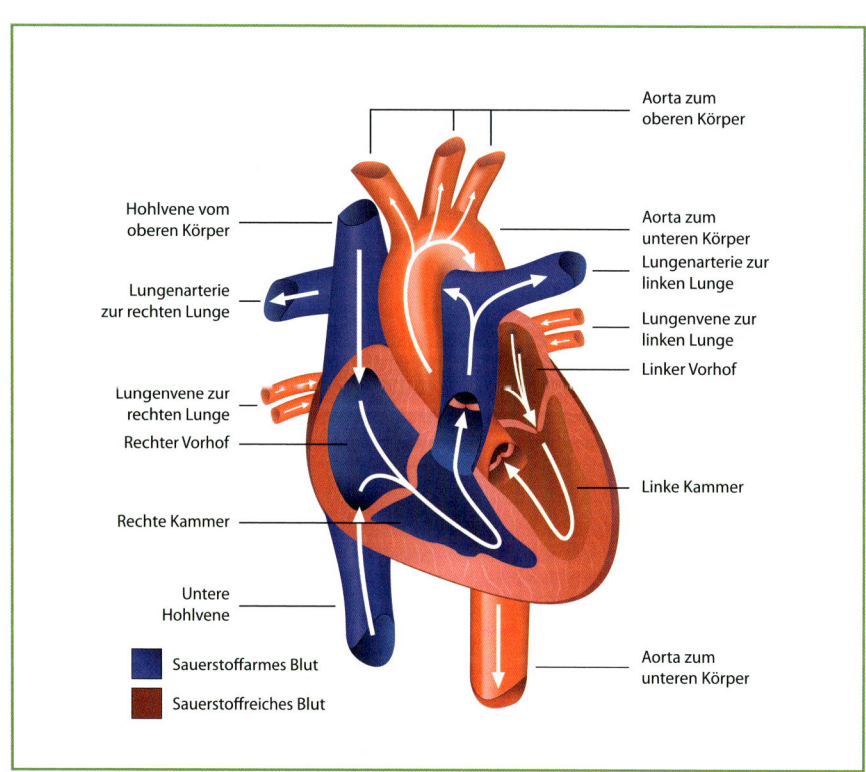

Die Herzklappen an den Ausgängen der Herzkammern bestehen aus halbmondförmigen Taschen. Diese Taschenklappen werden verschlossen, wenn Blut zurückfließt, es kann also kein Blut aus den Arterien zurück in die Herzkammern gelangen. Zwischen der linken Herzkammer und der Hauptschlagader (Aorta) befindet sich die *Aortenklappe*, die *Pulmonalklappe* zwischen der rechten Herzkammer und der Lungenarterie (A. pulmonalis).

Die Funktionsphasen des Herzens

Bei der Funktionsweise des Herzens werden vier Phasen unterschieden:

1. **Entspannung:** Während der Entspannungsphase erschlafft die Muskulatur, welche die Herzkammern umgibt und in den Ventrikeln sinkt der Druck. Das Blut sammelt sich in den Vorhöfen. Sowohl die Segel- als auch die Taschenklappen sind geschlossen.

2. **Füllung:** Aufgrund des höheren Drucks in den Vorhöfen öffnen sich die Segelklappen und das Blut strömt in die Herzkammern. Zum Ende dieser Phase kontrahieren zudem die Vorhöfe und bewirken so, dass alles Blut in die Ventrikel befördert wird. Die Segelklappen schließen sich wieder.

Entspannungs- und Füllungsphase werden zusammen als *Diastole* bezeichnet.

3. **Anspannung:** In der Anspannungsphase sind alle Herzklappen verschlossen. Die Kammermuskulatur kontrahiert und der erste Herzton ist zu hören. Durch die Kontraktion erhöht sich der Druck in den Herzkammern.

4. **Austreibung:** In dieser Phase öffnen sich aufgrund des hohen Drucks in den Herzkammern die Taschenklappen. Das Blut wird in die Kreisläufe gepumpt. Wenn sich Aorten- und Pulmonalklappe wieder schließen, entsteht der zweite Herzton.

Anspannungs- und Austreibungsphase werden zusammen als *Systole* bezeichnet.

> DIE VIER GRUNDPHASEN:
> ENTSPANNUNG, FÜLLUNG, ANSPANNUNG, AUSTREIBUNG.

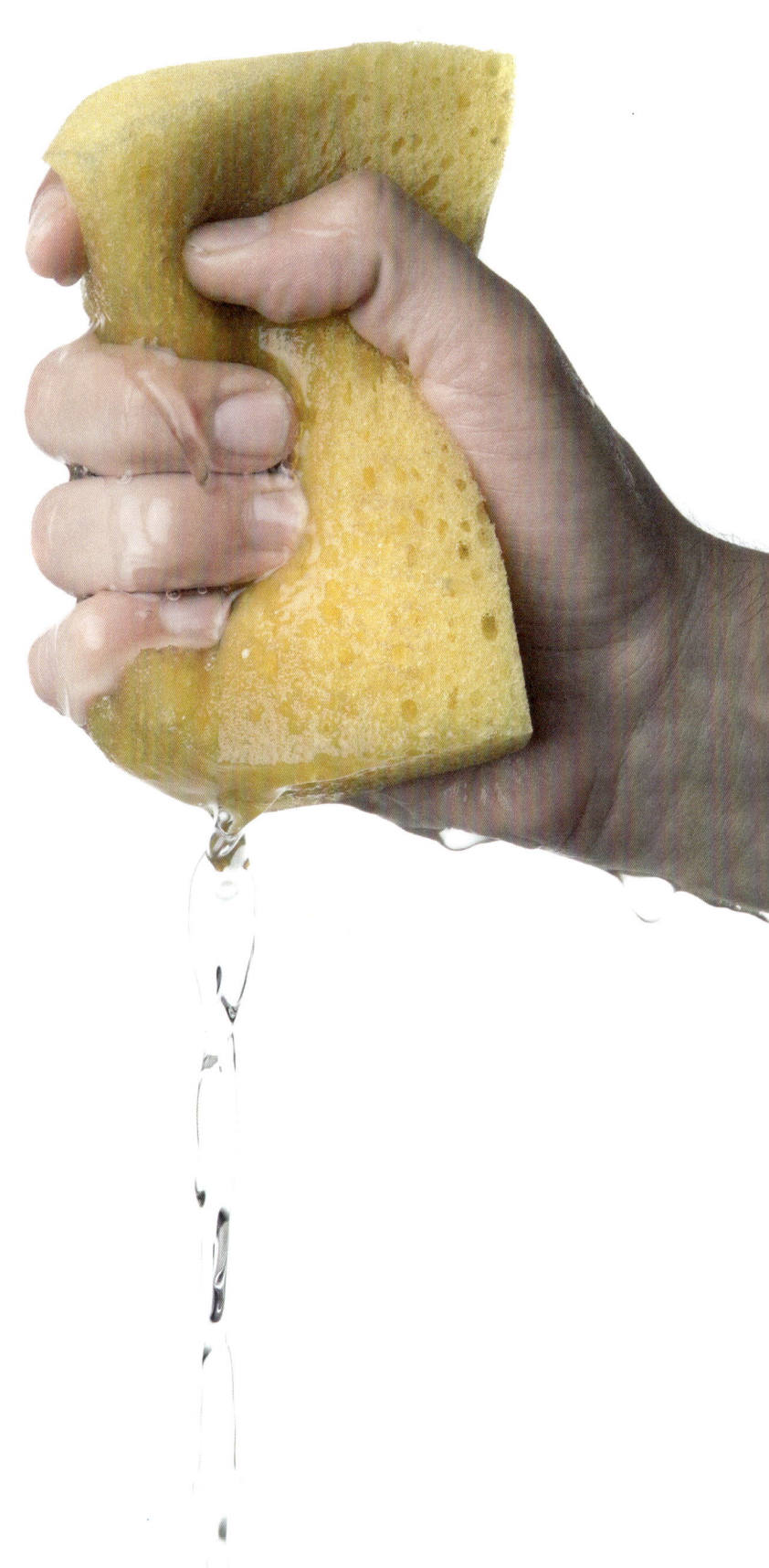

4   RÜCKENSCHULE

Rückenbeschwerden gelten als die Volkskrankheit Nummer eins. Unsere Wirbelsäule ist das tragende Element unseres Körpers. Leider wird sie heutzutage jedoch entgegen ihrer anatomischen Bestimmung viel zu wenig gefordert und bewegt. Einseitige und anhaltende Belastungen lassen sie steif und unbeweglich werden, was in der Folge zu Schmerzen führt. Eine abwechslungsreiche und rotierende Bewegung der Wirbelsäule findet nahezu nicht mehr statt. Allerdings weiß man auch, dass circa 80 % der Rückenbeschwerden nicht eine mechanische, sondern eher eine psychosoziale Ursache haben, also zum Beispiel durch Stress ausgelöst werden. Die Einschränkungen der Lebensqualität durch eine schmerzende Wirbelsäule sind enorm. Gerade heute, da viele Entscheidungen im Alltag und bei der Arbeit hart erkämpft werden müssen, ist es wichtig, ein stabiles und funktionierendes Rückgrat zu besitzen.

Die Abnutzung der Wirbelsäule ist zu 70 % genetisch bedingt. Verschleiß und Veränderungen, die bei Röntgen- oder Kernspinaufnahmen zu erkennen sind, erklären die Beschwerden nur selten. Denn die Wirbelsäule und die Bandscheiben sind widerstandsfähig und hoch belastbar. Man weiß heute, dass der Umgang mit den Rückenbeschwerden einen viel größeren Einfluss auf die Genesung hat als die vermeintliche Diagnose. Mit anderen Worten: Es ist entscheidend, dass Sie selbst davon überzeugt sind, etwas ändern zu können.

Die beiden Aspekte Atmung und Bewegung sind zusammen mit unserem mentalen Zustand die wichtigsten Komponenten für einen ausgeglichenen Energiefluss in unserem Körper. Allein der mechanische Reiz einer tiefen Bauchatmung bewirkt die Bewegung des Zwerchfells und somit eine Dynamisierung der Bauchorgane – die genau auf diesen Impuls warten. Leider ist es zum Beispiel im Sitzen nur eingeschränkt möglich, tief in den Bauch zu atmen.

> **WENN DU DEINEN ATEM FÜHREN KANNST,
> DANN KANNST DU ALLES FÜHREN.**

Sie merken schon, dass dieser Ansatz nicht der klassischen Rückenschule entspricht. Man hat bis vor Kurzem noch versucht, Rückenbeschwerden durch Verhaltens- und Haltungsregeln in den Griff zu bekommen. Annahmen, dass Belastungen dem Rücken schadeten, es bei Beschwerden oberstes Gebot sei, sich zu schonen, oder auch dass die Bandscheiben durch falsches Sitzen degenerierten, lagen diesem Ansatz zugrunde. Die klassischen Rückenschulen sind inzwischen überholt. Es lebe vielmehr die Bewegungsfreiheit! Das Schlimmste, was Sie Ihrem Rücken antun können, ist nämlich, ihn zu schonen. Bewegen Sie sich also lieber falsch als gar nicht. Selbst bei Beschwerden kann ein kurzer, entspannter Spaziergang oft Wunder bewirken. Ein Ziel dieses Buchs ist es, Ihnen zu zeigen, dass kleine Übungen, wenn Sie regelmäßig durchgeführt werden, schon große Veränderungen bewirken können.

> SCHON KLEINE ÜBUNGEN KÖNNEN GROSSE VERÄNDERUNGEN
> IN IHREM KÖRPER BEWIRKEN UND FÖRDERN
> IHR WOHLBEFINDEN! PROBIEREN SIE ES AUS!

Ziele der modernen Rückenschule:

- Mobilisation und Erhalt der dreidimensionalen Beweglichkeit der Wirbelsäule;
- Aufrichtung der Brustwirbelsäule;
- Stabilisierung der Rumpfmuskulatur;
- ein verbessertes Gefühl für Bewegung und den eigenen Körper.

PRAKTISCHE ANLEITUNG ZUR RÜCKENSCHULE

Wenn Sie einer sitzenden Tätigkeit nachgehen oder sich wie der Durchschnittsbürger nur 20 Minuten am Tag körperlich bewegen, dann wird Ihr größter Atemmuskel – das Zwerchfell – stunden-, wochen- oder gar jahrelang nie in seinem vollem Bewegungsumfang genutzt. Die Folge: Sie atmen sehr flach und der wichtige Bewegungsimpuls des Zwerchfells erreicht die anderen Organe nicht. Eine tiefe und freie Atmung sollte daher Ihr erstes praktisches Ziel sein. Vor allem, wenn Sie schon seit einer ganzen Weile nicht mehr körperlich aktiv gewesen sind. Die kleinste und natürlichste Bewegung, die Atmung, wird dann plötzlich zu einem einschränkenden Faktor.

ÜBUNGEN

ÜBUNG 1: TIEFE ATMUNG

- Legen Sie sich auf eine Unterlage bequem hin oder setzen Sie sich aufrecht auf einen Stuhl. Achten Sie beim Liegen darauf, dass Sie keine Verspannungen haben und unterstützen Sie vielleicht den Nacken und die Lendenwirbelsäule mit einem kleinen Kissen oder einem zusammengerollten Handtuch.

- Beobachten Sie einige Augenblicke lang Ihren Atem ohne Wertung. Denken Sie an ein schönes Erlebnis der letzten Tage oder an einen schönen Ort, an dem Sie jetzt gern wären.

- Legen Sie nun eine Hand auf Ihren Bauch und nehmen Sie wahr, wie sich Ihr Bauch rhythmisch hebt und senkt. Atmen Sie langsam durch die Nase oder, falls diese verstopft ist, durch den Mund ein.

- Stellen Sie sich vor, wie Sie die eingeatmete Luft zuerst in den oberen, dann in den mittleren und schließlich in den unteren Teil der Lungen führen, und lassen Sie gleichzeitig den Bauch sich ausdehnen.

- Halten Sie nun fünf Sekunden lang die Luft an.

- Ziehen Sie den Bauch wieder ein und atmen Sie langsam und gleichmäßig aus, bis die Lunge vollkommen leer ist.

- Machen Sie nun eine Atempause, ebenfalls fünf Sekunden lang.

- Wiederholen Sie diesen Ablauf mindestens 10-mal und versuchen Sie dabei, beim Ausatmen immer mehr loszulassen und die Spannung aus der Muskulatur „wegzuatmen".

Der Atem ist unser eigentliches Grundnahrungsmittel. Wir nehmen durch den Sauerstoff Leben auf und geben beim Ausatmen wieder ab, was unser Körper verbraucht hat. Eine bewusste, tiefe Atmung löst eine Vielzahl wichtiger Mechanismen im Körper aus. Sie führt bereits zu Mikrobewegungen der Wirbelsäule: Das Becken beugt und streckt sich beim Ein- und Ausatmen und bewegt dadurch ebenso die Lendenwirbelsäule. Auch in der Halswirbelsäule bewirkt eine vertiefte Atmung kleine Bewegungen. Ganz besondere Konzentration sollten Sie dabei der Ausatmung schenken. Denn: Nur ein leeres Gefäß kann mit frischem Neuem gefüllt werden.

> ### WIEDERHOLEN SIE DIESE ÜBUNGEN REGELMÄSSIG, DAS HEISST MINDESTENS ZWEIMAL PRO WOCHE!

Wenn Sie diese Übungen regelmäßig, das heißt mindestens zweimal pro Woche, wiederholen, wird sich Ihr Körper bereits beim Auflegen der Hand entspannen. Diese reflexartige Reaktion wird sich bei allem einstellen, was Sie üben oder trainieren, da unser Körper immer versucht, so schnell wie möglich Automatismen zu erzeugen, um Hirnareale für andere wichtige Abläufe freizuhalten. Die Atmung ist die kleinste, aber, so gesehen, eben auch die wichtigste Form der Bewegung. Versuchen wir nun, das Kippen des Beckens, die Mobilisation der Lendenwirbelsäule, mithilfe der Bauch- und Rückenmuskulatur zu unterstützen. Die folgende Übung dazu können Sie fast überall durchführen.

Da unser Becken nicht aus einem Stück besteht, sondern die beiden Beckenhälften durch knorpelige und sehnige Gelenke miteinander verbunden sind, ist es angebracht, diese ebenfalls zu mobilisieren. Das Iliosakralgelenk zwischen Kreuz- und Darmbein, welches dem einen oder anderen sicher aufgrund von schmerzhaften Blockaden bekannt ist, zählt auch dazu.

ÜBUNGEN

ÜBUNG 2: MOBILISIERUNG DER LENDENWIRBELSÄULE

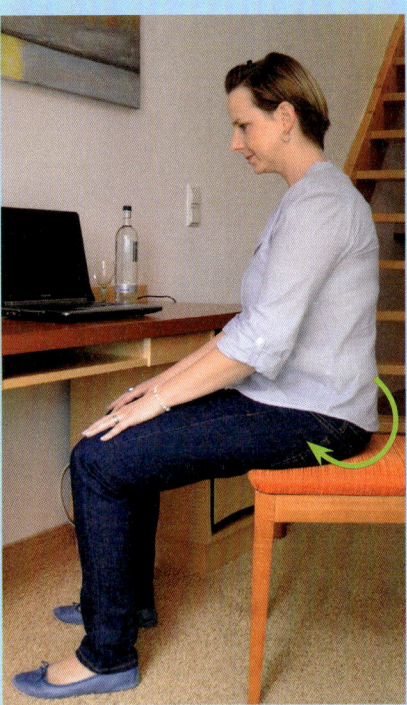 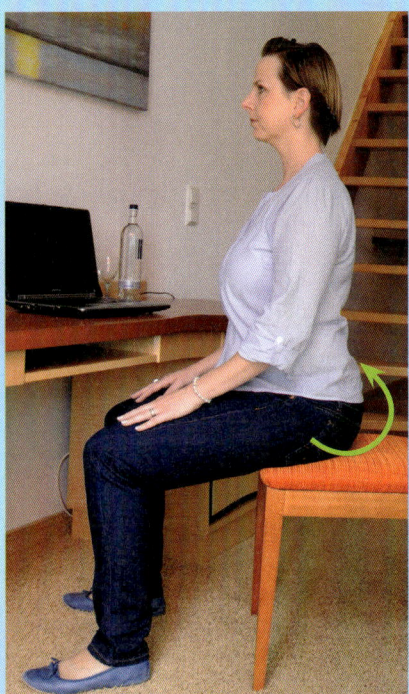

- Nehmen Sie eine bequeme Sitzhaltung ein. Setzen Sie sich vorn auf die Kante Ihres Stuhls, sodass der Druck gleichmäßig auf Ihr Sitzbein und die Füße verteilt ist.

- Legen Sie Ihre Hände wieder auf die Beine. Atmen Sie tief ein und aus und schauen Sie, was währenddessen mit Ihrem Becken passiert. Wann richtet es sich auf? Wann kippt es nach hinten?

- Stellen Sie sich nun zwei Scheinwerfer vor, die Sie an Ihrem vorderen Beckenkamm links und rechts anbringen: Zunächst „strahlen" Sie die Decke an und halten diese Position kurz, dann richten Sie den Scheinwerfer einmal auf den Boden.

- Führen Sie den Kippvorgang mit möglichst wenig Kraft durch und verbinden Sie ihn mit Ihrer Atmung: Beim Einatmen strahlen Sie auf den Boden und beim Ausatmen an die Decke.

- Wiederholen Sie das Kippen, bis es zu einem rhythmischen Einklang zwischen Atmung und Kippen kommt. Setzen Sie ab und beginnen Sie noch einmal von vorn. Die Übung wird immer leichter, immer rhythmischer und immer natürlicher werden.

ÜBUNGEN

ÜBUNG 3: MOBILISIERUNG DES ILIOSAKRALGELENKS

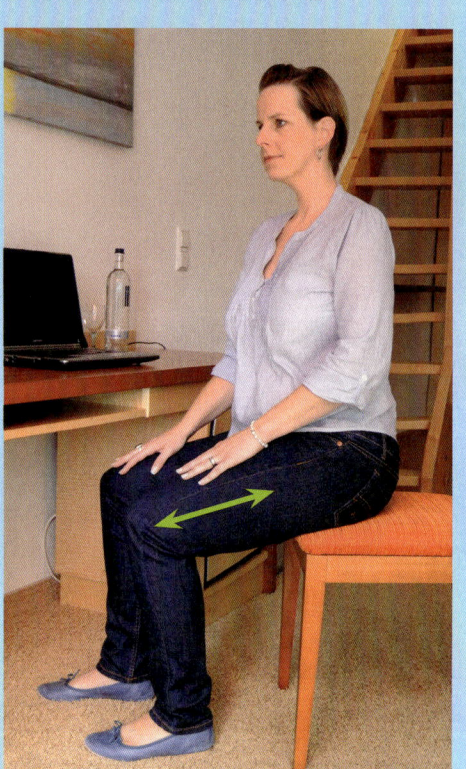

- Wir beginnen wieder in derselben Sitzhaltung wie bei Übung 2, Sitzbein und Füße werden gleichmäßig belastet.

- Atmen Sie zur Konzentration zunächst zwei- bis dreimal tief ein und aus.

- Nun schieben Sie immer im Wechsel das eine Knie vor das andere.

- Auch hierbei verbinden Sie die Atmung mit der Bewegung: Atmen Sie ein, wenn das eine Knie vorn ist, und aus, wenn Sie das andere Knie vorschieben.

- Wechseln Sie nach einer gewissen Zeit die Richtung.

- Versuchen Sie wieder, dabei so wenig Kraft wie möglich aufzuwenden. Je leichter der Bewegungsablauf ist, desto effektiver ist die Mobilisation.

- Diese Übung können Sie auch auf dem Rücken liegend durchführen.

**WENN SIE MÖCHTEN, KÖNNEN SIE NUN DIE ÜBUNGEN 2 UND 3
IM RHYTHMISCHEN WECHSEL MITEINANDER VERBINDEN.**

Die Gelenke unseres Körpers arbeiten über ein Drehmoment und haben eine abgerundete Gelenkfläche. Die dreidimensionale Bewegung im freien Raum ist somit möglich, nötig und sogar vom Körper erwünscht. Leider werden die Gelenke im Alltag aus verschiedenen Gründen allzu oft nur zweidimensional als Scharniergelenke benutzt. Die Folgen sind punktuelle Abnutzung, Knorpelschäden und Arthrose. Ein gutes Beispiel

ÜBUNGEN

ÜBUNG 4: MOBILISIERUNG DER BRUSTWIRBELSÄULE

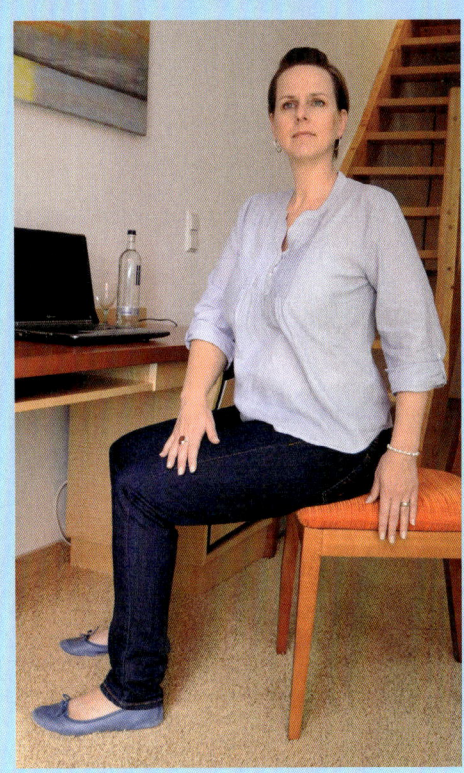

- Setzen Sie sich stabil auf einen Stuhl.
- Richten Sie sich auf und kippen Sie Ihr Becken nach vorn.
- Verteilen Sie Ihr Gewicht auf die beiden Beine und das Gesäß.
- Spannen Sie die Bauch- und Gesäßmuskulatur an, vermeiden Sie dabei aber eine Pressatmung.
- Drehen Sie nun Ihren Oberkörper so weit nach rechts, wie Sie können. Wenn Ihr Stuhl eine Lehne hat, dürfen Sie sich daran festhalten.
- Atmen Sie gleichmäßig weiter und richten Sie sich auf, so, als ob Sie jemand an einem Faden nach oben in Richtung Decke zöge.
- Halten Sie diese Position und vor allem die Anspannung der Bauchmuskulatur circa 30 Sekunden lang. Lösen Sie die Position danach mit dem Ausatmen auf.
- Drehen Sie sich nun auf die andere Seite und beginnen Sie von vorn.
- Wiederholen Sie die Übung zwei- bis dreimal pro Seite. Vergessen Sie die Streckung nicht und achten Sie darauf, immer gleichmäßig weiterzuatmen.

hierfür sind die Wirbelbogengelenke der Brustwirbelsäule. Da wir häufig und lange sitzen, ist ihre Beweglichkeit aufgrund mangelnder Rotation oft stark eingeschränkt. Für die Rotation der Brustwirbelsäule ist eine stabile Rumpfmuskulatur, und hier vor allem Bauchmuskulatur, Voraussetzung. Ist sie nicht vorhanden, kompensiert der Körper dies. Was die Brustwirbelsäule nicht mehr an Drehung leisten kann, müssen dann die Hals- und Lendenwirbel ausgleichen und es kommt zu einer mechanischen Überlastung der beiden Bereiche. Die obige Übung hilft, dieser Entwicklung entgegenzuwirken.

MOBILISIERUNG UND ENTLASTUNG DER LENDENWIRBELSÄULE

Wenn man Menschen mit Rückenbeschwerden fragt, wo genau sie Schmerzen haben, legen die allermeisten ihre Hand in den Bereich der Lendenwirbelsäule. Aus diesem Grund möchte ich diesem Thema etwas mehr Raum geben. Die Lendenwirbelsäule ist sowohl aus mechanischer als auch aus psychosomatischer Sicht eine Schwachstelle in unserem Körperbau. Mechanisch gesehen, besteht hier oft eine muskuläre Dysbalance zwischen der Bauch- und Rückenmuskulatur, das heißt, die Muskeln sind nicht im Gleichgewicht – etwa weil einer von den zusammenspielenden Muskeln verkürzt oder schwächer ist.

Die psychosomatischen Ursachen sind nicht ganz so leicht zu erklären, aber man kann es sich in etwa so vorstellen: Wir besitzen ein Kopf- und ein Bauchhirn. Es bestehen circa 90.000 Nervenverbindungen zwischen unserem Bauch und dem Gehirn. 90 % dieser Nervenbahnen verlaufen vom Bauch zum Kopf und nicht etwa umgekehrt. Dass der Bauch an Entscheidungen und emotionalen Erlebnissen nicht unbeteiligt ist, hat sicher jeder schon einmal erlebt und gespürt. Nicht ohne Grund existieren in unserer Sprache Ausdrücke wie: „Liebe geht durch den Magen", „Schmetterlinge im Bauch haben" oder: „Es liegt mir wie ein Stein im Magen" und: „Mir ist schon ganz übel vor Nervosität".

> VERSPANNUNGEN IM BAUCHBEREICH KÖNNEN SICH AUCH AUF DIE LENDENWIRBELSÄULE AUSWIRKEN!

In einer Phase psychischer und emotionaler Anspannung, die am Arbeitsplatz oder in einer Beziehung über Jahre andauern kann, kommt es zu einer vermehrten Anspannung des Bindegewebes und der Muskulatur im Bauchbereich. Diese Anspannung überträgt sich dann nicht nur auf die angrenzenden Bereiche, also zum Beispiel auf die Verdauung, sondern kann Auswirkungen auf alle Funktionen des Körpers haben. Unser Körper besteht nicht aus Einzelteilen, sondern ist ein großes Ganzes. Der Vergleich mit einer Tischdecke ist hier recht anschaulich: Stellen Sie sich vor, Sie hätten einen voll gedeckten Tisch vor sich. Nun zögen Sie an einem der vier Zipfel des Tischtuchs. Es würden dadurch nicht nur die Teller auf Ihrer Seite herunterfallen, sondern auch das Besteck und die

Gläser am anderen Ende des Tisches in Bewegung geraten. Ähnlich verhält es sich auch mit unserem Körper. Wenn also das Bindegewebe und die Muskulatur im Bauchbereich verspannt sind und die Lendenwirbelsäule durch diese Spannung nach vorn gezogen wird, ist es kein Wunder, dass die Bandscheiben an den entsprechenden Stellen punktuell belastet werden – und zum Beispiel mit einem Schmerz als Alarmsignal antworten.

ÜBUNGEN

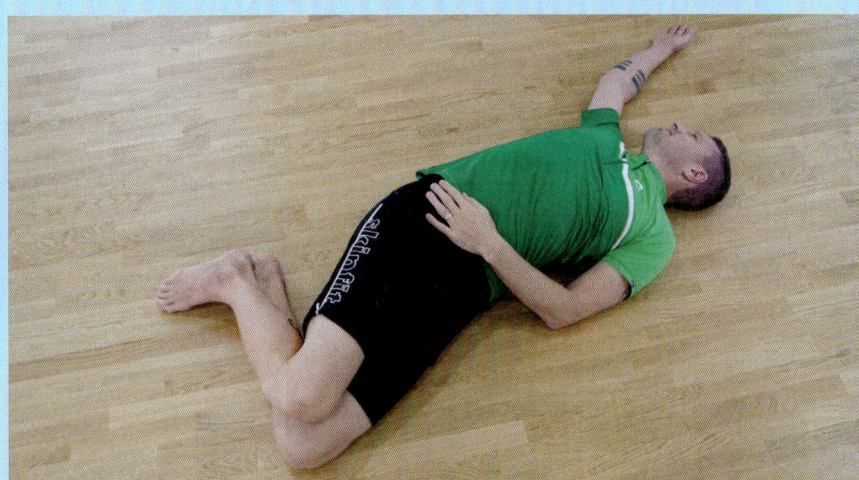

ÜBUNG 5: DREHDEHNLAGERUNG

- Legen Sie sich auf den Rücken und stellen Sie beide Beine parallel zueinander auf.
- Nun lassen Sie die Beine zunächst langsam und kontrolliert nach rechts fallen, den Kopf drehen Sie dabei nach links.
- Nehmen Sie den linken Arm nach oben hinten.
- Atmen Sie gleichmäßig weiter und entspannen Sie sich.
- Bleiben Sie mindestens eine Minute lang so liegen und wechseln Sie dann mit der Ausatmung die Seite (die Beine also langsam und kontrolliert nach links fallen lassen, den Kopf zur rechten Seite drehen und den rechten Arm nach oben hinten nehmen).
- Ein Knacken in der Lendenwirbelsäule kann dazugehören.

ÜBUNGEN

ÜBUNG 6: REGENERATION DER BANDSCHEIBEN

- Legen Sie sich ausgestreckt auf den Rücken, atmen Sie zwei- bis dreimal tief in den Bauch hinein und entspannen Sie sich.
- Nun legen Sie eine Hand unter die Lendenwirbelsäule und messen den gefühlten Abstand zwischen dem Boden und Ihrer Lendenwirbelsäule.
- Stellen Sie jetzt die Beine parallel zueinander auf und legen Sie Ihre Arme neben den Körper.
- Stellen Sie sich das Zifferblatt einer Bahnhofsuhr im Bereich Ihrer Lendenwirbelsäule vor.
- Stellen Sie sich weiterhin vor, dass Sie ohne großartige Bewegungen verschiedene Uhrzeiten auf Ihrer Uhr einstellen können. Probieren Sie es gleich aus:
- 6 Uhr heißt, dass Sie mehr Druck auf Ihr Steißbein ausüben. Das Hohlkreuz verstärkt sich.
- 12 Uhr bedeutet, Sie spannen die Bauchmuskeln an. Der Rücken liegt ganz flach auf dem Boden.
- 3 Uhr und 9 Uhr entsprechen mehr Anspannung auf der linken beziehungsweise auf der rechten Seite der Lendenwirbelsäule.
- Bewegen Sie sich sehr langsam und mit wenig Kraftaufwand. Schließen Sie Ihre Augen. Atmen Sie tief und gleichmäßig.
- Halten Sie jede Position fünf Sekunden lang.
- Stellen Sie nun ohne großartige Bewegungen die angegebenen Zeiten auf Ihrer Uhr ein. Die Reihenfolge: 6 Uhr, 12 Uhr, 6 Uhr, 12 Uhr, 3 Uhr, 9 Uhr, 3 Uhr, 9 Uhr und dann in beliebigem Wechsel so weiter (12, 3, 6, 9, 12, 6, 12, 9, 3 …).
- Insgesamt sollte die Übung maximal fünf Minuten dauern.
- Nun strecken Sie sich wieder aus und messen erneut den Abstand Ihrer Lendenwirbelsäule zum Boden, wie zu Beginn beschrieben.
- Was spüren Sie?

Die zweite Übung (Übung 6) entstammt dem Repertoire von Moshé Feldenkrais (1904-1984). Der Physiker und Judolehrer entwickelte eine eigene Form der Gymnastik und Therapie. Er nahm an, das Handeln eines Menschen sei von seiner Selbstwahrnehmung abhängig. Dieses „Self Image" (Selbstbild), so Moshé Feldenkrais, sei uns vererbt und anerzogen worden, aber auch selbst beigebracht. Um das eigene Verhalten zu verändern, um in einem bestimmten Lebensbereich erfolgreicher zu werden oder negative, auch den Körper schädigende Verhaltensmuster abzulegen, müsse man folglich an seinem Selbstbild arbeiten, es verändern und erweitern.

Ich kann jedem empfehlen, diese Form der Gymnastik und Körpererfahrung einmal auszuprobieren. Sein Prinzip „Bewusstheit durch Bewegung" trifft das Herz meiner eigenen Philosophie.

Dies ist eine einfache und schnelle Übung, um die Bandscheiben nach einem anstrengenden Tag in ihrer Regeneration zu unterstützen. Sie hat nicht zum Ziel, ein Hohlkreuz (Hyperlordose) wegzutrainieren, aber auf diese Weise können sich die Bandscheiben etwas besser erholen und wieder mit frischer Flüssigkeit und Nährstoffen füllen.

Moshé Feldenkrais übertrug diese Art der Bewegung übrigens auf den ganzen Körper. Probieren Sie diese Form der Gymnastik einmal in einem Kurs aus. Sie werden überrascht sein, wie viel man mit wenig (Kraft-)Aufwand erreichen kann. Sich den Rückenbeschwerden zu stellen, ist der Schlüssel zum Erfolg. Hören Sie rechtzeitig auf die Signale, die Ihnen Ihr Rücken sendet.

HALTUNGS- UND VERHALTENSMUSTER

Das einzige Haltungs- und Verhaltensmuster, welches man sinnvollerweise so lange üben sollte, dass es einem in Fleisch und Blut übergeht, ist das Heben und Tragen schwerer Gegenstände, denn richtiges Heben bringt eine enorme Entlastung der Wirbelsäule mit sich. Wie sollte man also heben? Sicher sind wir uns einig, dass diese Bewegung mit den stärksten Muskeln unseres Körpers ausgeführt werden sollte. Dies sind die Beinmuskeln. Eine Bewegung, die den Rücken entlastet, sollte also aus den Beinen kommen. Die besten Voraussetzungen dafür bietet die klassische Kniebeuge. Allerdings gibt es auch hier einige Fehlerquellen. Eine unsauber ausgeführte Kniebeuge beziehungsweise Hebetechnik schadet mehr, als sie nutzt.

LERNEN SIE, SICH SELBST IN UND BEI DER BEWEGUNG ZU BEOBACHTEN!

Üben Sie diesen Ablauf und vor allem die Kniebeuge, bis Sie sie verinnerlicht haben, dann werden Sie nie wieder einen schweren Gegenstand anders anheben. Der wichtigste Effekt dabei ist, dass Sie lernen, sich selbst in und bei der Bewegung zu beobachten. Werden Sie sich Ihrer Bewegungen bewusst. Wenn Sie das hinbekommen, dann werden Sie bald merken, welche Bewegung Ihnen guttut und mit welcher Sie sich eher schaden, wo Sie Kraft sparen oder verschwenden. Beobachten Sie sich selbst bei alltäglichen Handlungen, etwa dabei, wie Sie Ihr Auto ausladen, die Einkaufstaschen tragen oder Ihre Kinder hochheben.

TIPP

SCHWERE GEGENSTÄNDE RICHTIG HEBEN UND TRAGEN

- Achten Sie auf einen stabilen Stand, das Körpergewicht sollte auf die ganze Fußsohle verteilt sein.

- Richten Sie Ihren Oberkörper auf. Schieben Sie dabei das Brustbein nach vorn oben.

- Der Blick geht geradeaus.

- Atmen Sie in die Belastung aus, also beim Anheben.

- Gehen Sie tiefer in die Knie als bis zum 90°-Winkel oder stoppen Sie, kurz bevor Ober- und Unterschenkel den rechten Winkel bilden. Bei einem Winkel von 90° lastet auf den Kniescheiben der höchste Druck. Den sollten Sie möglichst vermeiden oder nur kurz im Übergang der Bewegung erreichen.

RICHTIG UND FALSCH
AUF EINEN BLICK

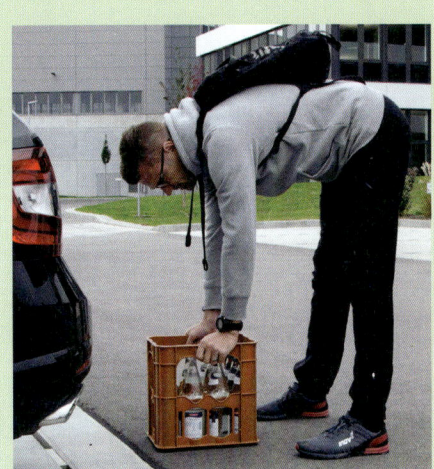

Falsch:

Bitte heben Sie nicht, wie auf diesem Bild gezeigt!

So machen Sie es richtig!

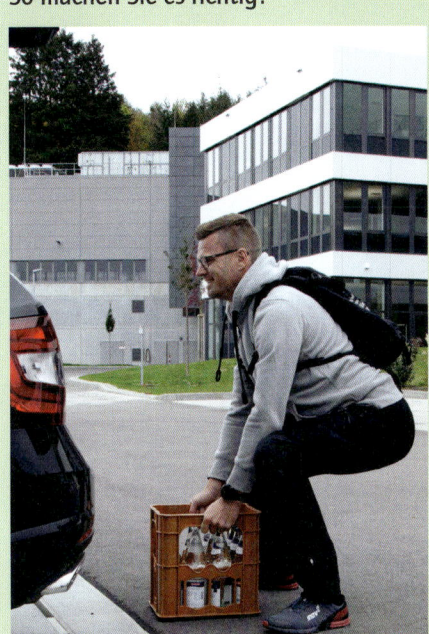

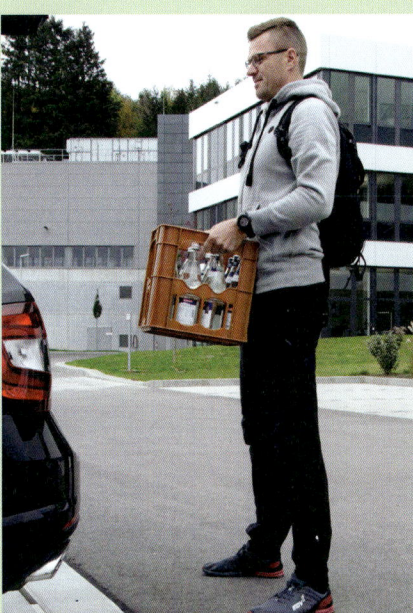

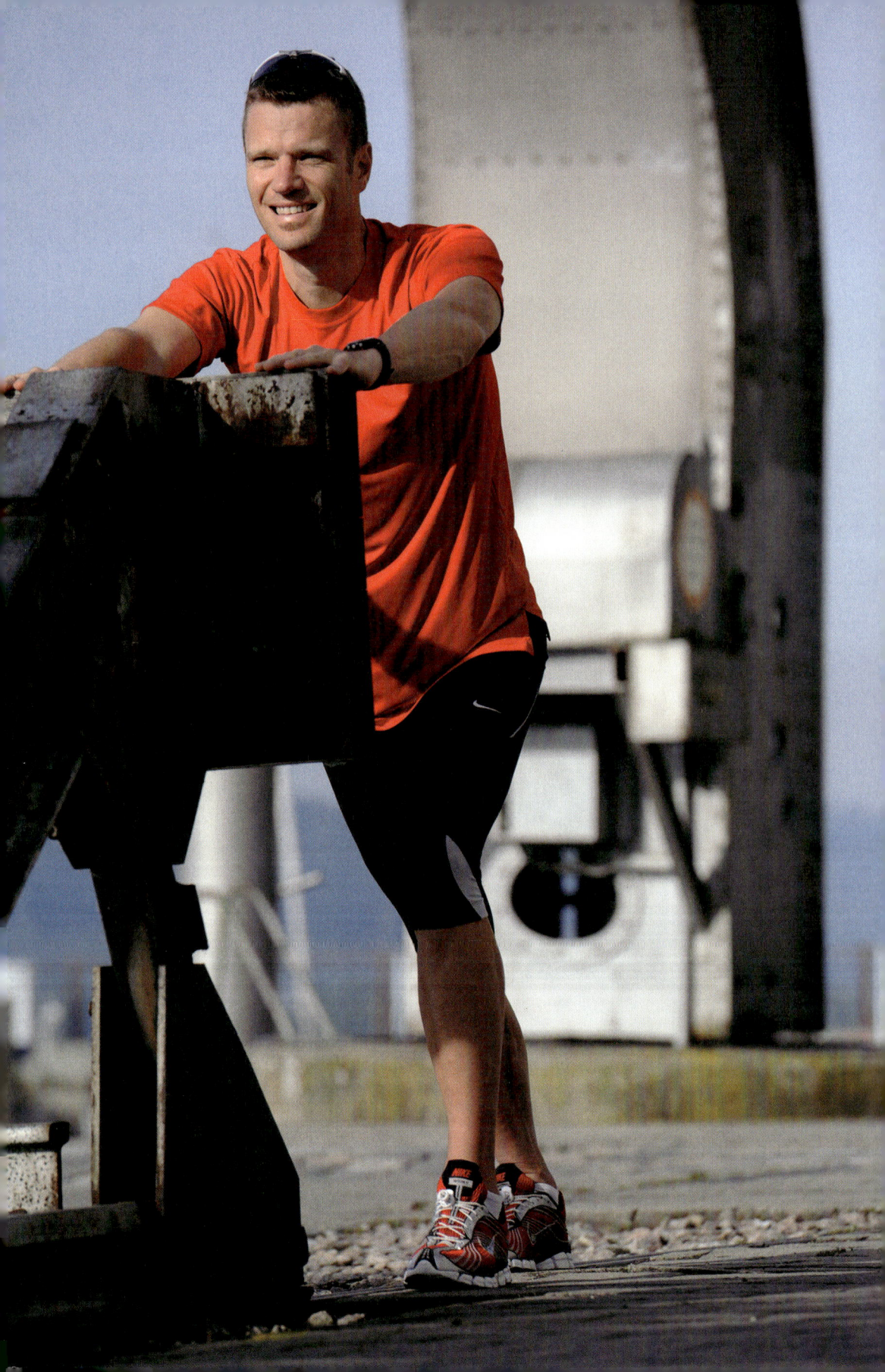

5 DAS MENSCHLICHE MUSKELSYSTEM

Wollen Sie wissen, welches das beste Anti-Aging-Produkt der Welt ist? Sie besitzen es schon. Es sind Ihre Muskeln. Sie haben circa 640 davon. Wenn Sie Ihre Muskulatur regelmäßig nutzen, wird Sie dies lange frisch und jung halten. Unsere Muskeln sind der Motor jeder Bewegung, in ihnen findet ein Großteil der Verbrennung und Verstoffwechslung statt. Je mehr Motoren arbeiten, desto besser funktioniert unser Stoffwechsel. Wenn Sie die Muskeln nicht benutzen, verlieren Sie ab dem 25. Lebensjahr jedes Jahr circa 500 g an Muskelmasse. Im Alter von 40 Jahren hätten Sie folglich bereits ungefähr 8 kg Muskelmasse verloren. Bei einer gleichzeitigen Gewichtszunahme von durchschnittlich 5-10 kg bedeutete das, Sie hätten deutlich mehr Fett eingelagert. Wobei Fett zudem leichter ist als Muskeln.

Werden Ihre Muskeln nicht stimuliert oder gebraucht, schaltet Ihr Körper in den Energiesparmodus und geht mit bis zu 70 % der Muskelfasern in einen Stand-by-Modus. Wenn ein bestimmter Muskel also zum Beispiel 100 Fasern besitzt und für das Anheben eines Bleistifts jedes Mal nur 30 von ihnen benötigt, so werden die restlichen 70 Fasern auf Stand-by gestellt. Durch diesen Ruhezustand der Muskelfasern verlieren Sie nicht nur Lebensfreude und Energie, Sie setzen gleichzeitig Ihre Gesundheit aufs Spiel.

Säuglinge kommen mit einem völlig entspannten und beweglichen Körper und Geist auf die Welt. Der Anspannungs- und Entspannungszustand von Körper und Geist kann in diesem Alter in Sekundenschnelle wechseln. Sobald das Kind sitzen kann und an einem Tisch Platz nimmt, beginnen die ersten Bewegungseinschränkungen und Anspannungen. Vor allem das Unterdrücken von Gefühlen, die in unserer Leistungsgesellschaft als Schwäche angesehen werden, und stressbedingte Anspannungen im Alltag führen mit der Zeit zu Fehlhaltungen und muskulären Dysbalancen, die uns zunehmend Schwierigkeiten bereiten.

TIPP

HALTEN SIE IHRE MUSKELN GESCHMEIDIG, BEWEGLICH UND EINSATZBEREIT. SIE WERDEN SPÜREN, WAS SIE DAVON HABEN:

- Sie stehen stabil und aufrecht im Leben.

- Sie verhindern Osteoporose und Arthrose. Unsere Knochen funktionieren wie die Bandscheiben und reagieren am besten auf Zug und Druck, also genau das, was bei körperlicher Bewegung durch die Arbeit der Muskeln geschieht. Knochen, Knorpel und Bandscheiben brauchen Be- und Entlastung. Selbst bei Osteoporose führt ein gezieltes Kräftigungstraining zu mehr Knochenstabilität.

- Arbeitende Muskeln stabilisieren unser Immunsystem. Sie senden Botenstoffe aus, die unsere Immunabwehr stimulieren.

- Trainierte Muskeln mit vielen Mitochondrien – den „Kraftwerken" der Zellen – können mehr Energie besser umsetzen. Sie benötigen die Glukose (Zucker), die Ihnen durch das Insulin zugeführt wird, dann auch tatsächlich.

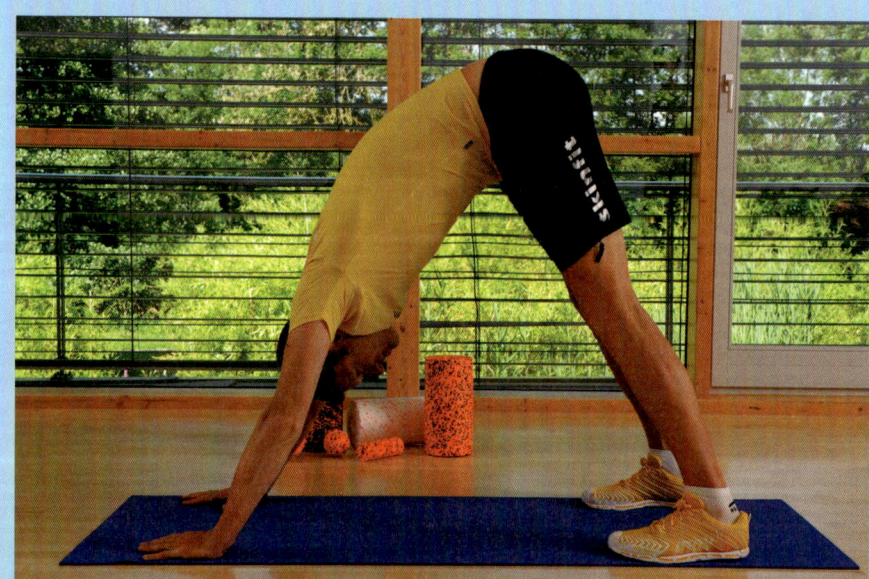

Man könnte diese Liste noch erweitern. Wir wollen uns nun aber die Zusammensetzung und die Funktion unseres Muskelsystems noch etwas genauer anschauen.

Es wird zwischen der *quer gestreiften*, der *glatten* Muskulatur und dem *Herzmuskel* unterschieden. Zur *quer gestreiften* Muskulatur gehören die Skelettmuskeln. Die *glatte* Muskulatur meint die Muskeln der Organe, die vegetativ, also ohne unseren Einfluss, arbeiten und sich bewegen. Der *Herzmuskel* stellt eine Sonderform dar.

Theoretisch kann man alle diese Muskelarten trainieren. Die Skelettmuskulatur können wir direkt durch körperliches Training stärken. Auch die Leistungsfähigkeit des Gehirns lässt sich durch entsprechende Reize steigern. Auf die glatte Muskulatur und den Herzmuskel kann indirekt Einfluss genommen werden, nämlich durch körperliche Belastung (zum Beispiel Ausdauertraining). In diesem Kapitel interessierten uns hauptsächlich der Aufbau und die Trainierbarkeit der Skelettmuskulatur.

DIE SKELETTMUSKULATUR

Die Skelettmuskeln sind aus *Muskelfaserzellen (Myozyten)* aufgebaut. Das Signal zu einer Muskelkontraktion an die Zelle kommt entweder als Reflex aus dem Rückenmark oder als Bewegungsauftrag aus der Schaltzentrale, dem Gehirn. Die Ansteuerung funktioniert über elektrische Impulse.

Die kleinste motorische Einheit der Muskelfaserzellen ist das *Sarkomer*. Dieses kann man sich wie eine kleine Ziehharmonika vorstellen. Für den Bewegungsprozess, sprich eine Muskelkontraktion, gleiten die beiden Teile des Sarkomers wie eine Ziehharmonika ineinander und es verkürzt sich. Dabei laufen chemische Prozesse ab. Hier wird es jetzt spannend. Man könnte das Sarkomer auch mit einer Brennstoffzelle im Motor vergleichen. Für den Bewegungsprozess ist immer ATP, eine bestimmte Form des Phosphats, nötig. Das heißt, schlussendlich wird in einem Muskel immer Phosphat verbraucht. Eiweiße, Kohlenhydrate und Fette sind Energiespeicher, die der Körper dazu benutzt, das Phosphat, das bei der Muskelkontraktion zerfallen ist, wieder aufzubauen. Mit Kohlenhydraten kann dieser Prozess recht schnell und im Unterschied zum Fett auch ohne Sauerstoffzufuhr erfolgen. Dies macht sich der Körper zunutze, wenn er schnell und viel Energie benötigt – etwa bei einem Sprint oder beim schnellen Treppensteigen.

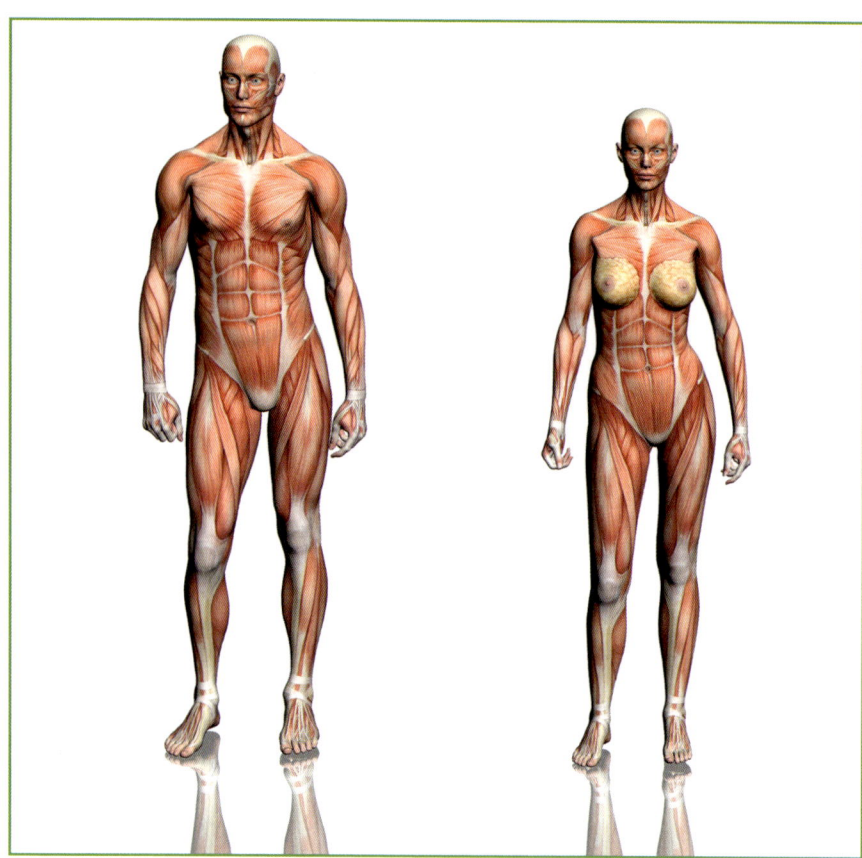

Leider fällt beim Verbrennungsprozess ohne oder mit wenig Sauerstoff vermehrt Laktat, die sogenannte *Milchsäure*, an. Sie führt bei zu starker Anhäufung zu zellulärer Übersäuerung und schließlich zum Belastungsabbruch.

Die nächste größere Einheit in einem Muskel, die *Muskelfaser*, besteht aus mehreren aneinandergereihten Sarkomeren. Viele Muskelfasern ergeben ein *Faserbündel* und viele Faserbündel einen *Muskel*. Je nach Anforderung, also abhängig von Kraftaufwand und Gewicht, werden bei einer Bewegung mehr oder weniger Muskelfasern zugeschaltet.

Werden Fasern über längere Zeit nicht beansprucht, ist unser Körper so schlau, sie quasi auf Stand-by zu schalten. Leider verbrauchen diese Zellen dann auch keine Energie und tragen mit ihrer Spannkraft nicht zu unserer aufrechten Haltung bei. Lassen Sie nicht zu, dass Ihr Körper Ihre Muskelfasern auf Reserve stellt. Positiv ist jedoch, dass der Körper

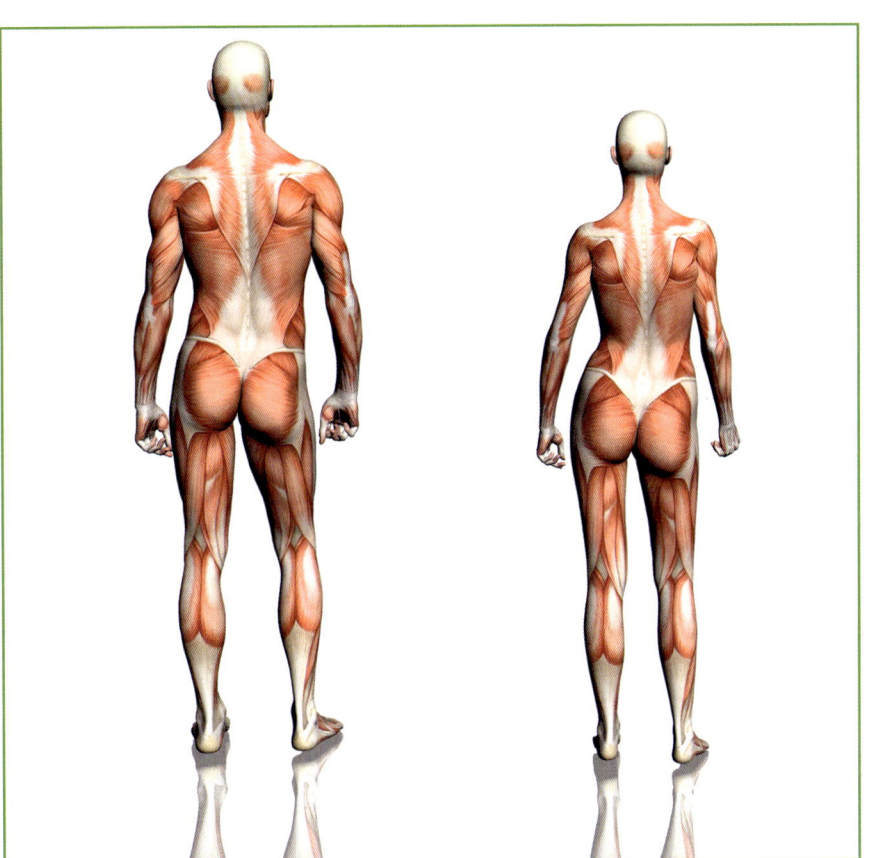

diese Fasern sehr schnell wieder zuschalten kann. Beginnen Sie also jetzt mit dem Training Ihrer Skelettmuskulatur. Sie kennen das Gefühl, wenn Sie eine Kraftübung machen und Ihre Muskeln zittern. In jenem Zustand werden die „schlafenden" Fasern wieder geweckt. Genau dieses Prinzip macht man sich beim Training mit vibrierenden Platten zunutze. Der Körper wird durch die Schwingungen gezwungen, möglichst viele Muskelfasern zu aktivieren. Das Vibrationstraining sollte jedoch auf keinen Fall die natürliche Bewegung oder ein Ganzkörpertraining ersetzen.

Zahlreiche Studien belegen es: Jeder kann die positive Wirkung von Bewegung für sich nutzen, gleichgültig, wie alt, wie krank oder untrainiert man sein mag. So wurde zum Beispiel 80-jährigen Menschen Hanteltraining verordnet und nachgewiesenermaßen reagierten selbst in diesem hohen Alter die Muskeln positiv auf den Trainingsreiz. Also, wie alt sind Sie? Los geht's!

Wenn man Muskelfasern genauer betrachtet, so ist festzustellen, dass einige davon etwas rötlicher erscheinen. Vereinfacht gesagt, gibt es *rote* und *weiße* Muskelfasern. Bei den *weißen* handelt es sich um *schnell kontrahierende* Fasern. Der Körper braucht sie hauptsächlich für die Schnelligkeit und bei Kraftanstrengung. Die *roten* Fasern sind deswegen dunkler, weil sie besser durchblutet sind. Sie dienen bei *ausdauernden* und *weniger intensiven Belastungen* als Hauptmuskelantrieb. Je nach Anforderung kommt immer eine Mischung aus beiden Fasertypen zum Einsatz. Interessant ist, dass das Verhältnis von roten und weißen Muskelfasern genetisch vorgegeben ist und auch durch körperliches Training nicht verändert werden kann.

> ### SOLANGE SIE ES NICHT PROBIEREN, KÖNNEN SIE NICHT WISSEN, WIE VIEL ENERGIE NOCH IN IHNEN STECKT

So gesehen, dürften also Sprinter und Gewichtheber einen größeren Anteil weißer Muskelfasern haben und talentierte Triathleten oder eben andere gute Ausdauersportler mehr rote Muskelfasern. Durch regelmäßiges Ausdauertraining kann man den weißen Fasern „beibringen", besser mit Sauerstoff umzugehen. Sie können sich also den roten Fasern anpassen. Wird das Training allerdings eingestellt, nehmen sie relativ schnell wieder ihren Ursprungszustand an. Umgekehrt funktioniert dieser Lernprozess durch Training nicht.

Aus einem Menschen mit einem größeren Anteil von roten Muskelfasern wird nie ein exzellenter Sprinter oder Gewichtheber werden. Niemand weiß natürlich genau, wie das Faserverhältnis im eigenen Körper ist. Sicher haben Sie aber aufgrund Ihres Körperbaus und Ihrer Bewegungserfahrungen schon ein Gefühl dafür, ob Sie eher ein Talent für lang anhaltende Belastungen oder für schnelle, kräftige Bewegungen haben. Damit sich unsere Muskeln bei sehr starken Belastungen nicht verletzen, hat die Natur Schutzmechanismen eingebaut.

Die Muskelspindeln in der Skelettmuskulatur fungieren als Längenmesser. Die Golgi-Sehnen-Organe dagegen als Spannungsmesser. Die Spannungsmesser schützen den Muskel vor einer Überlastung und geben das Signal, nachzulassen. Die Längenmesser bewahren ihn vor einer Überdehnung. Wenn man die Arbeitsweise der Muskelspindeln nicht kennt, können diese beiden Schutzmechanismen der Muskulatur sehr hinderlich beim Dehnen sein.

Die detaillierte Beschreibung unserer Muskulatur soll Sie nicht langweilen, sondern Ihnen vielmehr helfen, die Trainingsanweisungen und Tipps im nächsten Kapitel besser zu verstehen. Oft werden unter Freizeit- und auch Leistungssportlern Diskussionen geführt, die gar nicht nötig wären, wenn man sich manche Begriffsdefinitionen oder eben ein fundiertes Grundwissen vorher angeeignet hätte. Eine Mischung aus Wunschvorstellungen und Halbwissen ist dagegen wenig zuträglich.

DIE ARBEITSWEISE DER MUSKULATUR

Wichtig für das Verständnis von Trainingsvorgaben ist es auch, die Arbeitsweise der Muskulatur zu kennen. Wenn Sie eine Bewegung durchführen, gibt es immer einen Muskel, der arbeitet (der *Agonist*/Spieler), und es gibt – und das ist ganz wichtig – einen Muskel, der parallel dazu nachlassen muss (der *Antagonist*/Gegenspieler), damit diese Bewegung überhaupt ausgeführt werden kann. Bewegung findet also statt, indem gleichzeitig Muskeln angespannt und entspannt werden.

Dieser Ablauf wird auch als *dynamische Muskelarbeit* bezeichnet. Beim Training oder aber in speziellen Alltagssituationen kann jedoch auch eine sogenannte *isometrische Muskelbelastung* erforderlich sein. Hierbei werden die entsprechenden Muskeln nur angespannt, zum Beispiel beim Halten eines Gewichts. Es findet im Muskel eine Spannungs- und Kraftzunahme statt, aber keine Längenveränderung.

Je nach Spannungsintensität kann den Muskeln mehr oder weniger Sauerstoff zugeführt werden. Im Falle der isometrischen Belastung eigentlich meistens weniger. Wenn man davon ausgeht, dass Leben Bewegung ist und wir die Muskelpumpe auch als Sauerstoffpumpe betrachten können, so würde ich im Training dynamische Übungen immer isometrischen vorziehen. Ein weiterer Nachteil der isometrischen Belastung ist zudem der starke Druckanstieg. Viele Menschen halten bei diesen Übungen aus Reflex die Luft an, was zu einem weiteren Anstieg des Drucks im Herz-Kreislauf-System führt. Trotzdem kann bei bestimmten Zielsetzungen oder für Anfänger und Rehapatienten eine isometrische Übung aufgrund ihres speziellen Kräftigungsreizes besser geeignet sein. Im

Allgemeinen ist dynamischen Übungen jedoch der Vorzug zu geben. Diese kann man noch einmal in zwei Formen unterteilen: Es gibt zum einen *dynamisch-überwindende* Übungen, bei denen ein Gewicht angehoben wird, und zum anderen *dynamisch-nach-gebende*, wobei ein Gewicht kontrolliert zurückgelassen wird. Das kontrollierte Nachlassen des Gewichts ist so wichtig, weil Sie dadurch auf das Gesamtsystem den deutlich größeren Trainingsreiz ausüben.

Falls Sie es noch nicht wussten: Sie sind beim Ablegen in der Lage, größere Gewichte zu kontrollieren als beim Anheben. Bei gut trainierten Personen kann dieser Unterschied bis zu 45 % ausmachen. Wenn also ein Sportler beim Bankdrücken in der Lage ist, 100 kg nach oben zu drücken, könnte man ihm in der Streckung weitere 45 kg auflegen und er wäre immer noch fähig, dieses Gewicht kontrolliert nach unten zu lassen.

DIE WICHTIGSTEN KRAFTARTEN

Wir nähern uns langsam, aber sicher dem Praxisabschnitt zum Thema *Muskeln*, dem Kräftigungstraining, bei dem wir das, was wir bisher gelernt haben, in praktische Übungen für den Alltag umsetzen. Um den Theorieteil abzuschließen, benötigen wir noch die Definition der drei wichtigsten Kraftarten.

Maximalkraft

Unter der *Maximalkraft* oder auch *Rohkraft* versteht man, wie der Name schon verrät, die maximale Kraft, die das neuromuskuläre System des Körpers gegen einen Widerstand aufbringen kann. Schnellkraft und Kraftausdauer bauen auf ihr auf.

Es werden zwei Formen der Maximalkraft unterschieden:

1. Die *statische Maximalkraft* kommt zum Beispiel beim Halten von Gewichten zum Einsatz. Hierbei handelt es sich um die Kraft, welche die Muskeln und Nerven einem Widerstand entgegensetzen können.

2. Mit der *dynamischen Maximalkraft* haben wir es etwa beim Kugelstoßen zu tun. Sie wird also während eines Bewegungsablaufs aufgebracht, wobei dieser so anspruchsvoll ist, dass der Mensch ihn nicht beliebig wiederholen, sondern nur einmal ausführen kann.

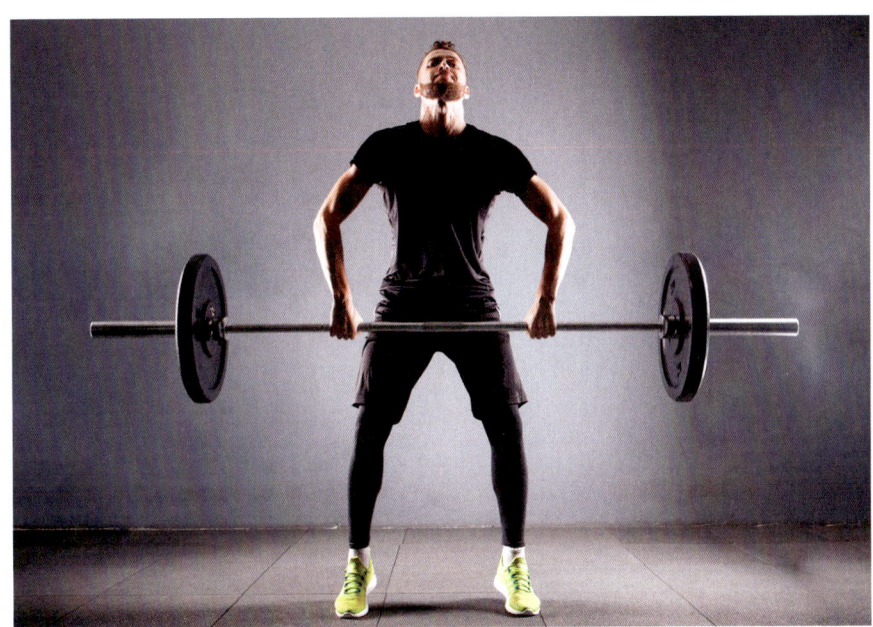

Die Maximalkraft kann durch physische Übungen zur Steigerung der Muskeldicke und des Koordinationsvermögens gesteigert werden (Maximalkrafttraining). Wissenschaftliche Studien belegen, wie gesagt, dass wir durch spezielles Training bis zu einem gewissen Grad auf das Verhältnis von roten und weißen Muskelfasern im Körper Einfluss nehmen können. Möglicherweise lässt sich sogar die generelle Anzahl der Muskelfasern erhöhen, dieser Zusammenhang wurde jedoch noch nicht erforscht. Zum anderen ist die Maximalkraft durch mentale Motivationsübungen trainierbar.

Das Nervensystem kann zudem lernen, die Muskeln optimal zu aktivieren: Wie Forscher nachweisen konnten, lässt sich die Kraft allein dadurch in gemäßigtem Umfang steigern, dass man sich Muskelkontraktionen vorstellt. Die Maximalkraft ist also von vielen verschiedenen Faktoren abhängig. Am wichtigsten ist aber der Trainingszustand der Muskulatur. Das Maximalkrafttraining zielt darauf ab, immer möglichst alle Muskelfasern zu aktivieren. Solange das eigene Körpergewicht ausreicht, um einen Maximalkraftreiz auszuüben, kann man von einem Maximalkrafttraining sprechen. Ziel des Maximalkrafttrainings ist es, immer möglichst alle Muskelfasern zu aktivieren. Im Freizeit-, Fitness- und Präventionsbereich spielt diese Trainingsform jedoch eher eine untergeordnete Rolle.

Kraftausdauer

Die Kraftausdauer ist eine spezielle Form der Kraft. Die *Kraftausdauer* bezeichnet die Ermüdungswiderstandsfähigkeit des Körpers bei statischen und dynamischen Kraftanstrengungen, bei denen die Fähigkeit des Körpers zur Wiederholung mehr von der Kraft als von der Ausdauer abhängt. Im umgekehrten Fall spricht man von der Ausdauerkraft. Die Kraftausdauer wird im Training anhand der Größe des Krafteinsatzes bewertet. Auch gezielte Stoffwechselreize gehören dazu. Im Präventionstraining ist der Trainingsbereich relevant, in dem bei dynamischer Arbeitsweise 50-75 % der Maximalkraft eingesetzt werden. Auch die Kraftausdauer wird noch in *dynamische* und *statische Kraftausdauer* untergliedert.

1. Die *dynamische* Kraftausdauer umfasst wiederholende Bewegungsabläufe, wie zum Beispiel die Arbeit an einem Fließband.

2. Für eine Schreibtischtätigkeit, bei der man längere Zeit sitzt, benötigt man die *statische* Kraftausdauer, um eine stabile Sitzposition über einen längeren Zeitraum beizubehalten.

Die Kraftausdauer, also die Ermüdungswiderstandsfähigkeit, spielt die Hauptrolle im Präventions- und Gesundheitstraining.

Schnellkraft

Unter der *Schnellkraft* versteht man den maximalen Impuls, den das neuromuskuläre System pro Zeiteinheit gegenüber einem Widerstand erzeugen kann. Es geht also darum, wie viel Kraft in einer bestimmten Zeit aufgebracht werden kann. Auch hier lassen sich zwei Bewegungsformen unterscheiden:

1. einmalige *(azyklische)* Bewegungen, wie zum Beispiel das Springen;

2. und andererseits mehrfache *(zyklische)* Bewegungsvorgänge, wie etwa beim Sprinten.

FORMEN DER MOTORISCHEN BEANSPRUCHUNG

Unsere Bewegungen lassen sich in fünf Formen der motorischen Beanspruchung einteilen: *Beweglichkeit, Koordination, Kraft, Ausdauer* und *Schnelligkeit*. Hinsichtlich ihrer Trainierbarkeit in einem Präventionsprogramm sind drei davon besonders hervorzuheben. Die Reihenfolge, in der sie vorgestellt werden, beschreibt auch ihren Stellenwert bei der Gesunderhaltung.

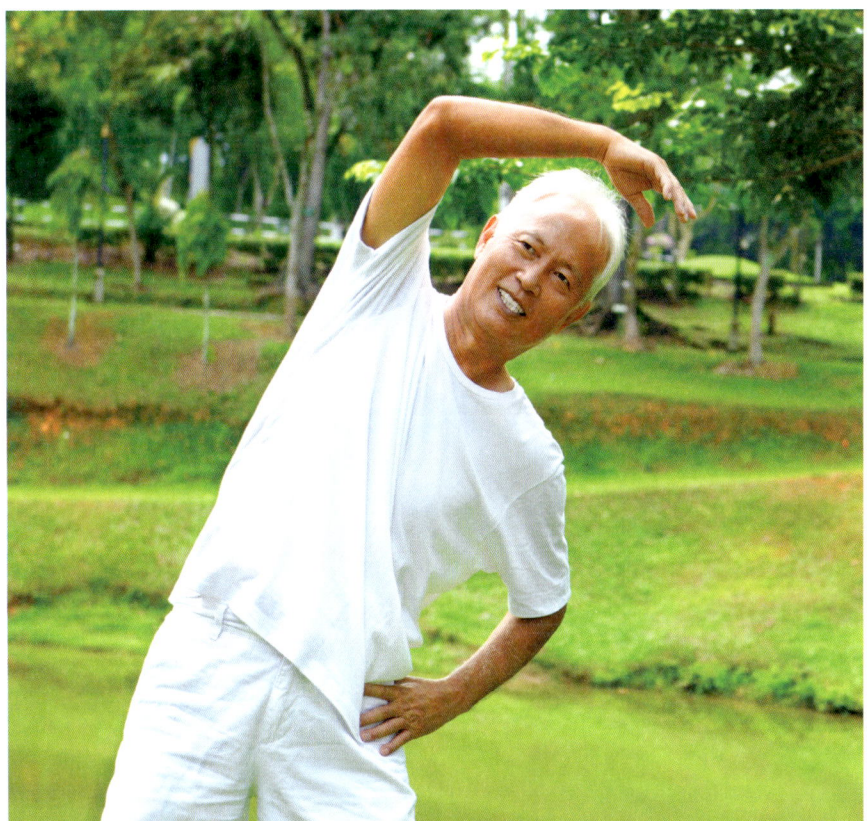

Beweglichkeit

Erhalten Sie sich, so lange Sie können, Ihre körperliche und geistige *Beweglichkeit*. Sind Ihre Muskeln und Ihr Bindegewebe geschmeidig und Sie sind geistig beweglich, dann können Sie auf sehr ökonomische Art und Weise durchs Leben gehen. Beides kann man mit wenig Aufwand üben und damit die Lebensqualität deutlich verbessern.

Wenn man ältere Menschen mit einer hohen Lebensqualität zum Thema Gesundheit befragt, so spielen in ihrem Alltag meist zwei Aspekte eine Rolle:

- Sie haben häufig ein Bewegungsritual, machen beispielsweise Gartenarbeit, gehen regelmäßig eine kleine Runde spazieren oder erklimmen, ohne die Absicht, Sport zu treiben, zweimal in der Woche einen kleinen Anstieg.

- Sie sind geistig beweglich, unterhalten sich mit jungen Menschen, interessieren sich für das, was um sie herum geschieht, und nehmen daran teil.

Viele bei uns populäre asiatische Sportarten (etwa Yoga, Tai-Chi, Qigong) haben dasselbe Ziel, nämlich die Atmung mit der Bewegung zu verbinden und dadurch den Energie- und Bewegungsfluss im Körper wieder in Gang zu bringen. Wenn man sich den einen oder anderen Sporttreibenden in unseren Breitengraden anschaut, hat man manchmal den Eindruck, dass er genau dies verhindern möchte.

Kraft

Auch die Anspannung, also die *Kraft*, beeinflusst, wie schon beschrieben, unser Wohlbefinden. Das Krafttraining hat in den letzten Jahren zunehmend an Bedeutung vor allem auch im Präventionsbereich gewonnen. In fast allen Sportarten wurde über Jahre hinweg die sogenannte *Rumpfkraft* vernachlässigt. Dabei ist die Kraft und Stabilität des Körperzentrums Grundvoraussetzung für jede körperliche Bewegung. Die Kraft hat aber auch noch aus einem anderen Grund inzwischen einen höheren Stellenwert in der Prävention. Sportmediziner konnten nachweisen, dass gezieltes Kräftigungstraining (Zirkeltraining) die gleichen positiven Effekte auf den Körper und vor allem auch den Stoffwechsel hat wie entsprechendes Ausdauertraining über den gleichen Zeitraum. Ich würde Ihnen immer eine Mischung aus beiden Trainingsformen und vor allem so viel frische Luft und Tageslicht wie möglich verordnen. Davon bekommen wir in unserem industrialisierten Alltag nämlich zu wenig.

Ausdauer

Jahrelang war die *Ausdauer* das zentrale Element im Gesundheitstraining. Die positiven Auswirkungen von Ausdauertraining sind nicht von der Hand zu weisen: unter anderem ein besserer Stoffwechsel, ein stabileres Immunsystem sowie eine gesteigerte Herz-Kreislauf-Leistung. Allerdings sind die Bewegungsabläufe bei den bekannten Ausdauersportarten (Schwimmen, Radfahren, Laufen, Inlineskating) eben auch sehr monoton und ohne Ausgleichstraining werden mit der Zeit oftmals bestimmte Körperteile überlastet.

In einem gut durchdachten und ausgeglichenen Präventionsprogramm sollten alle drei Arten der motorischen Beanspruchung vorkommen. Wir werden uns in den folgenden Kapiteln alle drei – vor allem auch im Hinblick auf die Praxis – noch näher anschauen.

„VOR ALLEM DER SEELE WEGEN IST ES NÖTIG, DEN KÖRPER ZU ÜBEN."

Jean-Jacques Rousseau

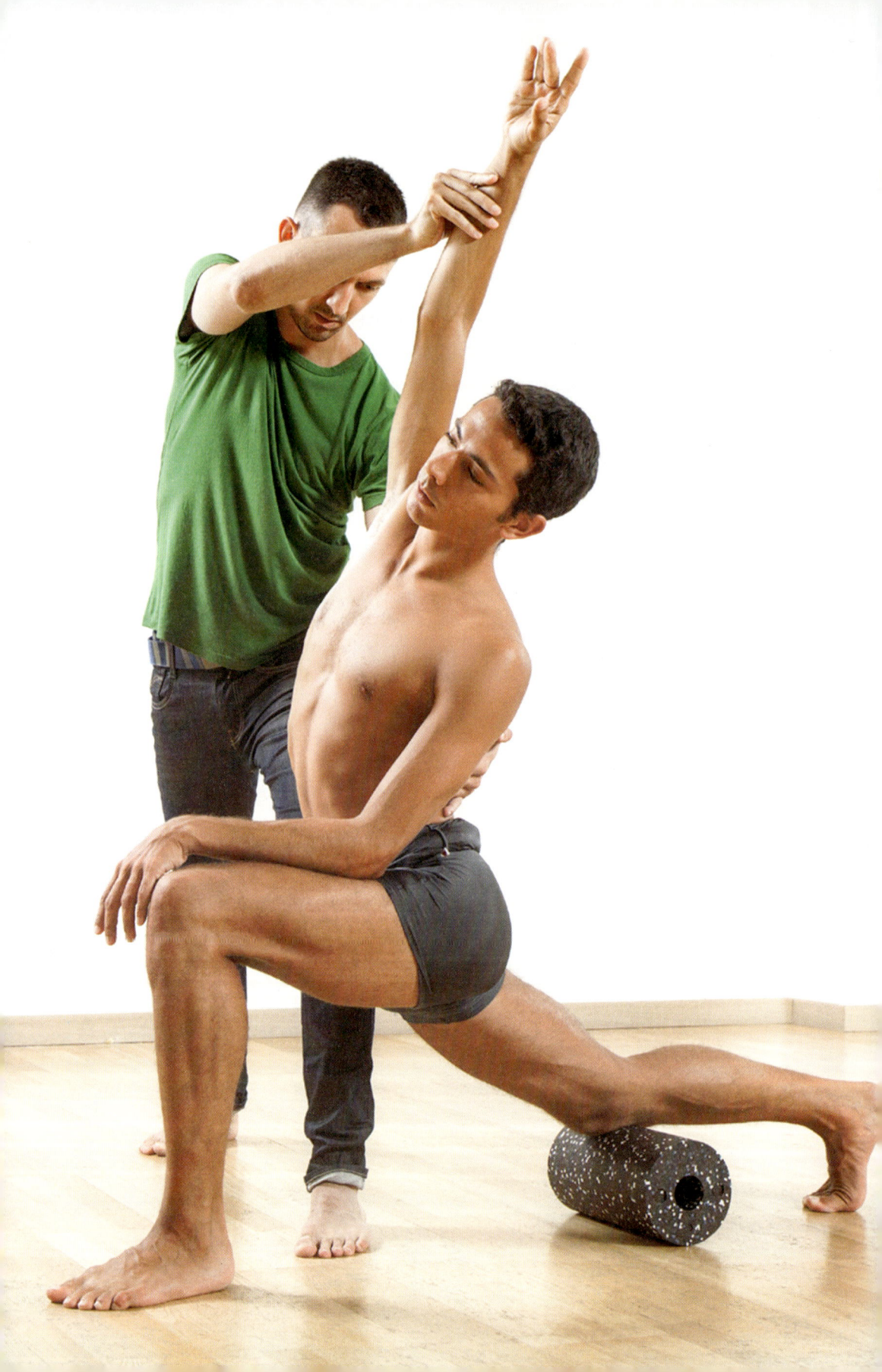

6 FASZINATION FASZIEN

Die meisten von Ihnen werden in letzter Zeit in irgendeinem Zusammenhang schon einmal den Begriff *Faszien* gehört haben. Die Faszien und ihre Auswirkungen auf körperliches Training sind aber keine Modeerscheinung der Fitnessbranche, sondern so alt wie die Menschheit. Turnvater Jahn z. B. hat schon richtig gute Faszienübungen gemacht, sie aber eben noch nicht so benannt. Faszien geben unserem Körper:

- Halt und Form;

- die Versorgung wichtiger Nährstoffe;

- die Möglichkeit, sich an Belastungen anzupassen;

- die Möglichkeit, größere Belastungen auszuhalten;

- Orientierung und Steuerung im Raum.

Faszien sind unser größtes und wichtigstes Sinnesorgan. Sie bilden ein von außen unsichtbares Netzwerk, das dem Körper sowohl Stabilität und Aufrichtung sowie Mobilität und Ausdauer ermöglicht. Vieles von dem, was wir früher als muskuläre Arbeit angesehen haben, wird nicht von den Muskeln, sondern tatsächlich von den Faszien durchgeführt.

Erstaunlich ist auch, dass die Weiterleitung von körperwichtigen Informationen über das Fasziennetzwerk um ein Vielfaches schneller ist als über das Nervensystem.

Wenn wir uns die Faszien bildlich vorstellen wollen, können wir uns mit drei Bildern diesem faszienierenden Netzwerk sehr gut annähern:

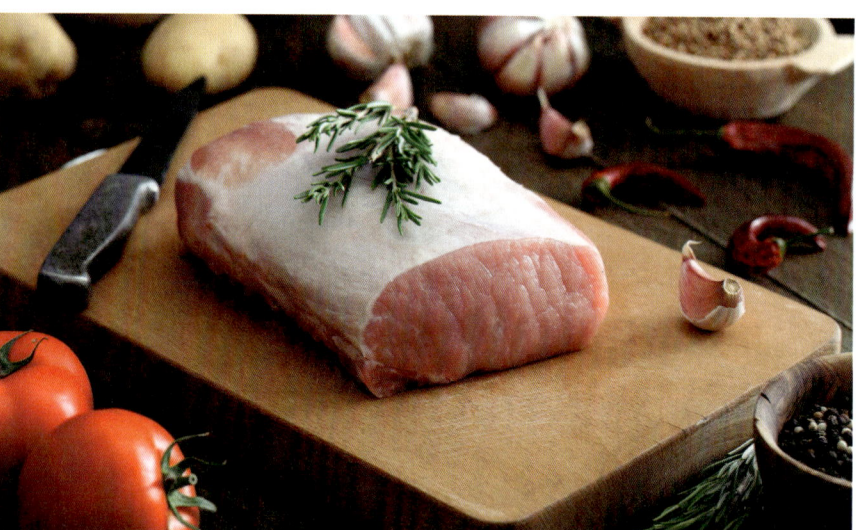

- Das weiße Gewebe, das wir zum Grillen vom roten Muskelfleisch abtrennen, würde man als *Fasziengewebe* bezeichnen.

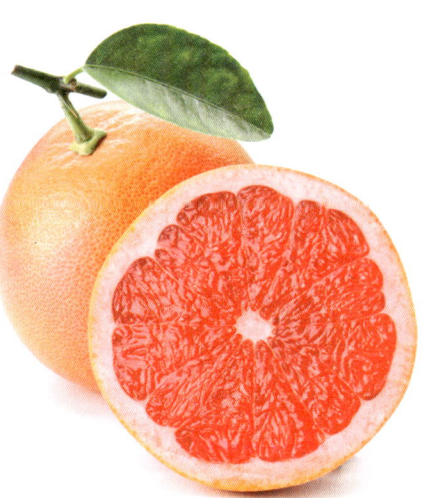

- Die Haut der Grapefruit ist Faszie. Die Unterteilung der Frucht in Kuchenstücke ist Faszie und die kleinen, sichtbaren Träubchen sind mit einer Faszienschicht umhüllt.

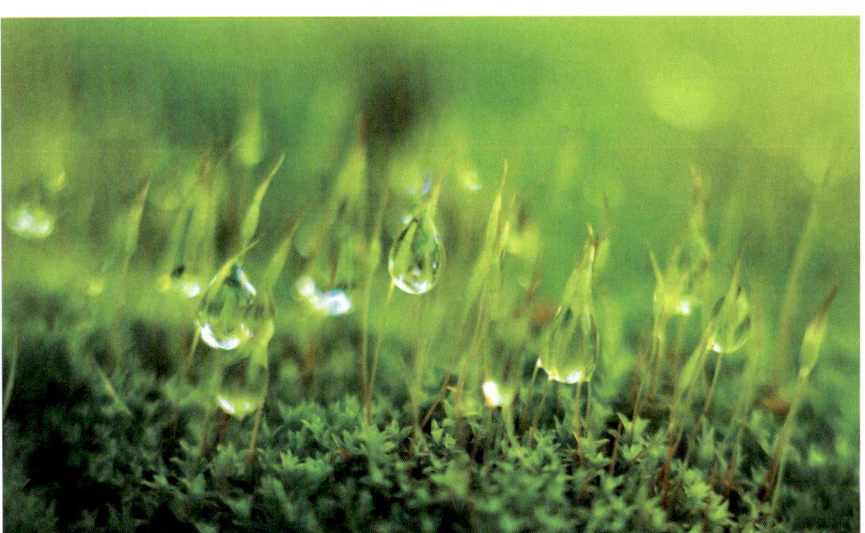

- Fasziengewebe speichert circa 25 % der Gesamtmenge an Wasser im Körper. Im Laufe des Älterwerdens verliert das Gewebe an Feuchtigkeit und die Elastizität lässt nach.

Die einfachste Form von Faszientraining ist, genügend klares Wasser zu trinken.

Die Aufgaben der Faszien sind zahlreich und sehr wichtig für eine stabile Gesundheit und Lebensqualität:

1. Sie sind Überträger von Kräften.

2. Sie können Bewegungsenergie speichern und wieder abgeben.

3. Sie sind der Ort der Schmerzen und Beschwerden.

4. Sie sind der Ort der Wahrnehmung.

5. Sie haben eine hohe Anpassungsfähigkeit an wiederkehrende Reize.

Zu 1: Ein Muskel stößt eine Bewegung nur an. Die Faszie ist dafür verantwortlich, dass die Bewegung zielgerichtet zu Ende geführt wird.

Zu 2: Die Achillessehne speichert für kurze Zeit die Fallenergie des Körpers und gibt sie danach wieder ab. Dieser sogenannte *Dehnungs-Verkürzungs-Zyklus* erleichtert uns das Gehen enorm.

Zu 3: Wenn Patienten davon reden, dass ihnen der Meniskus oder die Bandscheibe wehtut, dann ist das physiologisch nicht ganz richtig. In einem Meniskus oder in einer Bandscheibe sind keine Rezeptoren, die den Schmerz melden könnten. Der Schmerz wird aus dem damit verbundenen Gewebe, den Faszien, gemeldet. Dort sind die entsprechenden Rezeptoren.

Zu 4: Die Rezeptoren in den Faszien helfen uns, uns im Raum zu orientieren und zu stabilisieren. Ansonsten würden wir in einem dunklen Raum umfallen. Diese Rezeptoren geben auch den Impuls für Lebendigkeit durch die Wahrnehmung der Umwelt (kalt, warm, nass etc.) an unser Gehirn weiter.

Zu 5: Faszien können sich sehr schnell und sehr gut an wiederkehrende Reize anpassen. Die meisten Menschen sitzen oder stehen heute sehr lange mit wenig ausgleichender Bewegung. Die Faszien passen sich dem Sitzen oder langen Stehen an. Beim Sitzen verklebt und verkürzt sich z. B. der Hüftbeugebereich. Somit könnte man sagen, dass die Menschen an der Stelle ihre Rückenschmerzen nicht vom Sitzen, sondern vom Wiederaufstehen haben. Der Körper hat sich dem Sitzen angepasst.

Eines der ersten wichtigen Forschungsergebnisse zum Thema Faszien war die Erkenntnis, dass Faszien sich zusammenziehen können, ohne dass die Muskeln sich anspannen. Dies geschieht vor allem, wenn unser Körper mit Stresshormonen geflutet wird. Die Natur hat sich gedacht, dass im Anschluss an eine solche Anspannung Bewegung im Sinne von Angriff oder Flucht stattfindet.

Wie oft können Sie im heutigen Alltag nach einem stressigen Moment weglaufen oder angreifen?

Wenn die Anspannung im Gewebe über längere Zeit nicht abgebaut wird, leiden Sehnen und Gelenke aufgrund der Zugspannung und des nicht nachlassenden Drucks im Gelenk. Ergebnisse sind Schmerzen, Sehnenentzündungen, Fersensporn, defekte Knorpel oder komprimierte Bandscheiben.

Die gute Nachricht an der Stelle ist, mit den neuesten Erkenntnissen aus der Bewegungstherapie und der Faszienforschung können wir uns sehr gut und mit wenig Aufwand selbst helfen.

Der Vergleich mit dem Zähneputzen ist sicher sehr passend. Zähneputzen wird im Kindergarten geschult und gezeigt. Zähneputzen ist die gelebte Prävention. Im Schnitt putzen die Menschen circa zweimal am Tag die Zähne, um sie sauber zu halten und sie vor Karies und Bakterien zu schützen. Keiner kommt auf die Idee, fünf oder 10 Jahre die Zähne nicht zu putzen und zu hoffen, dass sie es aushalten. Mit dem Körper machen es aber leider fast alle.

> **SCHENKEN SIE IHREM KÖRPER JEDEN TAG SO VIEL ZEIT, WIE IHREN ZÄHNEN UND ER WIRD ES IHNEN ZURÜCKGEBEN!**   *Joachim Auer*

Eines der Hauptziele von Faszientraining ist, abgesehen von mehr Fitness und Verletzungsfreiheit, dass sich Ihr Körper an möglichst vielen Tagen in der Woche gut anfühlt. Haben Sie keine Beschwerden und Ihr Körper fühlt sich gut an, haben Sie Lust und es fällt Ihnen leicht, sich zu bewegen.

Ich behaupte, dass es keinen inneren Schweinehund gibt, sondern nur zähes und verklebtes Bindegewebe, was Ihnen intuitiv sagt: „Wenn du dich jetzt bewegst, fühlt es sich noch schlechter an als vorher, also lasse es."

In diesem Fall nutzen Sie auch die freien Zeitfenster nicht für den dringend nötigen Ausgleich.

Diese weiteren Ergebnisse können wir erwarten, wenn wir unseren Faszien mehr Aufmerksamkeit schenken:

- Das Zusammenspiel von Muskulatur und Faszien wird effizienter.

- Die körperliche Leistungsfähigkeit steigt.

- Der Körper erholt sich schneller von alltäglichen und sportlichen Belastungen.

- Bewegungsabläufe können besser koordiniert werden.

- Die Aufrichtung und Form des Körpers wird besser und straffer.

Ein weiterer wichtiger Grund, sich mit Faszientraining zu beschäftigen, ist der geringe Aufwand. Mit 2-3-mal 10 Minuten pro Woche können schon sichtbare und vor allem spürbare Trainingseffekte erzielt werden. Ich brauche weder spezielle Kleidung noch einen speziellen Ort oder bestimmtes Material. Viele der Übungen sind im Alltag überall umsetzbar und vor allem für jede Fitness- und Altersstufe geeignet.

Eine Grundidee von Faszientraining ist, einen Ausgleich für den Alltag oder die Sportart zu haben. Grundsätzlich ist also die Bewegungsrichtung zunächst immer in die Gegenrichtung des gewohnten Bewegungsablaufs.

Arbeiten findet in der Regel immer nach vorne unten statt. Der Ausgleich hierfür ist, sich nach oben hinten zu strecken.

Mit einem kleinen Test zeige ich Ihnen, wie schnell die Faszien auf den Ausgleich reagieren.

ÜBUNGEN

ÜBUNG 7: DIE RUMPFBEUGE MESSEN

- Lassen Sie sich mit lockeren Armen und Schultern nach vorn unten hängen und versuchen Sie nicht, die Abwärtsbewegung zu forcieren. Messen Sie, wenn vorhanden, den Abstand der Hände zum Boden oder spüren Sie, wie leicht oder schwer es geht.

- Kommen Sie wieder hoch und strecken Sie sich nach oben hinten, bis es im Bauch etwas zittert. Bleiben Sie hier für circa 10 Sekunden. Achtung: nicht die Luft anhalten.

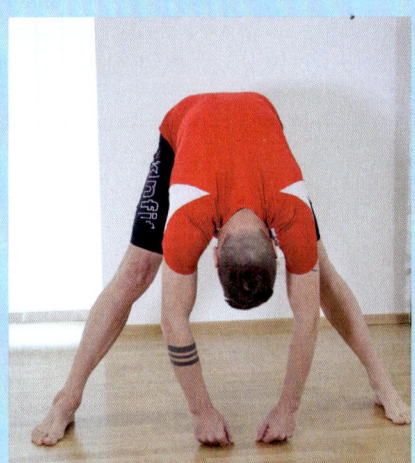

ÜBUNGEN

- **Retest:** Beugen Sie sich wieder nach vorne unten und schauen Sie, was passiert ist.

- Ihr Körper hat auf eine einzige Bewegung mit einen Ergebnis reagiert. Das ist doch fantastisch. Ich finde, dies sollten Sie sich merken. Das bleibt leider nicht so und sollte aus diesem Grund immer mal wieder wiederholt werden.

- Jedes Sich-Durchbewegen, Strecken oder Hängenlassen ist für den Körper wie Weihnachten und Ostern zusammen.

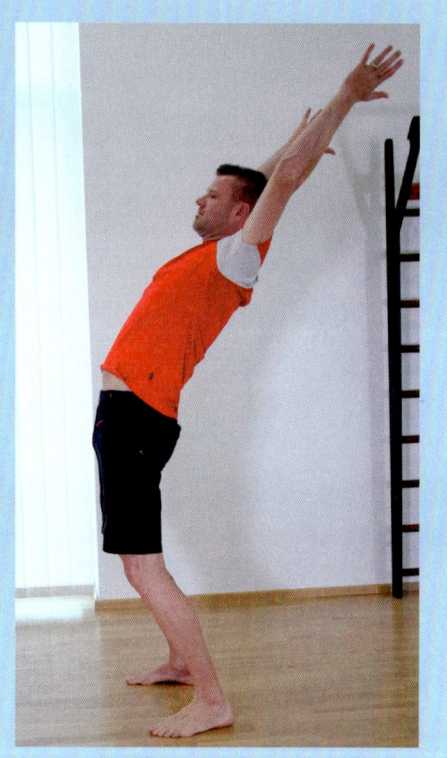

Die Faszien wünschen sich beim Training:

- federn,

- schwingen,

- leichtes und intensives Hüpfen und Springen,

- Überstreckung,

- verschiedene Winkelstellungen,

- große und komplette Bewegungsabläufe sowie

- Kraftentwicklung aus der Dehnung.

Hier nun eine Auswahl möglicher Faszienübungen:

ÜBUNGEN

ÜBUNG 9: ÜBERSTRECKEN

- Stellen Sie sich schulterbreit hin und führen Sie Ihre Armen so weit nach oben
  hinten, wie es geht. Der Bauch darf ruhig
  etwas zittern. Zweimal circa 30 Sekunden.

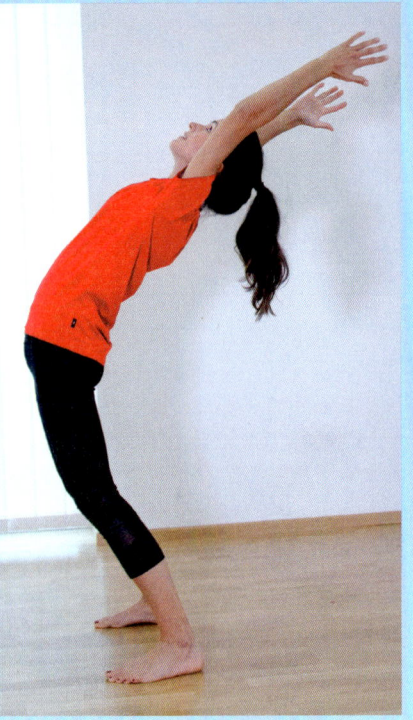

ÜBUNGEN

ÜBUNG 9: HÄNGENLASSEN MIT WINKELVERÄNDERUNG

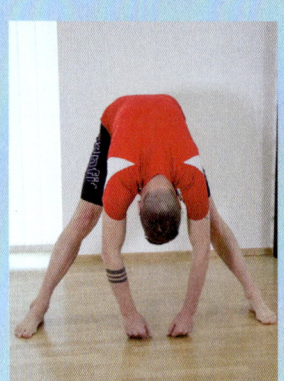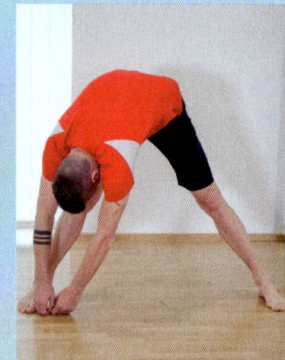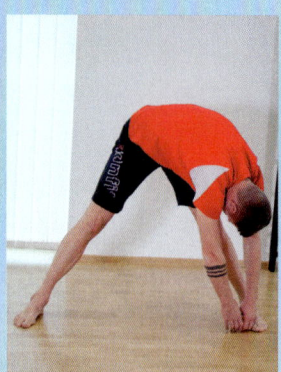

• Stehen Sie mehr als schulterbreit und lassen Sie sich nach vorne unten hängen. Achtung: Kopf, Schulter und Arme sind ganz locker. Federn Sie ganz leicht nach vorne unten. Bewegen Sie sich nun langsam zum rechten Bein und spüren Sie, wie sich es anfühlt. Anschließend mit leichtem Federn über die Mitte zum linken Bein. Zur Mitte zurück und wieder nach oben.

ÜBUNGEN

ÜBUNG 10: AUFDREHEN UND DIAGONAL ZUSAMMENFÜHREN

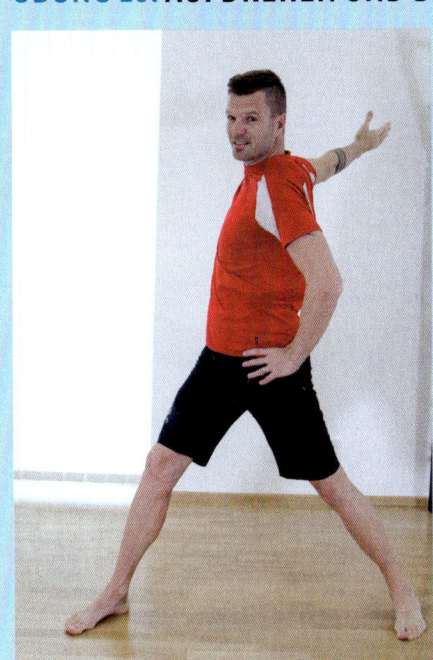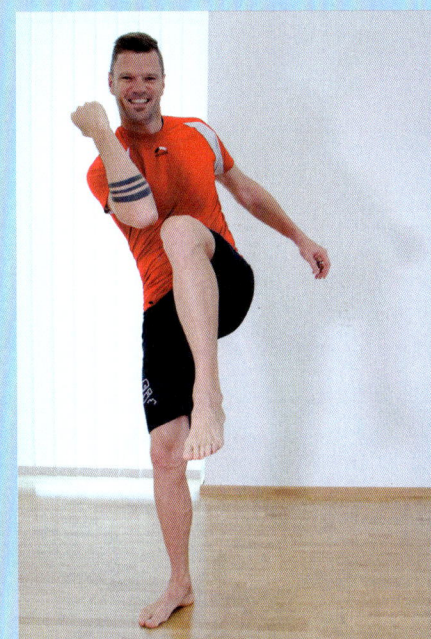

● Breiter, stabiler Stand. Drehen Sie sich mit Ihrem rechten Arm nach hinten oben auf und holen Sie Schwung, um anschließend den rechten Ellbogen mit dem linken Knie zusammenzuführen. Holen Sie aus der Bewegung so viel Schwung, dass Sie den Zug in der Schultermuskulatur spüren. 10-mal rechts und 10-mal links. Immer in das Zusammenführen ausatmen.

ÜBUNGEN

ÜBUNG 11: ROLLE AUF DEM KNIE

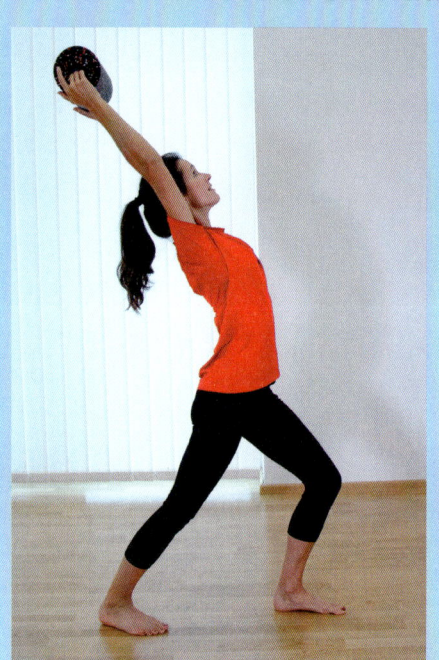 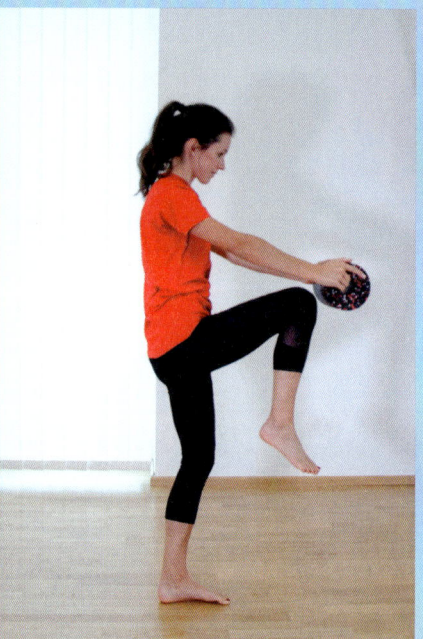

- Großer Schritt in Längsrichtung. Die Rolle mit beiden Händen festhalten. Mit der Rolle nach oben hinten Schwung holen. Gerne dabei etwas ins Hohlkreuz gehen. Jetzt mit Schwung die Rolle nach vorne unten zum hinteren Oberschenkel führen. So, als ob Sie ein Brett zerschlagen wollten. 10-mal links und 10-mal rechts. Beim Schwungholen ein- und beim Durchziehen ausatmen.

ÜBUNGEN

ÜBUNG 12: AUSFALLSCHRITT MIT AUFDREHEN

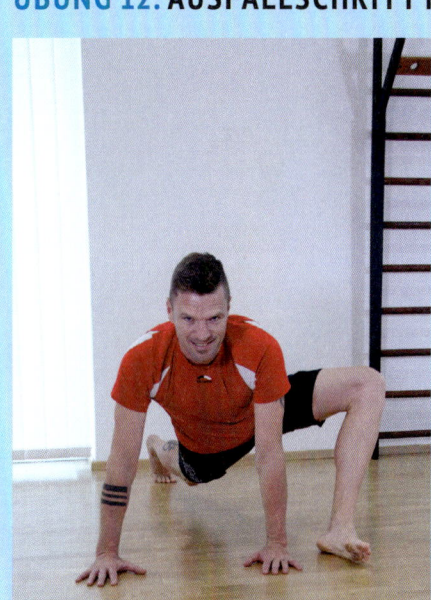 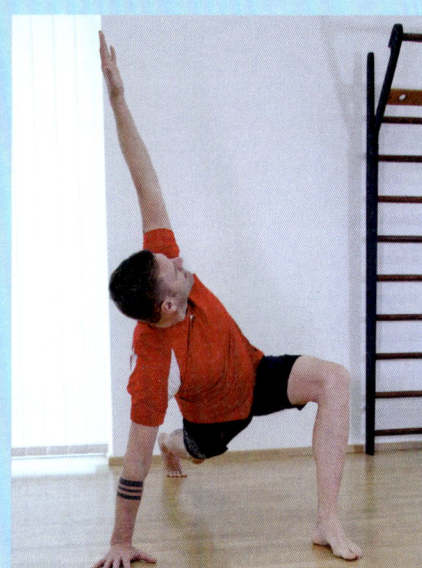

- Gehen Sie in einen großen Ausfallschritt. Achten Sie darauf, dass der Winkel im vorderen Knie mindestens 90° beträgt. Das hintere Bein können Sie entweder durch die Zehen oder durch das abgelegte Knie am Boden stabilisieren. Stellen Sie beide Hände auf die Innenseite des vorderen Fußes. Winkeln Sie nun den inneren Arm auf 90° ab und versuchen Sie, ihn zum Boden zu führen. Zumindest so weit, wie es eben geht. Das Ziel bleibt der Boden. Leichtes Federn nach unten ist erlaubt. Jetzt führen Sie den gleichen Arm nach oben und verfolgen mit den Augen Ihre Hand. 3-5-mal wiederholen. Jede Seite zweimal.

ÜBUNGEN

ÜBUNG 13: DREHHÜPFEN

- Stehen Sie schulterbreit und beginnen Sie mit einem leichten Hüpfen zur Seite. Drehen Sie dabei locker und ohne Kraft Ihren Oberkörper in die Gegenrichtung. Die Arme schleudern einfach mit. Zweimal 30 Sekunden. Gleichmäßig atmen.

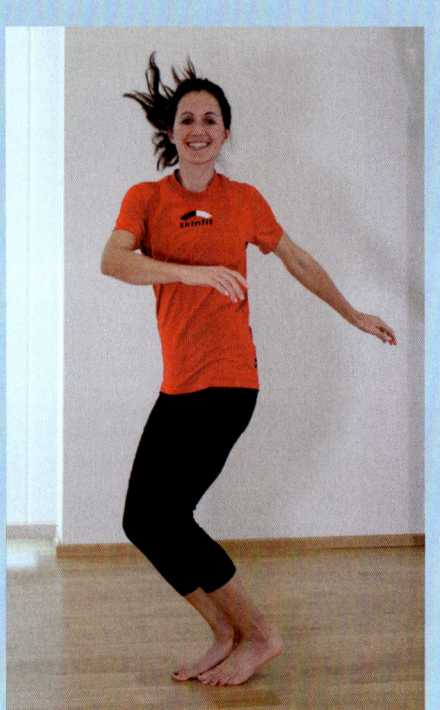

ÜBUNGEN

ÜBUNG 14: ADLER

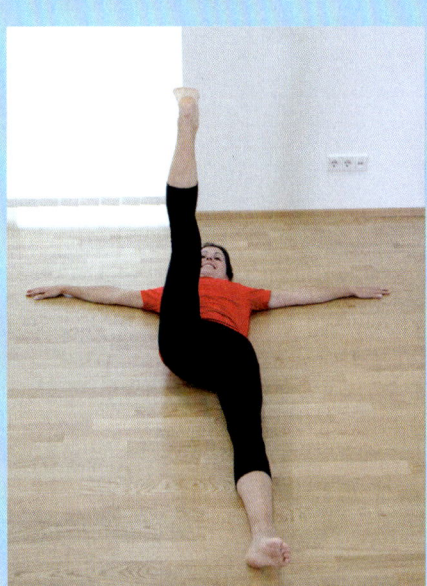 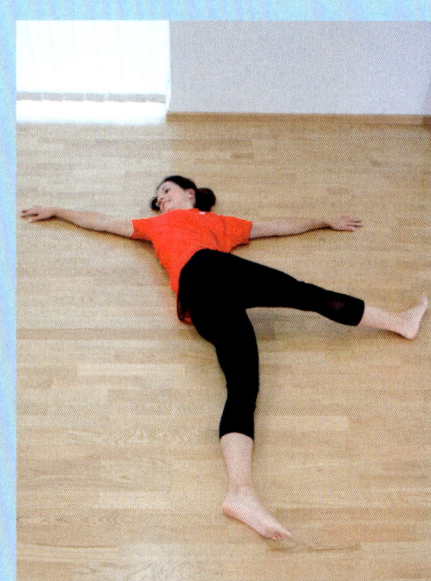

● Legen Sie sich auf den Rücken und breiten Sie die Arme nach links und rechts aus. Führen Sie ein Bein so weit nach oben, wie Sie es gestreckt halten können. Die Fußspitze
leicht anziehen. Nun das Bein zur gegenüberliegenden Seite ablegen. Versuchen Sie,
mit dem Oberkörper und den Armen liegen zu bleiben. Wiederholen Sie den kompletten
Ablauf hin und zurück mit demselben Bein 2-3-mal und wechseln Sie dann die Seite.

ÜBUNGEN

ÜBUNG 15: **SKORPION**

- Legen Sie sich auf den Bauch und lagern Sie Ihren Kopf auf den Händen. Nun nehmen Sie einen Fuß und stellen ihn auf der gegenüberliegenden Seite so ab, dass die Fußsohle den Boden berührt. Damit das funktioniert, müssen Sie die Knie mit der Hüftmuskulatur etwas nach oben ziehen. Falls Sie nicht von Anfang an zum Boden kommen, können Sie den Boden z. B. mit einem Kissen etwas erhöhen und sich von Training zu Training nach unten arbeiten. Der Oberkörper und die Arme sollten möglichst entspannt am Boden liegen bleiben. Jede Seite zweimal mindestens 30 Sekunden lang.

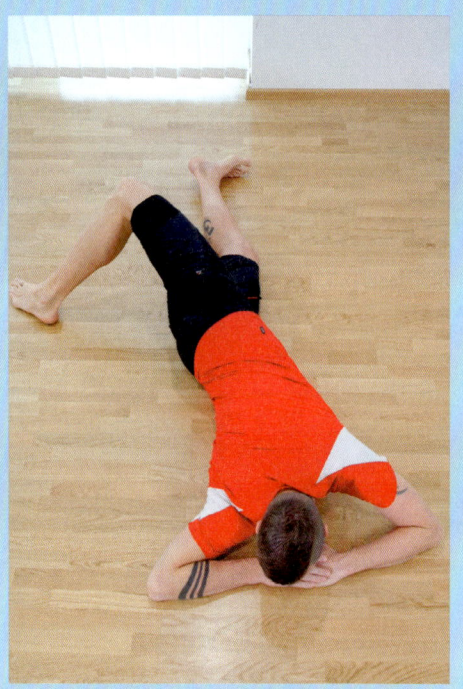

Einen großen Anteil an der steilen Karriere der Faszien hatte und haben die Entwicklungen der **Blackroll AG**. Die bekannte Faszienrolle und deren Teamkollegen, wie Ball, Duoball oder Minirolle, machen es möglich, mit einer Art Selbstmassage dem Körper einen Reiz zu geben, den wir in der Gymnastik bisher so nicht kannten.

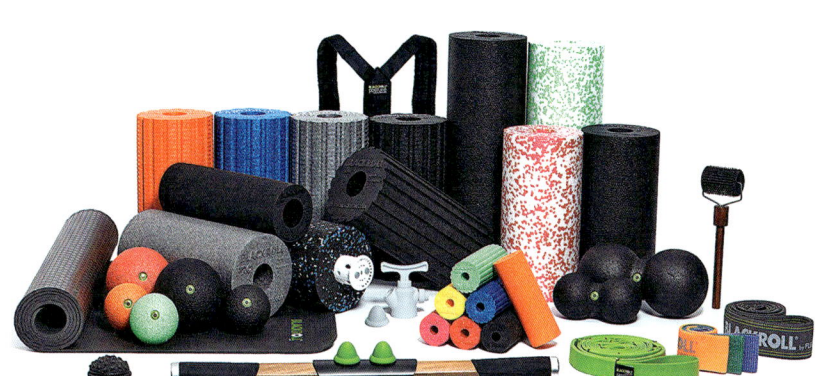

Leider wird oft fälschlicherweise geglaubt, dass Faszientraining nur mit den Hartschaumprodukten möglich ist.

Der sogenannte *Roll-out* ist nur ein Teil des Faszientrainings. Die Rollen und Bälle helfen, das Gewebe zu massieren, zu aktivieren und schmerzende Stellen zu behandeln.

Nach acht Jahren Erfahrung mit Faszientraining und Roll-out ist die schönste Erkenntnis, dass jeder auf irgendeine Weise von der Selbstmassage mit den Hartschaumprodukten profitieren kann. Es wirkt noch bei allen mit der gleichen Methode. Es kann nicht jeder mit allen Produkten etwas anfangen, aber jeder kann hier einen Weg oder besser ein Produkt finden, das seinen Alltag und seine Lebensqualität bereichert.

Mit den verschiedenen Rolltechniken und Intensitäten können wir grundsätzlich drei Ziele beim Faszientraining verfolgen:

1. Die Rezeptoren in den Faszien mit vielfältigen Bewegungsinformationen versorgen.

2. Gewebsflüssigkeiten verschieben.

3. Gewebeschichten voneinander trennen und lösen.

Das erste Ziel ist sicher mit das wichtigste. Unser Körper wünscht sich Wahrnehmung und Information. Leider haben wir ihm diese die letzten Jahre entzogen, indem wir ihm durch Kleidung, Schuhe und z. B. klimatisierte Räume jeden spürbaren Reiz weggenommen haben. Der bewegungsarme Alltag macht es leider noch schlimmer. Das komplette Körpersystem ist auf Lebendigkeit und Reize ausgelegt. Finden diese Reize nicht statt, wird das System immer anfälliger und schwächer. Wir haben uns die letzten Jahrzehnte viel zu häufig geschont und viel zu selten belastet. Die Belastungen und Reize finden fast nur noch im Kopf statt. Natürlich gibt es auch ein Zuviel an körperlicher Arbeit, aber das betrifft leider nur noch wenige Menschen.

Durch das Abrollen oder Triggern einzelner Körperbereiche können wir eine Art Reizergänzung betreiben. Die Rezeptoren können dem Gehirn melden, dass es diesen Körperteil noch gibt und dass er noch lebt.

Dieser Reiz kann zu Beginn und auch nach langem Sitzen (z. B. Autofahrt) oder Stehen ein Schmerz sein. Das bedeutet, der wahrgenommene Schmerz ist nicht grundsätzlich negativ zu bewerten.

Ich habe von einem Kollegen eine Schmerzeinteilung übernommen. Sie lautet:

- Mama Mia,
- du alter Schwede,
- Um Gottes willen.

Danke an Edo Hemar!

Bis *du alter Schwede* sind wir bei der Wahrnehmung von Schmerz beim Roll-out und Triggern im grünen Bereich. Wird der Schmerz zu stark und Sie bekommen Fluchtgedanken, sollten Sie auf jeden Fall aufhören und mit einem Profi darüber reden. Ihr Körper schüttet dann Stresshormone aus, die auf keinen Fall zu einem der gewünschten Ziele führen.

Die Intensität der Schmerzwahrnehmung hängt von verschiedenen Faktoren ab:

1. grundsätzliche Sensibilität;

2. Fitnesszustand auch im Sinne von: Was arbeiten Sie?

3. Wie viel Bewegung gab es zuvor? Bei zu viel oder zu wenig wird es mehr wehtun.

4. Krankheit, z. B. Entzündung oder Reizung.

5. Welchen Typ von Bindegewebe haben Sie?

Zu 5. gibt es Folgendes anzumerken. Im funktionellen Training unterscheiden wir grundsätzlich zwei Typen von Bindegewebe:

1. Kleopatra: Diese Menschen haben ein sehr weiches und leider an vielen Stellen sehr instabiles Bindegewebe.

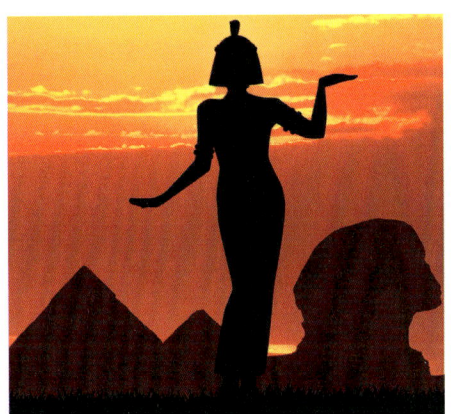

2. Wikinger: Diese Menschen haben ein sehr festes und wenig bewegliches Bindegewebe, was an vielen Stellen einen hohen Druck auf die Gelenke ausüben kann.

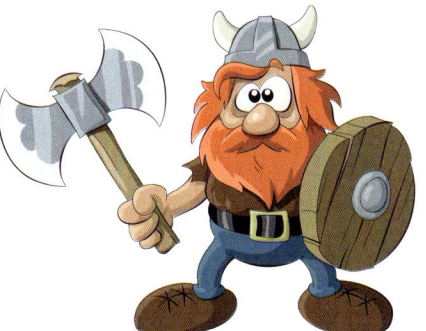

Man könnte aufgrund der Beschreibung in die Versuchung kommen, es einfach nach Mann und Frau zu unterscheiden. Die Tendenz stimmt, aber es gibt beide Formen bei beiden Geschlechtern. Die allermeisten von uns haben eine Mischform.

Die Unterscheidung ist elementar bei der Ausarbeitung von Trainingstipps und Plänen. Ein guter Faszientrainer kann diese Unterscheidung mit seiner Erfahrung sehen und seine Tipps entsprechend anpassen.

Bringt man die jeweiligen Trainingstipps auf den Punkt, könnte die Antwort so aussehen:

Die Kleopatra braucht im Training mehr Stabilitätsübungen und weniger Beweglichkeit. Beim Roll-out sollte sie, abgesehen von Triggerpunkten, eher zügiger rollen, um die Durchblutung und den Tonus im Gewebe zu erhöhen.

Der Wikinger braucht im Training eher mehr Beweglichkeit und Mobilität und weniger Kraft und Stabilität. Er sollte recht langsam und spürend rollen und sich mit gleichmäßigem und ruhigem Atmen der Rolle hingeben.

Nach allen Erkenntnissen der Trainingswissenschaft ist die sinnvollste Reihenfolge für körperliches Training:

BEWUSSTSEIN – MOBILITÄT – STABILITÄT – AUSDAUER

Ich muss wissen, was und warum ich etwas tue. Ich brauche genügend Mobilität in den Gelenken und Faszien, um im Anschluss die Stabilität für ein mögliches Ausdauertraining (Laufen, Radfahren etc.) aufzuweisen.

Die Mobilität in den Faszien und Gelenken ist die Voraussetzung für eine lang anhaltende körperliche Fitness und für einen überlastungsfreien Sport.

Genau aus diesem Grund ist Faszientraining so wichtig und durch nichts zu ersetzen.

Hier nun ein paar Übungen, wie Sie mit den Produkten der **Blackroll AG** ihrem Körper

Gutes tun können:

ÜBUNGEN

ÜBUNG 16: MOBILISATION DER BRUSTWIRBELSÄULE

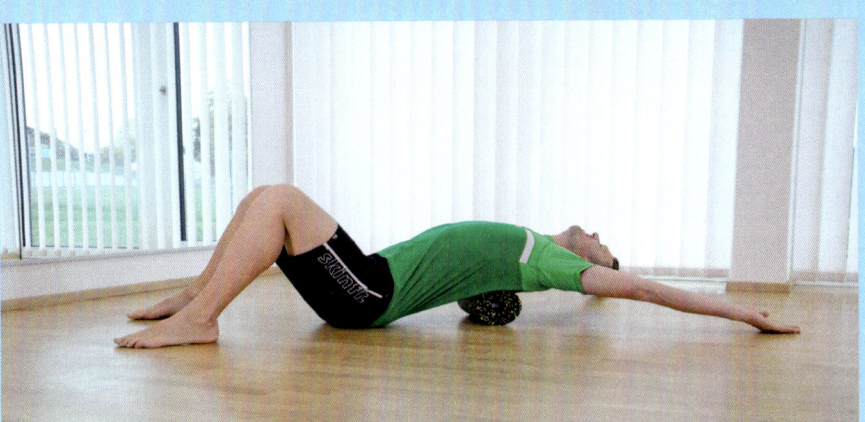

- Die Mobilisation der Brustwirbelsäule darf in keiner Gymnastikeinheit fehlen. Legen Sie sich die Rolle etwas oberhalb der Mitte der Wirbelsäule unter den Rücken. Stellen Sie die Füße an und schulterbreit auseinander. Nun gehen Sie mit dem Oberkörper während der Ausatmung langsam nach hinten unten. Gerne dürfen Sie dabei zunächst die Hände hinter dem Kopf verschränken, um die Halswirbelsäule zu unterstützen. Beim Einatmen langsam wieder etwas nach oben kommen. Diesen Vorgang 4-5-mal wiederholen. Je mehr Sie loslassen können, desto besser wirkt die Übung.

ÜBUNGEN

ÜBUNG 17: ROLL-OUT DER WIRBELSÄULE

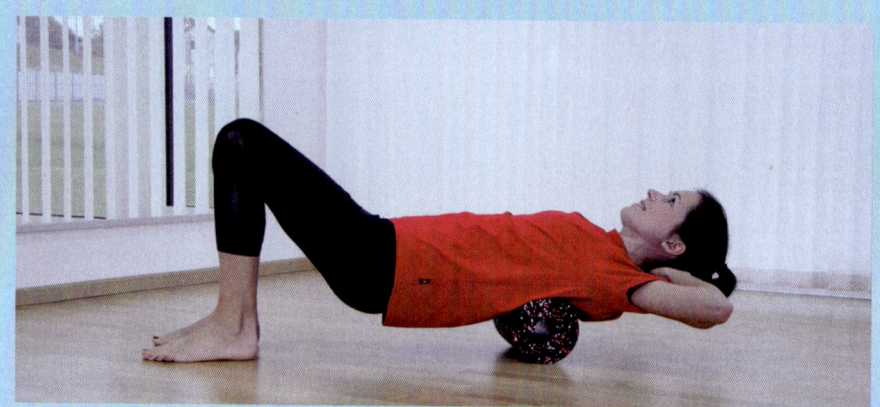

- Beim Roll-out der Wirbelsäule starten Sie bitte immer in der Mitte und rollen zunächst nach oben. Verschränken Sie die Hände auf der Brust oder hinter dem Kopf. Rollen Sie nur so weit nach unten, wie Sie es stabilisieren können. Nach oben ist der Kopf die Grenze. Rollen Sie bei gleichmäßigem Atmen 8-12-mal hin und her.

ÜBUNGEN

ÜBUNG 18: ROLLEN ÜBER DIE OBERSCHENKELVORDERSEITE

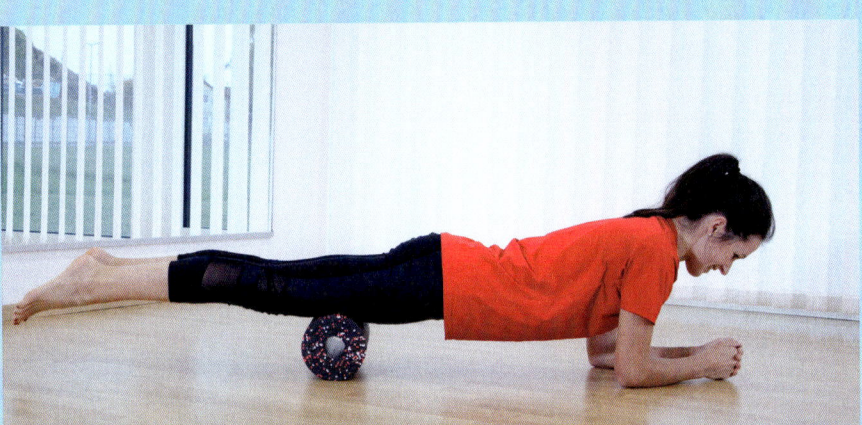

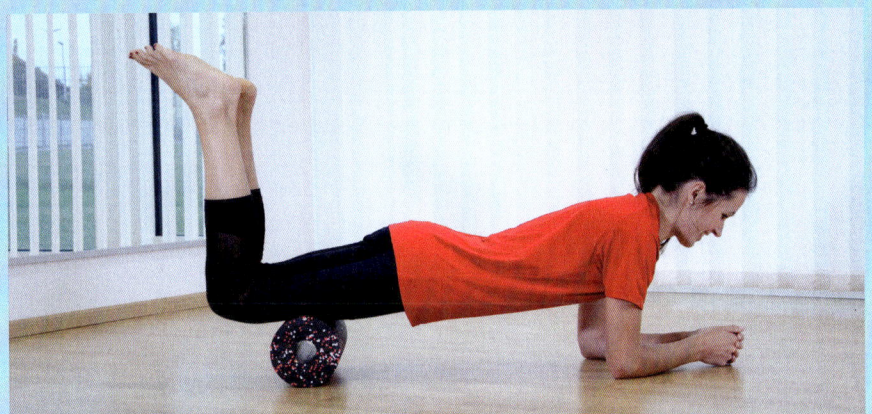

- Stützen Sie sich auf den Unterarmen auf und legen Sie die Rolle unter beide Oberschenkel knapp oberhalb der Knie. Nun rollen Sie die komplette Oberschenkelvorderseite aus. Wenn Sie sich etwas ärgern wollen, gehen Sie mit den Beinen etwas auseinander und lassen die Kante der Rolle in die Oberschenkel einschneiden. Rollen Sie bei gleichmäßigem Atmen 8-12-mal hin und her.

ÜBUNGEN

ÜBUNG 19: AUSROLLEN DER WADE

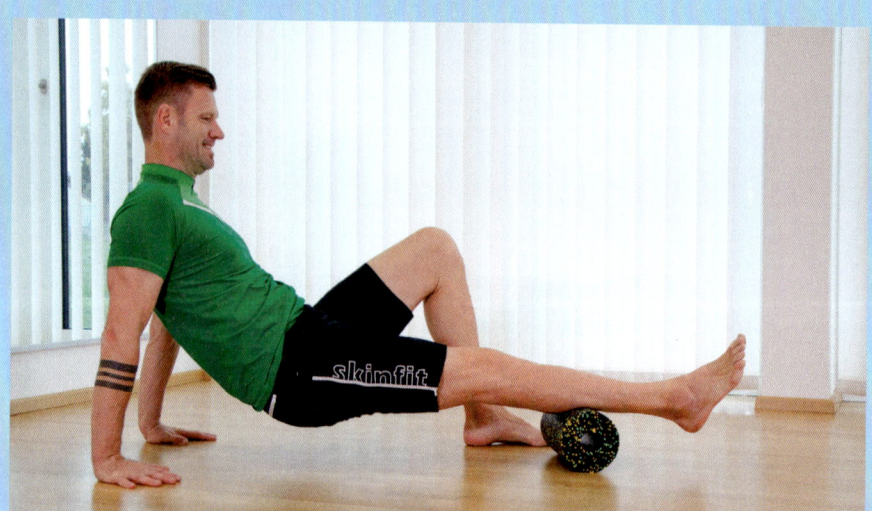

- Setzen Sie sich in den sogenannten *Langsitz* und platzieren Sie die Rolle unter einer Wade und die Hände direkt unter Ihren Schultern. Nun heben Sie den Po vom Boden ab und rollen die Wade aus. Gerne dürfen Sie dabei das Bein etwas drehen, um somit alle Bereiche der Wade gut zu erreichen. Rollen Sie bei gleichmäßigem Atmen 8-12-mal hin und her und wechseln Sie dann die Seite.

ÜBUNGEN

ÜBUNG 20: ROLLEN ENTLANG DER LENDENWIRBELSÄULE

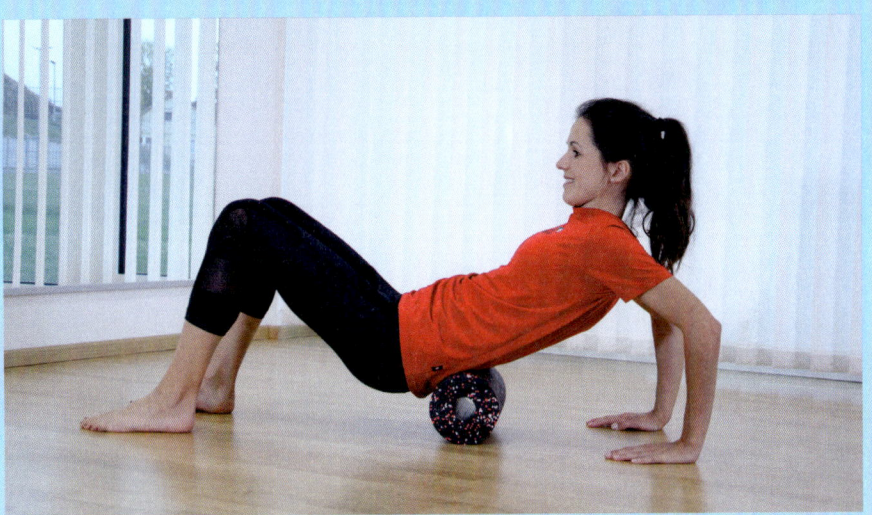

● Setzen Sie sich auf die Rolle und stützen Sie sich mit beiden Händen hinter der Rolle ab. Nun rollen Sie von hier aus in den unteren Bereich des Rückens und wieder in den Sitz zurück. Rollen Sie bei gleichmäßigem Atmen 8-12-mal hin und her.

ÜBUNGEN

ÜBUNG 21: ROLL-OUT DES POS

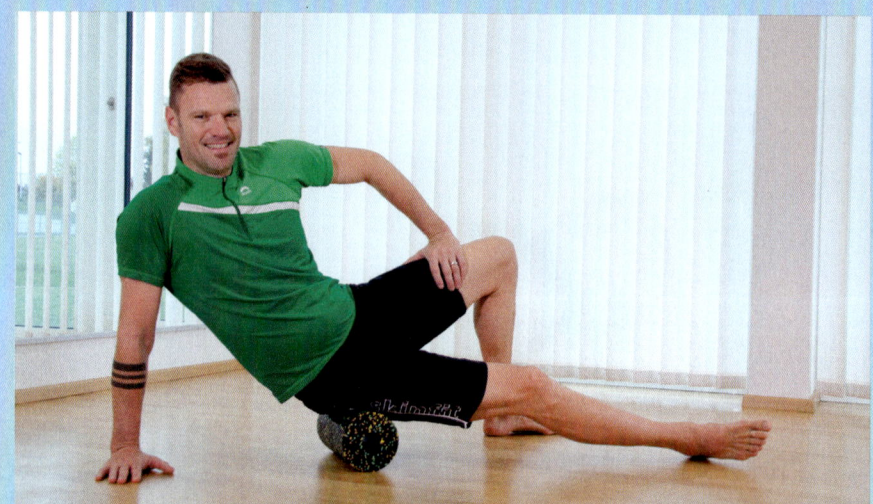

● Der Po kann sowohl mit der Rolle als auch sehr gut mit dem großen Ball gerollt werden.
Rolle: Setzen Sie sich mit einer Pohälfte auf die Rolle und die andere ist freischwebend in der Luft. Nun drehen Sie sich mit dem Oberkörper und dem Po etwas zur Rolle hin und rollen die Hüfte und den Po ab. Rollen Sie bei gleichmäßigem Atmen 8-12-mal hin und her.

Ball: Setzen Sie sich mit einer Pohälfte auf den großen Ball und rollen Sie diese Hälfte ab. Der Ball ermöglicht kreisende Bewegungen. Allerdings ist er auch deutlich intensiver. Dauer: maximal zwei Minuten.

ÜBUNGEN

ÜBUNG 22: ROLL-OUT DER OBERSCHENKELAUSSENSEITE

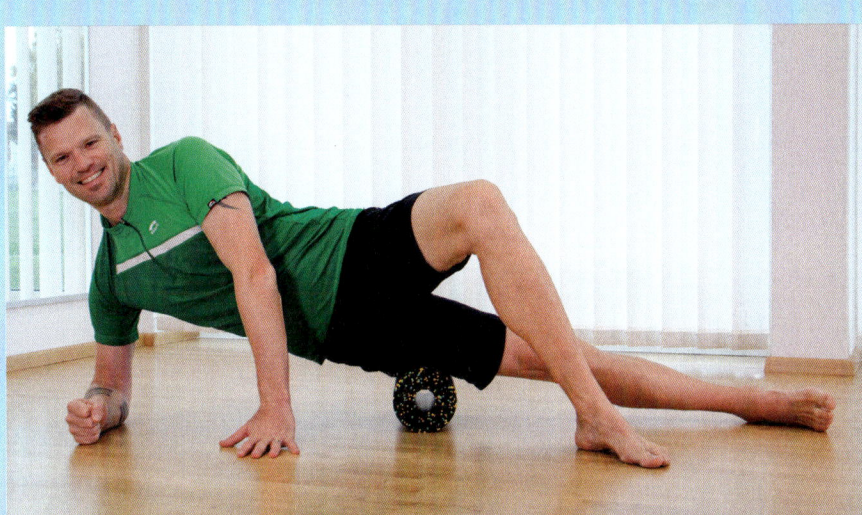

● Legen Sie sich mit der Oberschenkelaußenseite knapp oberhalb des Knies auf die Rolle. Stützen Sie sich mit dem Unterarm ab, sodass der Ellbogen direkt unter der Schulter ist. Jetzt rollen Sie vom Knie an aufwärts in Richtung Hüfte. Dieser Bereich ist häufig sehr schmerzhaft, aber genau deswegen die Ursache zahlreicher Kniebeschwerden. Rollen Sie bei gleichmäßigem Atmen 8-12-mal hin und her und wechseln Sie dann die Seite.

ÜBUNGEN:

ÜBUNG 23: OBERSCHENKELRÜCKSEITE MIT DEM BALL

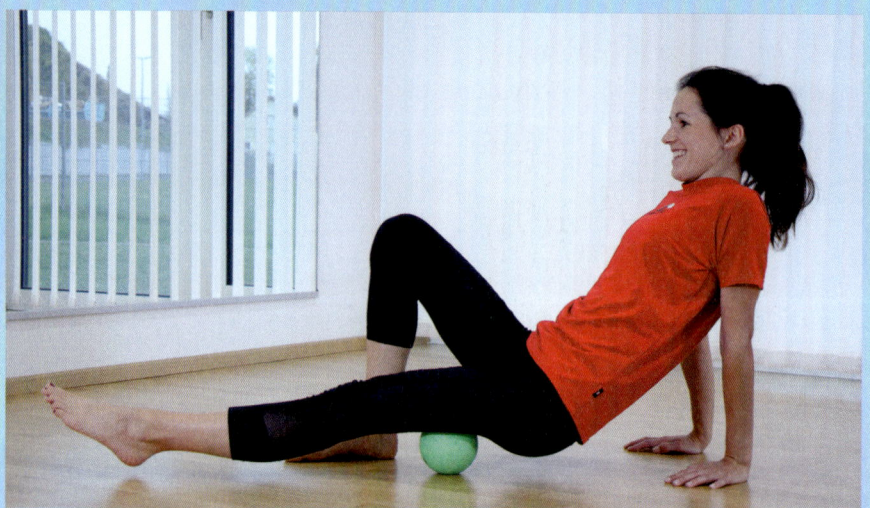

- Die Oberschenkelrückseite kann mit Rolle und Ball gut gerollt werden. Der Effekt ist speziell hier aber mit dem Ball deutlich höher. Legen Sie den Ball unter den Oberschenkel und stellen Sie die Hände direkt unter die Schultern. Nun rollen Sie vor und zurück, aber gerne auch etwas hin und her. Insgesamt maximal zwei Minuten. Seitenwechsel.

ÜBUNGEN

ÜBUNG 24: SCHULTERBLATT MIT DEM KLEINEN BALL

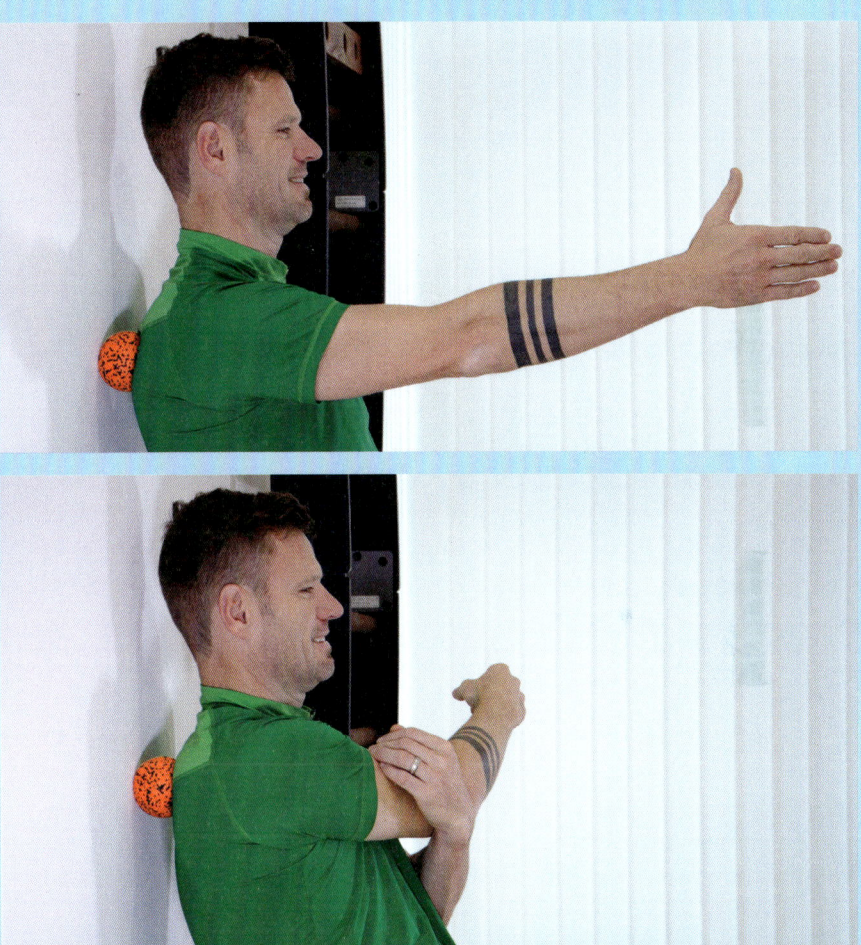

- Stellen Sie sich an eine Wand, die entweder eine Tapete oder eine raue Oberfläche hat. Der Ball würde sonst abrutschen. Platzieren Sie den kleinen Ball auf einer Seite zwischen Schulterblatt und Wirbelsäule. Nun strecken Sie den Arm auf der Seite, auf der Sie den Ball platziert haben, nach vorne und ziehen ihn mit der anderen Hand am Ellbogen zu sich ran. Damit öffnet sich das Schulterblatt und der Ball kann tiefer einsinken. Jetzt triggern Sie mit dem Ball die entsprechenden Schmerzpunkte. Maximal zwei Minuten. Seitenwechsel.

ÜBUNGEN

ÜBUNG 25: ROLL-OUT DER FUSSSOHLE

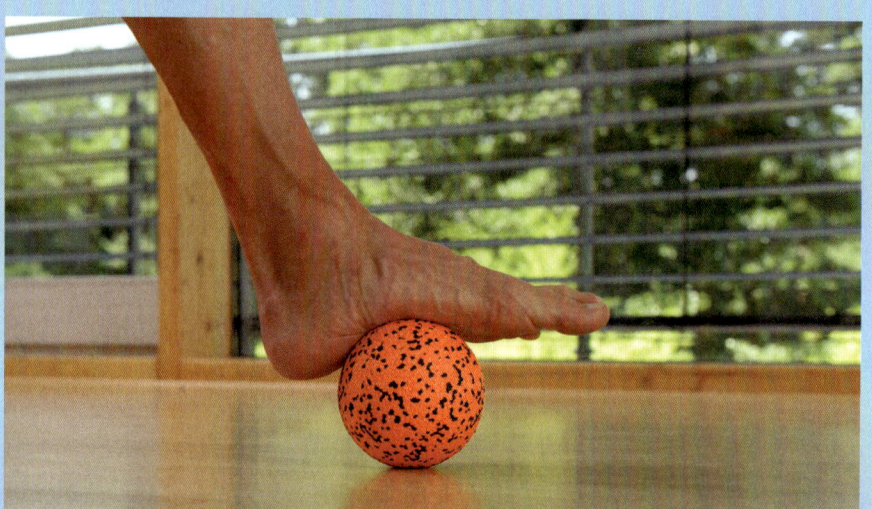

- Das Rollen der Fußsohle wirkt sich auch auf die Entspannung Ihres Rückens aus. Es lohnt sich garantiert. Nehmen Sie einen Blackroll Ball oder gerne auch einen Tennisball und rollen Sie Ihre Füße überall ab. Nach kurzer Zeit rollen Sie mit Druck von vorne nach hinten durch und locker wieder zurück. Versuchen Sie, alle Bereiche des Fußes zu erreichen. Jetzt können Sie die sensiblen Stellen gerne noch triggern, indem Sie mehr Körpergewicht auf den Ball geben. Zum Schluss nochmals alles locker abrollen. Spüren Sie mal den Unterschied, wenn Sie den einen Fuß gerollt haben und den anderen nicht. Jeden Fuß circa zwei Minuten. Das geht ohne großen Aufwand auch am Arbeitsplatz oder in der Mittagspause.

Alle weiteren Übungen finden Sie bei **www.blackroll.com**, YouTube® oder Sie buchen mich für einen Workshop.

Keep on rolling!

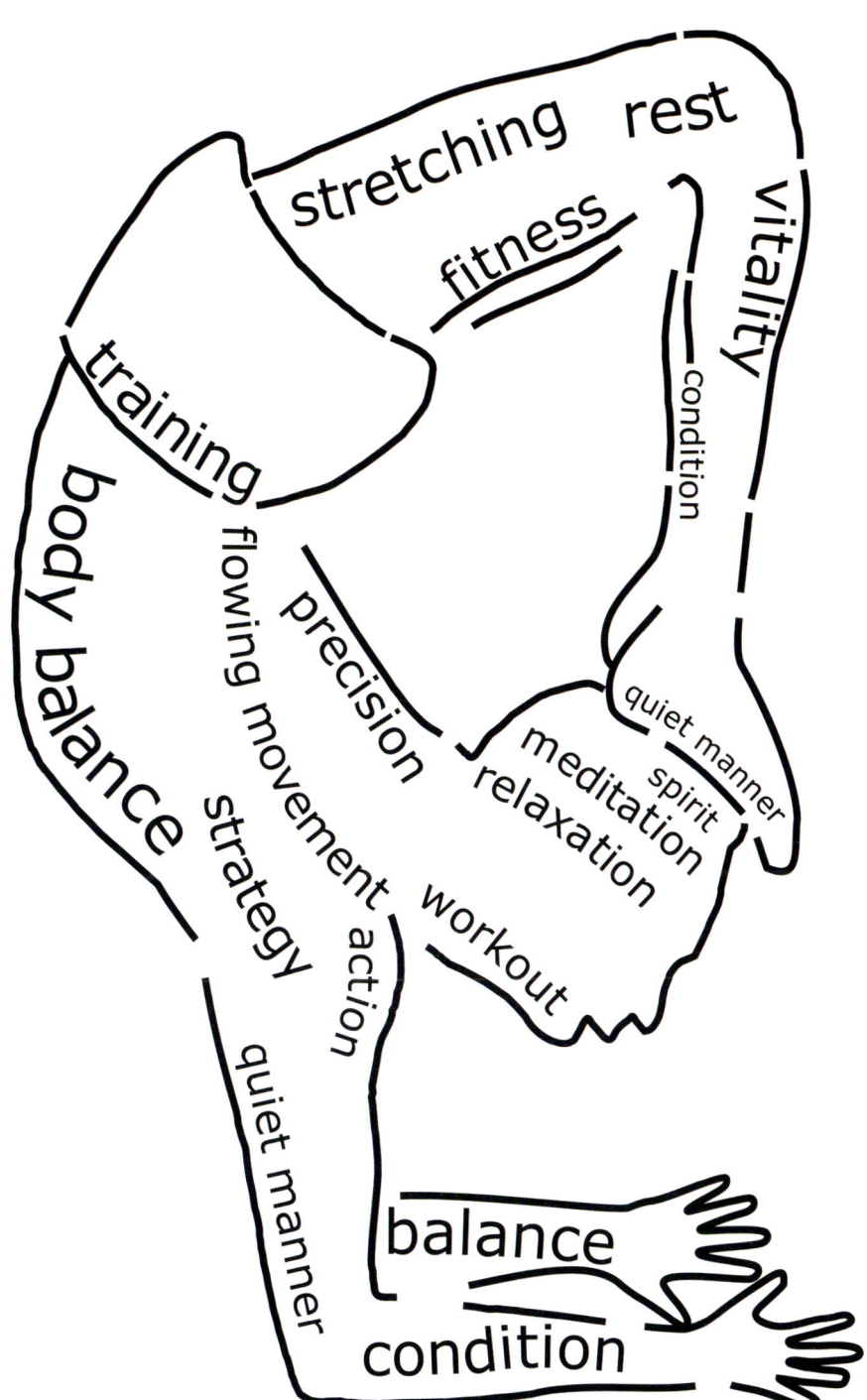

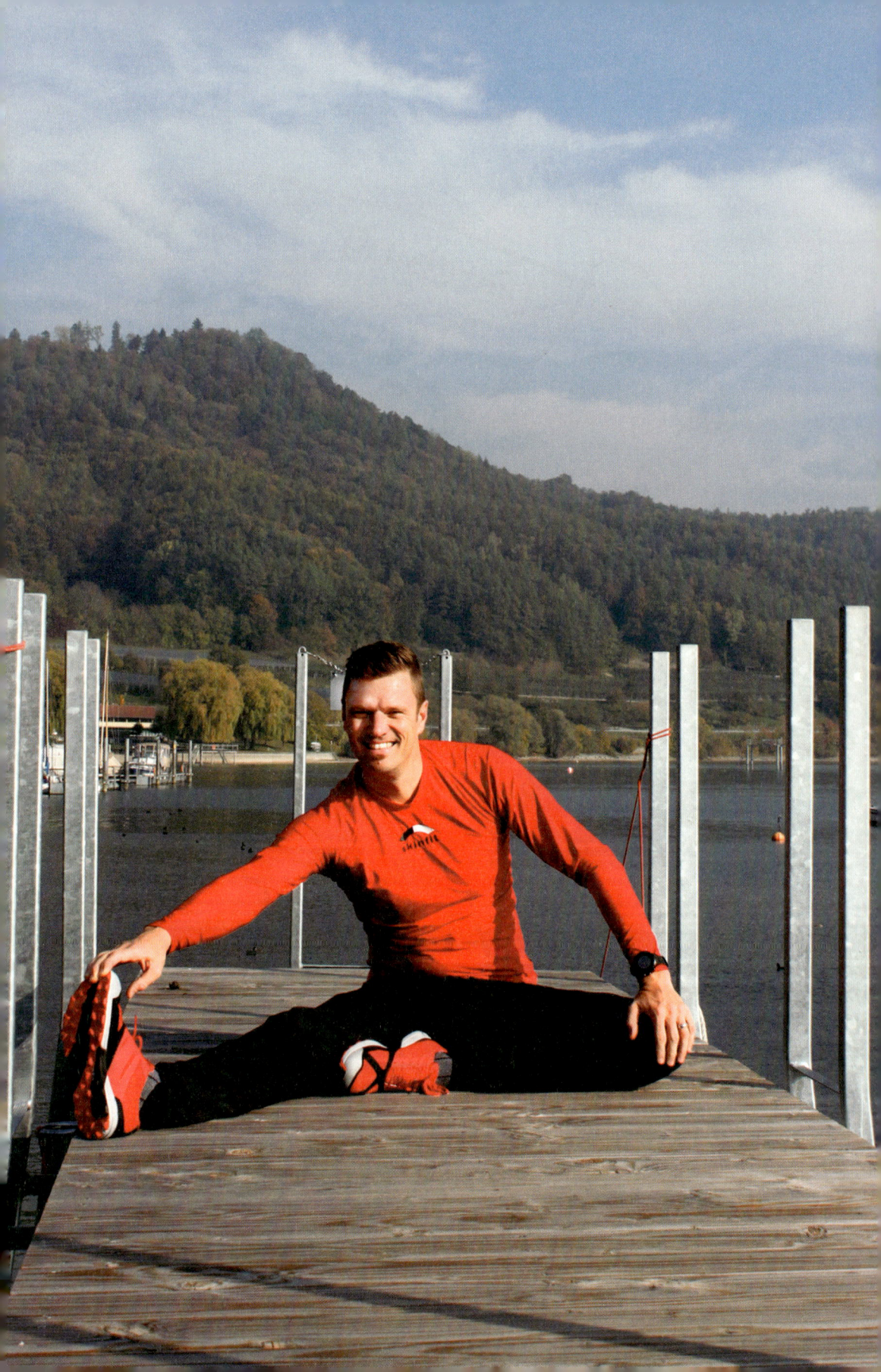

7 BEWEGLICHKEIT UND BEWEGLICHKEITSTRAINING

Viele Jahre hat man geglaubt, dass körperliche und geistige Leistungssteigerungen nur durch Disziplin und Anspannung möglich sind. Heute weiß man, dass vor allem im Sport nicht maximale Kraft und ausgefeilte Biomechanik zur perfekten Leistung führen, sondern vielmehr der ideale, ökonomische Krafteinsatz in Verbindung mit einer Biomechanik, die auf individuelle Unterschiede optimal eingestellt ist. Diese ideale Kombination zu erreichen, ist die Herausforderung an den Trainer. Man weiß inzwischen, dass eine gezielte, bewusste und aktiv durchgeführte Regeneration die körperliche Leistungsfähigkeit viel mehr unterstützt als jede zusätzliche (belastende) Trainingseinheit.

Übrigens lassen sich meiner Erfahrung nach viele Erkenntnisse aus dem Sport sehr gut auf andere Lebensbereiche übertragen. In der Arbeitswelt beispielsweise vollzieht sich gerade ein Umdenken: Unternehmen erkennen allmählich, dass sogenannte *weiche Faktoren*, wie der menschliche Umgang miteinander, welche die Arbeitsbedingungen angenehmer machen, durchaus die eine oder andere Gehaltserhöhung ersetzen können. Sie sehen, das Thema Beweglichkeit bekommt hier eine ganz andere Bedeutung, als Sie es vielleicht zunächst vermutet hätten.

Aus sportwissenschaftlicher Sicht lässt sich *Beweglichkeit* wie folgt definieren:

RICHTIG UND FALSCH AUF EINEN BLICK

Eine gute körperliche Beweglichkeit ergibt sich, anatomisch gesehen, aus:

- dem Zusammenwirken der elastischen Eigenschaften von Muskeln, Sehnen und Bändern.
- der Kraft, welche die Muskulatur zum Ausführen der Bewegung benötigt.
- der Zusammenarbeit der einzelnen Muskeln und der einzelnen Muskelfasern.

Die Beweglichkeit zu trainieren, bedeutet demnach:

- • die elastischen Eigenschaften des Bewegungsapparats zu verbessern.
- • die Kraft zu steigern, um den Bewegungsspielraum optimal auszunutzen.
- • die muskuläre Koordination zu verbessern.

BEWEGLICHKEIT IST DIE FÄHIGKEIT, BEWEGUNGEN MIT GROSSER BEZIEHUNGSWEISE OPTIMALER SCHWINGUNGSWEITE DER GELENKE AUSZUFÜHREN.

In der sportwissenschaftlichen Definition ist von der optimalen Schwingungsweite die Rede. Es geht also nicht um die maximale, sondern um eine ökonomische Bewegung. Bewegungsökonomie und eine gute und stabile Haltung ist für den Schreiner und den Manager genauso wichtig wie für den Leistungssportler. Unbeweglichkeit schadet uns im doppelten Sinne. Sie führt zu einer Überlastung bestimmter Körperregionen und zu einer Unterforderung anderer. Steifheit einzelner Körperbereiche muss durch einen zusätzlichen Kraftaufwand ausgeglichen werden. Ein Beispiel: Stellen Sie sich vor, Sie hätten einen steifen Nacken und müssten Ihr Auto rückwärts einparken. Normalerweise würden Sie dazu nur Ihren Kopf nach hinten drehen. In diesem Fall aber müssten Sie aufgrund des steifen Nackens mit einem enormen Kraftaufwand Ihren gesamten Oberkörper nach hinten drehen. Für einen steifen Nacken kann niemand etwas, aber an diesem praktischen Beispiel wird deutlich, was sich in verminderter Form tagtäglich in Ihrem Körper abspielt. Durch Beweglichkeit und Lockerheit können wir dagegen mehr Gelenke und die dazugehörigen Muskeln nutzen und in der Folge mit unserer Kraft haushalten.

> KREATIVITÄT UND GEISTIGE HÖHENFLÜGE SIND NICHT WEIT,
> WENN SIE SICH IN IHREM KÖRPER ZU HAUSE UND WOHLFÜHLEN.

Die Frage ist nun, warum unser flexibles und weiches Bindegewebe im Laufe der Zeit immer steifer und härter wird. Heutzutage kommt es vor, dass bereits achtjährige Kinder nicht mehr mit den Fingern den Boden berühren können, wenn sie den Oberkörper nach vorn beugen und die Knie durchdrücken. Hauptursache dafür ist sicher der Bewegungsmangel.

Ein zweiter wichtiger Faktor ist die Ernährung mit industriell produzierten „Fertig"-Lebensmitteln, die uns eher Energie rauben, als welche zu geben, und die uns träge und steif werden lassen. Und drittens leben wir in einer Leistungsgesellschaft, in der uns suggeriert wird, dass maximale Leistung immer auch mit maximaler Anspannung zu tun hat. Die wichtigste „Leistung", die wir verbessern sollten und auf der vieles andere aufbaut, ist, sich im eigenen Körper wohlzufühlen.

Der Mensch ist so veranlagt, dass er sich viel bewegen sollte. Jedes Organ profitiert von jedem Bewegungsimpuls, der für Sie wiederum Leben bedeutet. Je mehr Bewegungssignale im Gehirn ankommen, desto kreativer werden wir. Geistige und körperliche Fitness hängen voneinander ab. Körperliches Training ohne ein lockeres und entspanntes Bewusstsein dafür bringt nicht den gewünschten Erfolg.

Eine verkrampfte, sehr disziplinierte Haltung führt zu einer ebensolchen Atmung und nicht zu einem lockeren, fließenden und elastischen Bewegungsablauf. Das heute oft zitierte „neue Körperbewusstsein" hat leider nichts mit dem Bewusstsein zu tun, das hier gemeint ist. In den Spiegel zu schauen, Musik zu hören oder sogar während des

Trainings fernzusehen, führt nicht zur gewünschten positiven Körperwahrnehmung. Im Gegenteil, so signalisieren Sie Ihrem Körper, dass Sie ihn für Ihre Zwecke benutzen und dass er zu funktionieren hat. Anders ausgedrückt: Jede Bewegung und jeder bewusste und entspannte Gedanke dient der Beweglichkeit des Körpers und des Geistes.

Stellen Sie sich eine schöne, gelbe, saftige Zitrone vor. Sie schneiden sie auseinander, sehen das zartgelbe Fleisch und beißen nun genussvoll hinein. Was passiert gerade in Ihrem Mund? Also, mir läuft bei dieser Vorstellung der Speichel im Mund zusammen. Sie haben keine Zitrone gesehen. Sie haben sie sich nur vorgestellt. Das Beispiel zeigt, wie stark Sie mit Ihren Gedanken und Ihrer Vorstellungskraft Ihren Körper beeinflussen können. Genauso verhält es sich mit jedem anderen Gedankengang oder -bild in Ihrem Körper – ständig. Je stärker ein Gedanke ist und je häufiger er aufkommt, desto stärker ist die körperliche Reaktion darauf.

Stellen Sie sich einfach einen Stein vor, der ins Wasser fällt und Wellen erzeugt, die immer größere Kreise ziehen. Der Stein stellt einen Gedanken dar, der in unserem Körper, der ja zu circa 70 % aus Wasser besteht, diese Welle erzeugt. Mentales Training ist heute aus dem Spitzensport nicht mehr wegzudenken.

AKTIVES UND PASSIVES DEHNEN

Mit diesem Wissen als Grundlage kommen wir nun zu den praktischen Übungen. Das Beweglichkeitstraining oder auch Dehnen ist in den letzten Jahrzehnten viel diskutiert worden. Zunächst war es im Trainings- und Übungsalltag neu und unbekannt, dann musste plötzlich vor und nach jeder Übung gedehnt werden, heute hat sich diese Ansicht wieder etwas relativiert. Beweglichkeitstraining oder auch Dehnen sollte auf jeden Fall ein Teil Ihres Übungsplans sein. Grundsätzlich werden – und das ist bei der ganzen Diskussion um das Dehnen wichtig – *aktive* und *passive Dehnmethoden* unterschieden.

Bei der *aktiven Dehnmethode* wird der Agonist, der führende Muskel, aktiv angespannt. Sie dehnen beispielsweise die Rückseite des Oberschenkels, indem Sie Ihr Bein kontrolliert nach vorn oben schwingen. Die Effektivität dieser Methode hängt direkt von der Kraft des Antagonisten, also des Gegenspielers, ab, der durch sein relativ spätes „Eingreifen" eine aktive Dehnung bewirken kann und somit die Intensität und die Dauer der Dehnung bestimmt. Es wird also durch eine Art Schwunggymnastik oder durch das Ihnen vielleicht bekannte Wippen gedehnt. Da man für diese Form der Dehnübung ein sehr gutes Körpergefühl benötigt und die Gefahr, sie unsauber auszuführen und in der Folge die Gefahr der Verletzung hoch ist, sollte man sich diese Dehnform auf jeden Fall von einem Trainer zeigen lassen. Bei körperlichen Übungen hat immer die Qualität Vorrang vor der Quantität. Diesen Satz werden Sie in diesem Buch nicht ohne Grund sicher noch ein paarmal lesen. Eine gut ausgeführte Bewegung oder Übung ersetzt bis zu 10 unkontrollierte oder geschummelte Wiederholungen einer Übung.

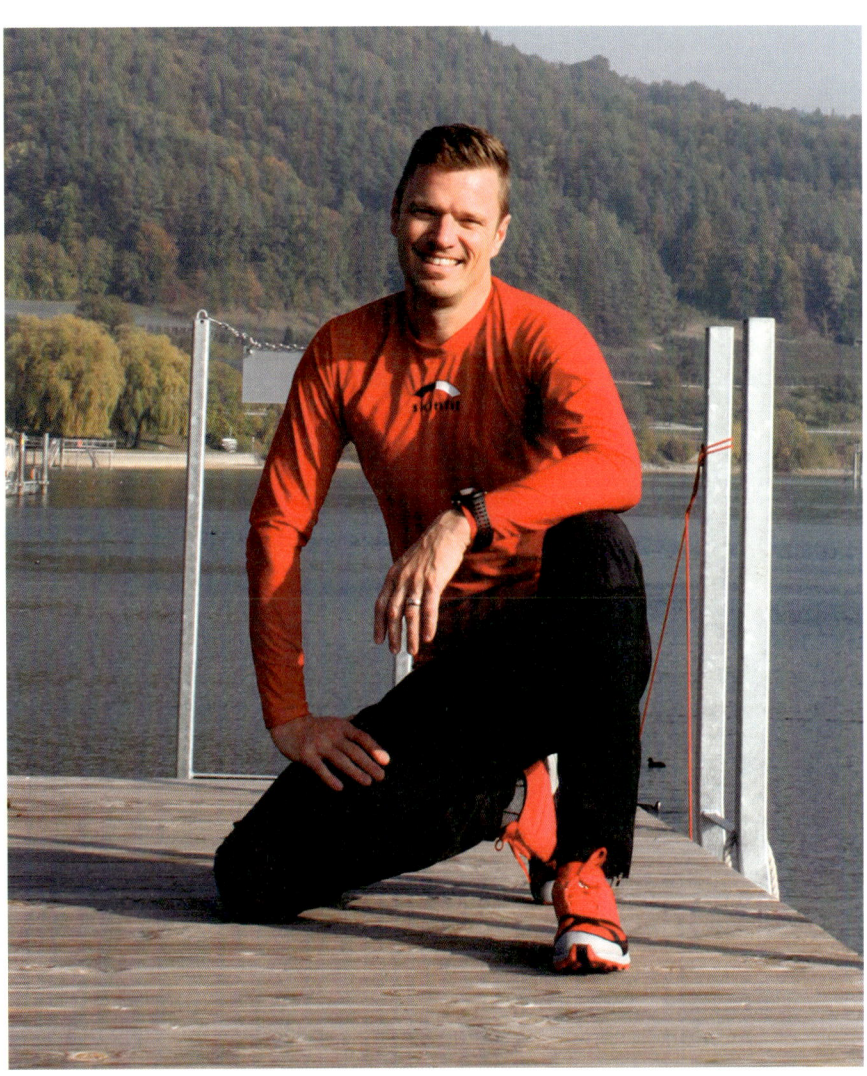

RICHTIG UND FALSCH
AUF EINEN BLICK

Richtig ist

- Zum Aufwärmen ist ein aktives, mobilisierendes, aber sanftes Programm deutlich besser, als „auf Biegen und Brechen" zu versuchen, eine bestimmte Dehnposition einzunehmen.

- Sie sollten sich mindestens einmal in der Woche circa 15-20 Minuten Zeit für das Dehnen nehmen.

- Auch hier gilt: Die Qualität der Ausführung erhöht den Effekt, nicht die Häufigkeit der Wiederholungen.

- Gehen Sie langsam in die Dehnposition und auch langsam wieder heraus. Sie lösen sonst den Schutzreflex des Längenmessers (Muskelspindel) aus, der dann gegen die Dehnung arbeitet.

- Gleichmäßiges und bewusstes Atmen erhöht den Effekt.

- Entspannen Sie auch im Kopf.

Falsch ist

- Machen Sie nie direkt nach einer sportlichen Belastung ein großes Dehnprogramm. Dies sollte frühestens 90 Minuten nach der Belastung stattfinden. Wenn Sie möchten, können Sie sich leicht „strecken", also die entsprechende Position maximal 10 Sekunden halten.

- Auch als Aufwärmprogramm ist ein allzu umfangreiches Dehnprogramm kontraproduktiv. Hier sind ebenfalls 10 Sekunden die maximale Dehndauer. Mit längerem Stretchen bereiten Sie Ihren Muskel nicht auf Belastung, sondern auf Entlastung, Entspannung und Regeneration vor.

- … die Annahme, die Muskeln würden gedehnt. Sie dehnen nicht Ihre Muskeln, sondern die Sehnen und Muskelhüllen, mit denen die Muskeln verbunden sind.

- … den Atem während des Dehnens anzuhalten. Der Atem sollte entspannt fließen.

Die *passive Dehnmethode* ist Ihnen sicher als *Stretching* bekannt. Hierbei wird der Dehnreiz vom Trainierenden selbst gesteuert. Er kann durch mehr oder weniger Zug oder Druck den Dehnreiz entweder erhöhen oder zurücknehmen. Leider wurden eine Zeit lang vor allem im Fitness- und Freizeitbereich sämtliche Formen des Dehnens unter dem Begriff Stretching zusammengefasst. Da die unterschiedlichen Dehnmethoden unterschiedliche Zielsetzungen haben, ist dies problematisch. Es gab und gibt viele Diskussionen darüber, wann und wie man sich stretchen sollte. Zu einem ausgewogenen Präventionsprogramm sollte Stretching dazugehören. Es verbessert die Elastizität vor allem des Bindegewebes, erhöht die Durchblutung in der Muskulatur, hat einen Entspannungseffekt auf den ganzen Körper und erhält zudem die Beweglichkeit der Gelenke.

DEHNÜBUNGEN IM STEHEN UND AM BODEN

Im Folgenden möchte ich Ihnen ein paar ausgewählte Dehnübungen im Stehen und am Boden vorstellen. Generell gilt dabei, dass Sie die gezeigten Übungen mindestens 30, besser noch 60 Sekunden lang halten sollten. Führen Sie die Übungen im Wechsel und auf jeder Seite zweimal durch. Lösen Sie die Dehnposition immer mit der Ausatmung wieder auf. Bei allen Übungen gilt: „Kampf kommt vor dem Krampf." Führen Sie die Übungen also leicht durch. Je weniger Kraft Sie einsetzen, desto besser. Beginnen Sie mit dem Loslassen im Kopf. Wer seinem Körper mechanisch ausgeführte Übungen abverlangt, wird keine Beweglichkeit erreichen.

Die folgende Auswahl an Dehnübungen erhebt keinen Anspruch auf Vollständigkeit, spricht aber jeden Muskelbereich einmal an. Regelmäßiges Üben führt auch hier zum Ziel.

ÜBUNGEN

ÜBUNG 26: WADENMUSKULATUR

- Gehen Sie in eine nicht zu kleine Schritt-stellung. Verlagern Sie Ihr Körpergewicht auf das vordere Bein. Beide Füße sind parallel zueinander und die Fußspitzen zeigen nach vorn. Die Ferse des hinteren Fußes bleibt am Boden. Gehen Sie nun so weit nach vorn, bis Sie ein leichtes Ziehen in der hinteren Wade verspüren.

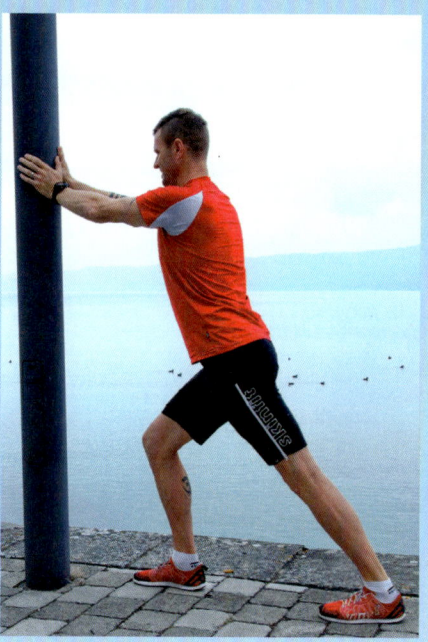

ÜBUNGEN

ÜBUNG 27:
OBERSCHENKELRÜCKSEITE UND LENDENWIRBELSÄULE

- Überkreuzen Sie Ihre Beine und lassen Sie Ihren Oberkörper ganz langsam nach vorn unten ab. Nun dürften Sie einen Dehnreiz in der Lendenwirbelsäule und in Ihrem hinteren Bein verspüren. Beim Aufrichten stellen Sie sich vor, Ihre Wirbelkörper wären Bauklötze und Sie würden einen auf den anderen setzen.

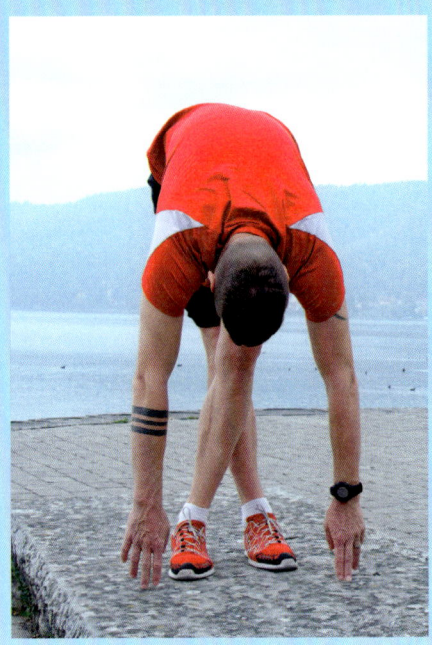

ÜBUNGEN

ÜBUNG 28:
TIEFERE WADENMUSKULATUR UND ACHILLESSEHNE

- Die Ausgangsposition ist zunächst wieder die Schrittstellung. Verlagern Sie nun Ihr Körpergewicht auf das hintere Bein und beugen Sie dabei leicht Ihr Knie.

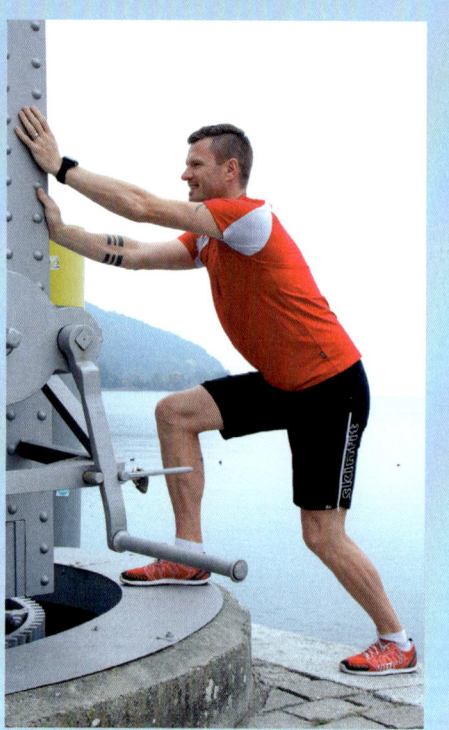

ÜBUNGEN

ÜBUNG 29:
OBERSCHENKELVORDERSEITE UND HÜFTBEUGEMUSKULATUR

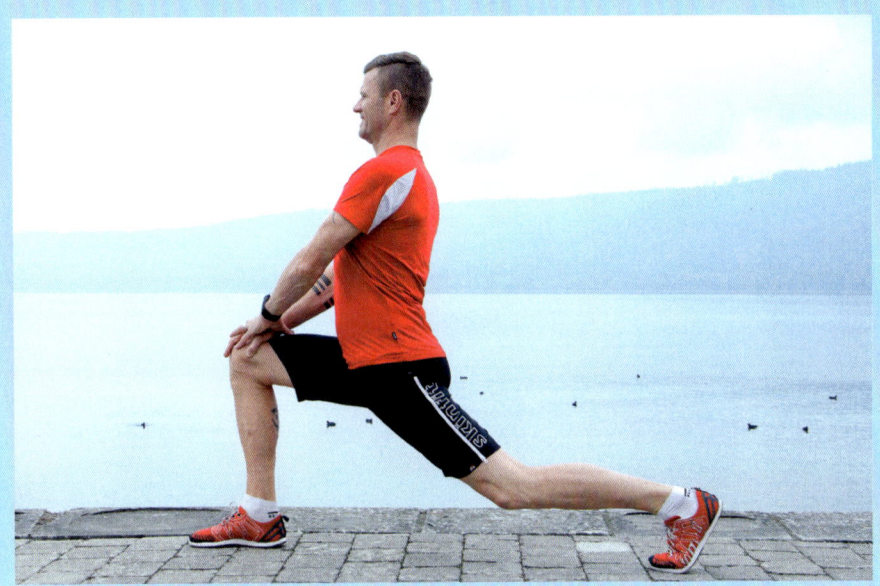

● Machen Sie einen großen Ausfallschritt. Stützen Sie sich mit Ihren Händen auf dem Oberschenkel des vorderen Beins ab. Strecken Sie langsam Ihre Arme durch und richten Sie dabei Ihren Oberkörper auf.

ÜBUNGEN

ÜBUNG 30: OBERSCHENKELINNENSEITE

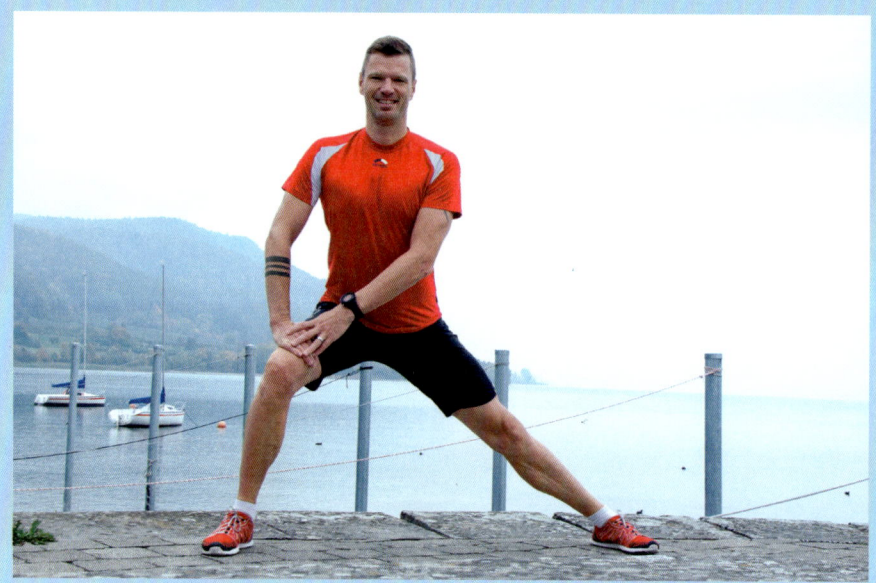

● Stellen Sie sich mit gegrätschten Beinen hin, und zwar so, dass Sie dabei noch ein gutes Standgefühl haben. Die Füße stehen parallel zueinander und beide Fußspitzen zeigen nach vorn. Wenn Sie nun Ihr Körpergewicht auf eine Seite verlagern, spüren Sie eine leichte Dehnung auf der Innenseite des anderen Beins.

ÜBUNGEN

ÜBUNG 31: RUMPFSEITE

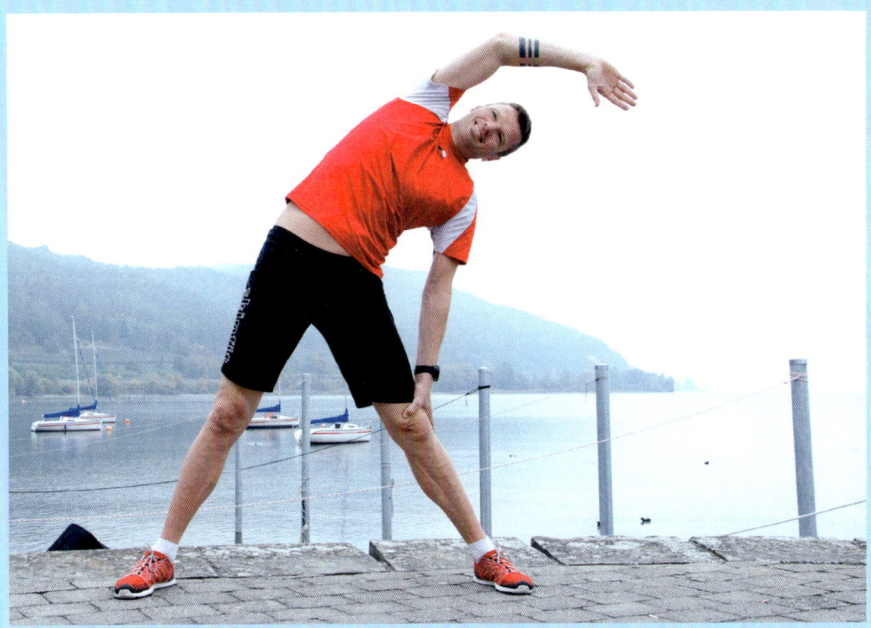

● Sie stehen in der Grätsche, strecken einen Arm an der Seite nach unten, sodass sich die Hand etwa auf Kniehöhe befindet. Halten Sie sich dort mit der Hand fest. Der andere Arm zeigt nach oben. Neigen Sie sich nun zur Seite und nehmen Sie den ausgestreckten Arm über den Kopf. Die Hand schiebt dabei in die Richtung, in die sie zeigt. Nicht nach vorn oder hinten ausweichen!

ÜBUNGEN

ÜBUNG 32: LENDENWIRBELSÄULE UND RUMPF

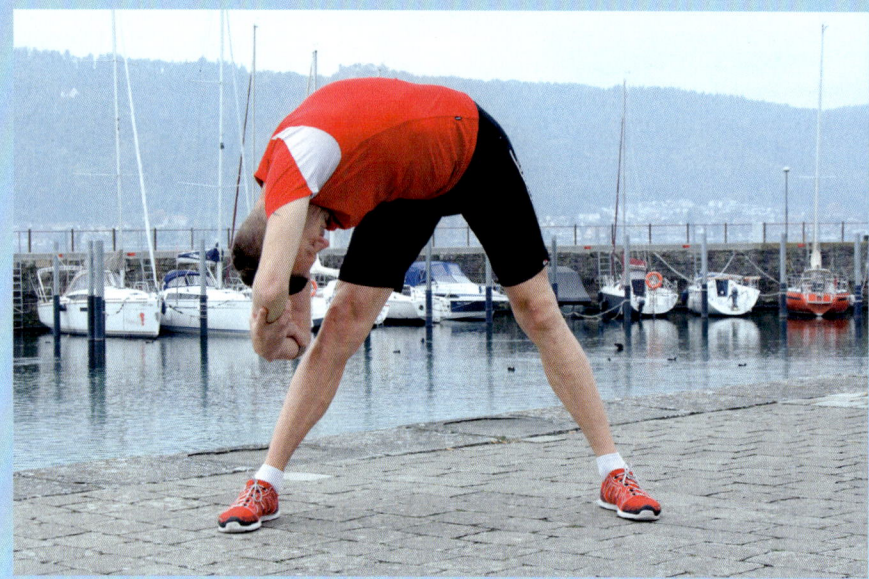

- Sie gehen wiederum in die Grätsche, beugen den Oberkörper langsam nach vorn unten und verschränken Ihre Arme. Lassen Sie sie kurz hängen, wobei Sie gleichmäßig weiteratmen. Führen Sie nun Ihre Arme zu einem Bein, sodass sich zwischen Unterarmen und Bein ein Winkel ergibt. Die Position halten und mit der Ausatmung die Seite wechseln. Richten Sie sich langsam auf.

ÜBUNGEN

ÜBUNG 33: BRUSTMUSKULATUR

- Stellen Sie sich in einer leichten Schrittstellung im rechten Winkel an einen
Baum oder eine Wand. Legen Sie den
inneren Arm am Baum an. Achten Sie
darauf, dass der Arm etwas höher als
die Schulter anliegt. Versuchen Sie nun,
so weit wie möglich, aufzudrehen. Sie
sollten die Dehnung hauptsächlich im
Brustbereich spüren.

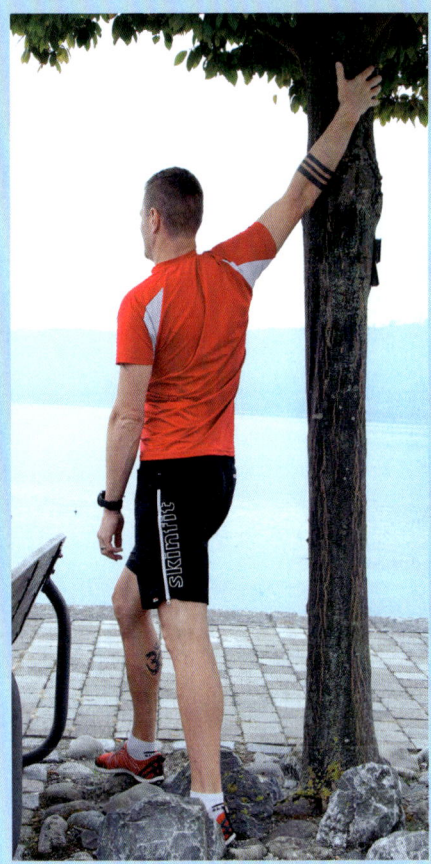

ÜBUNGEN

ÜBUNG 34: DREHSITZ

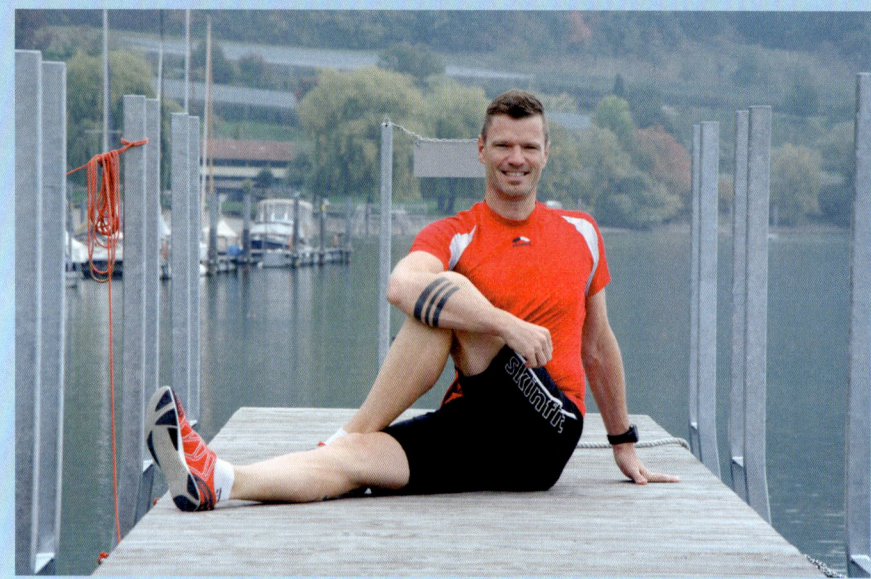

- Setzen Sie sich in den sogenannten *Langsitz*: Die Beine liegen locker ausgestreckt am Boden, Sie sitzen aufrecht, als ob Sie jemand an einem Faden Richtung Himmel oder Decke zöge. Stellen Sie den rechten Fuß außen neben das linke Knie. Drehen Sie nun den Oberkörper nach rechts und halten Sie diese Position, indem Sie den linken Ellbogen gegen die Außenseite des rechten Knies halten. Versuchen Sie, Ihre Wirbelsäule so gerade wie möglich zu halten. Seitenwechsel. Vermeiden Sie eine zu große Kraftanstrengung und Pressatmung.

ÜBUNGEN

ÜBUNG 35: LANGSITZ MIT ANGEWINKELTEM BEIN

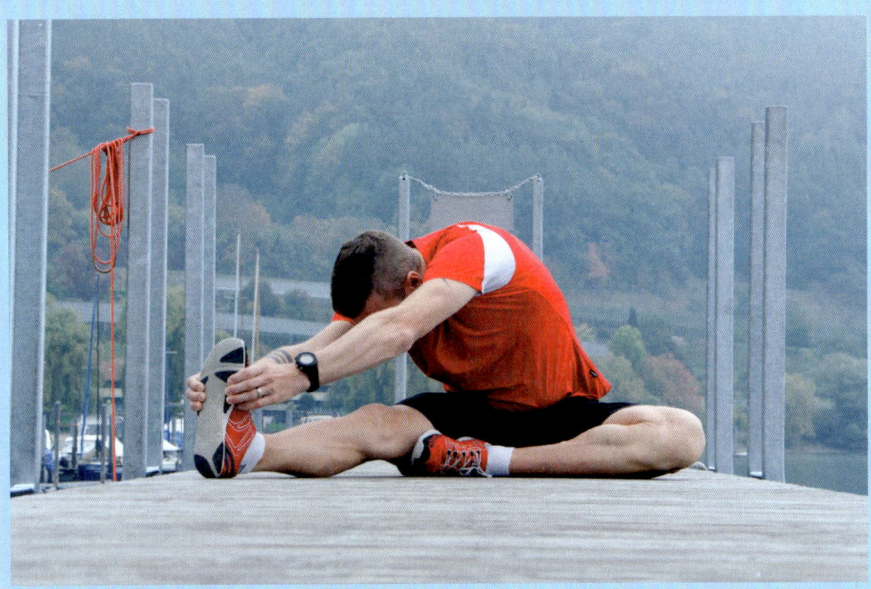

● Sie haben die gleiche Ausgangsposition wie in der Übung zuvor. Winkeln Sie das linke Bein an und legen Sie die linke Fußsohle an den rechten Oberschenkel. Wandern Sie nun am rechten Bein so weit nach vorn, wie es möglich ist, ohne dass Sie die Ausgangsposition verlassen müssen. Die linke Hand sollte hierbei vor der rechten sein. Nach dem Seitenwechsel findet das Ganze umgekehrt statt.

ÜBUNGEN

ÜBUNG 36: KNIE ZUR BRUST

- Legen Sie sich auf den Rücken und ziehen Sie beide Knie zur Brust. Atmen Sie gleichmäßig und entspannt weiter. Wenn Sie Lust haben, rollen oder schaukeln Sie etwas auf Ihrer Wirbelsäule. Rollen, Schaukeln, Schwingen und Springen sind Grundbedürfnisse der Bewegungsmotivation. Können Sie sich noch an eine Schaukel oder das befreite Springen auf einem Trampolin erinnern?

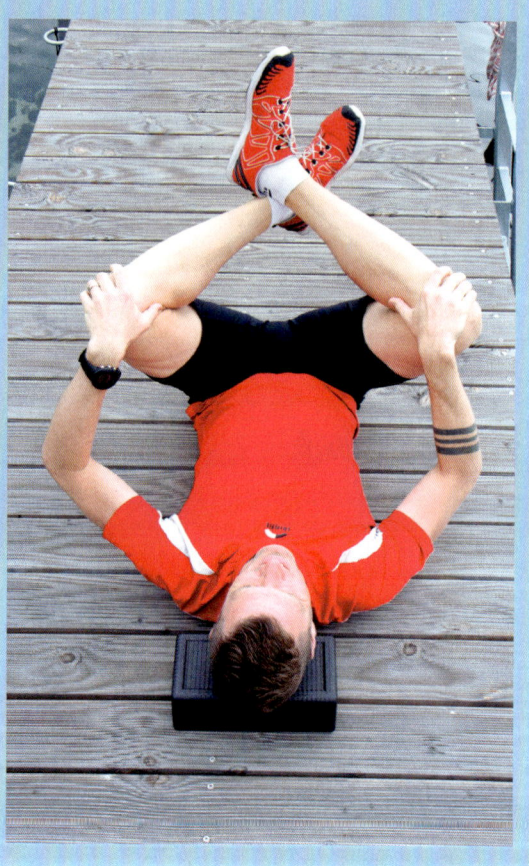

ÜBUNGEN

ÜBUNG 37: BIRNENMUSKEL

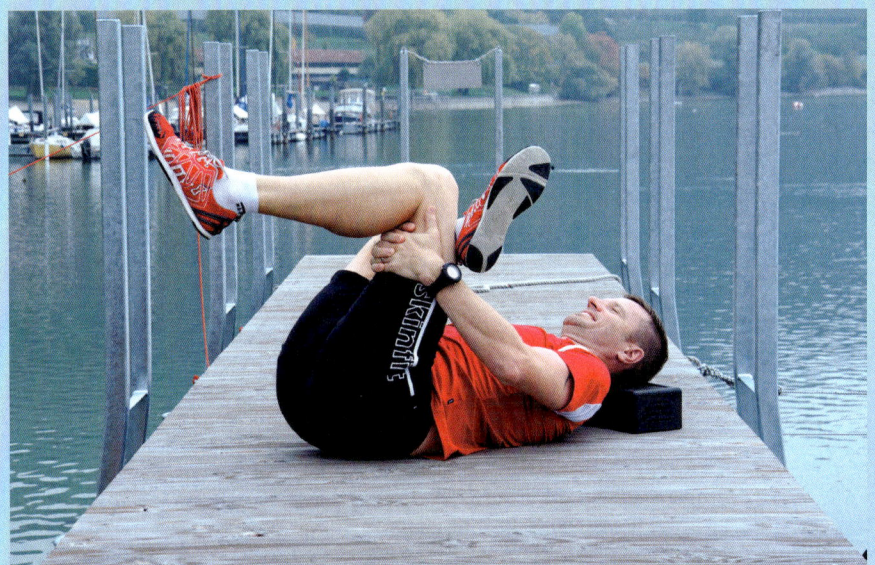

- Mit dieser Übung dehnen wir den Birnenmuskel und einige seiner Kollegen. Sie bleiben in der Rückenlage, stellen beide Füße an und legen dann den rechten Fuß auf den linken Oberschenkel. Greifen Sie mit der rechten Hand zwischen den beiden Beinen hindurch und mit der linken um den linken Oberschenkel herum.

- Umfassen Sie mit beiden Händen den Oberschenkel und ziehen Sie ihn zu sich heran, bis Sie ein auszuhaltendes Ziehen auf der Rückseite des rechten Oberschenkels verspüren.

ÜBUNGEN

ÜBUNG 38: HALBMOND

- Legen Sie sich ausgestreckt auf den Rücken und bilden Sie aus Ihrem Körper einen Halbmond.

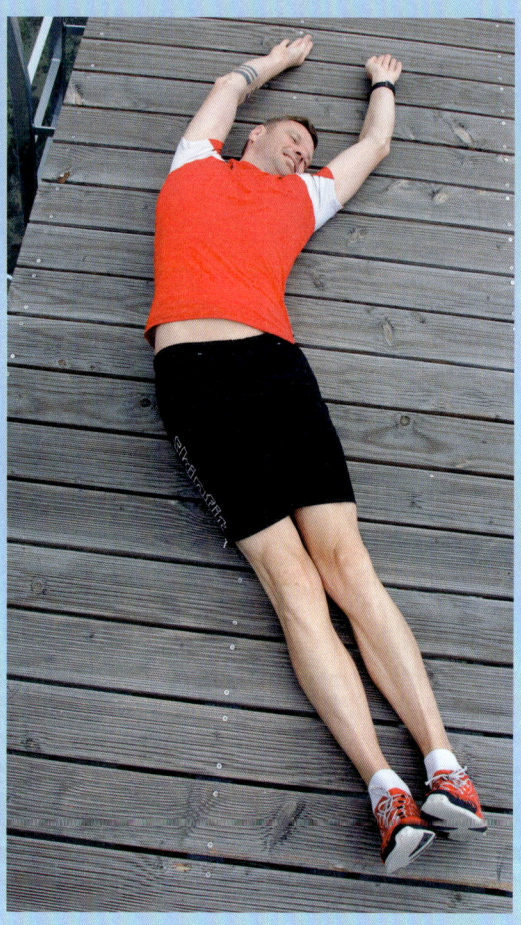

BEWEGUNGSRITUALE UND DAS SONNENGEBET

Die Regelmäßigkeit oder besser das Ritual spielt beim Beweglichkeitstraining eine größere Rolle als die Intensität. Ein *Bewegungsritual* ist ein bestimmter Übungs- oder Bewegungsablauf, der in den Alltag eingebaut wird, er sollte also dazugehören wie Zähneputzen oder Schlafen. Sie sollten das Ritual auch gedanklich zunächst nicht durch das Thema Sport, einen bestimmten Platz oder bestimmte Kleidung einschränken.

Ich möchte Ihnen ein Bewegungsritual vorstellen, das ich in meinen Alltag integriert habe und welches nicht mehr als fünf Minuten pro Tag in Anspruch nimmt. Sie können bereits nach dem dritten Tag einen Erfolg spüren. Ich stehe morgens auf, gehe ins Bad und putze mir dir Zähne. Danach gehe ich in die Küche und stelle den Wasserkocher für den Tee an. Während das Wasser erhitzt wird, gehe ich für fünf Minuten ins Wohnzimmer, um die folgende Übungsabfolge durchzuführen. Genau so lange dauert es nämlich, bis das Wasser kocht. Danach gieße ich den Tee auf und beginne meinen Tag.

> REGELMÄSSIG WENIG ZU TRAINIEREN,
> IST DEUTLICH BESSER, ALS UNREGELMÄSSIG VIEL ZU TRAINIEREN.

Die Übungsabfolge nennt sich das *Sonnengebet* und kommt aus dem Yoga. Ich bin bis dato kein Yogalehrer, habe das Sonnengebet aber aufgrund der gymnastischen und organisatorischen Vorteile für mich entdeckt. Es ist ein abgeschlossenes Übungsprogramm, bei dem alle wichtigen Muskelgruppen gedehnt und oder gekräftigt werden und das die Atmung mit der Bewegung verbindet. Je nach Dauer regt es zudem den Stoffwechsel an.

Durch das Sonnengebet können Sie sich ganz kurz, aber bewusst auf die wichtigen Eckpfeiler Ihres Tagesablaufs konzentrieren und gehen anschließend mit dem Gefühl in den Tag, bereits etwas für sich selbst getan zu haben. Welche weiteren Vorteile regelmäßiges Yoga mit sich bringt, will ich hier nicht weiter ausführen – aus gymnastischer Sicht ist Yoga jedenfalls die ideale Verbindung von Beweglichkeit und Kräftigung, bei der auch die Verknüpfung mit der Atmung eine wichtige Rolle spielt.

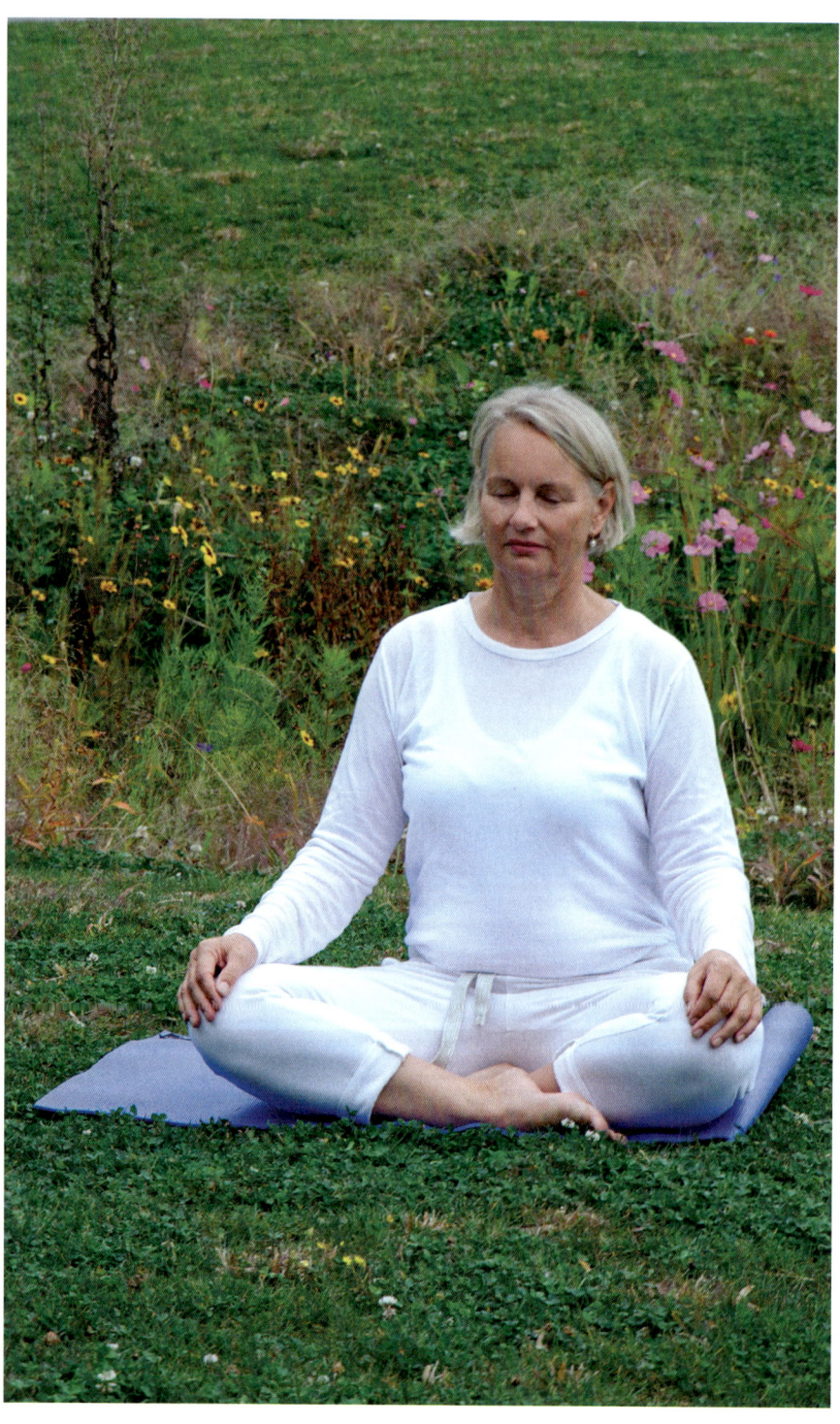

Auch diese Übung sollte ohne Kraft und Mühe stattfinden. Werden Sie durch regelmäßiges Trainieren besser und nicht durch übertriebenen Ehrgeiz. Vielleicht nehmen Sie auch einmal an einer Yogastunde teil, um sich entsprechend korrigieren zu lassen. Bitte wundern Sie sich nicht, falls die Abfolge dann nicht exakt der hier beschriebenen entspricht: es gibt zahlreiche, leicht abgewandelte Formen des Sonnengebets, das teilweise auch als *Sonnengruß* bezeichnet wird. Jeder Yogalehrer legt auf andere Details Wert. Die Verbindung der einzelnen Übungsabschnitte mit der Atmung ist hier sehr wichtig. Zu Beginn sollten Sie sich aber zunächst darauf konzentrieren, die Teilübungen sauber auszuführen. Wenn dies dann in Routine übergeht, beziehen Sie nach und nach die Atmung mit ein. Versuchen Sie jedoch schon von Beginn an, durch die Nase zu atmen. Wenn Sie möchten, stellen Sie sich bei der Übung der aufgehenden Sonne entgegen.

Diesen Ablauf schaffe ich ohne Mühe viermal, bis mein Wasser kocht. Führen Sie das Sonnengebet noch öfter aus, so steigern Sie den Impuls auf den Stoffwechsel. Einfacher und idealer kann man ein Bewegungsritual nicht aufbauen. Probieren Sie es aus!

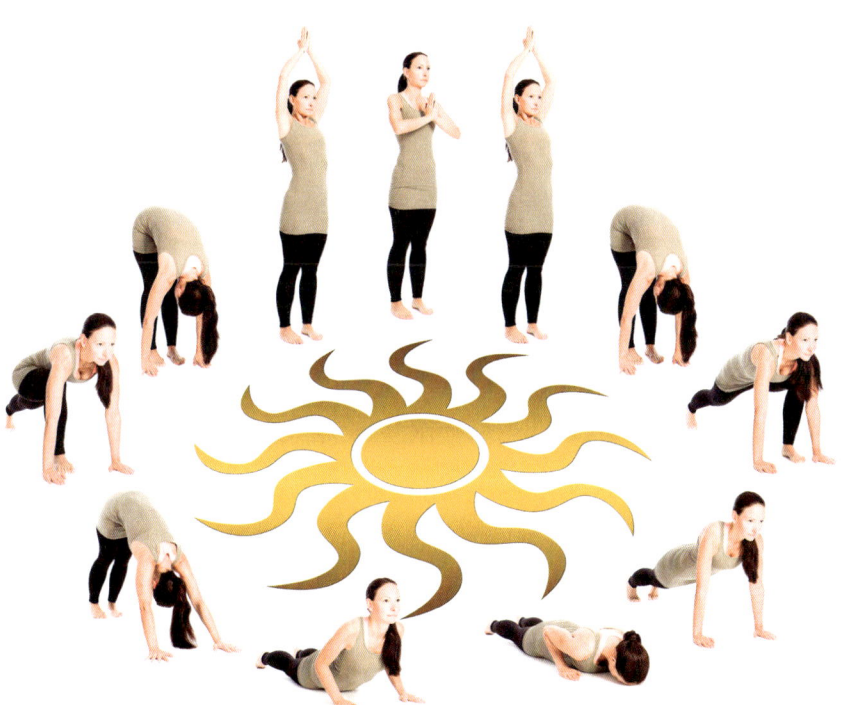

ÜBUNGEN

ÜBUNG 39: DAS SONNENGEBET

SONNENAUFGANGSSTELLUNG

- Atmen Sie mehrmals tief in den Bauch ein und nehmen Sie dabei die Hände vor dem Brustkorb zusammen. Konzentrieren Sie sich kurz darauf, für welches Wochen- oder Tagesziel Sie heute Ihr Sonnengebet üben wollen. Stehen Sie aufrecht, mit den Füßen nebeneinander, und pressen Sie die Handflächen leicht gegeneinander. Achten Sie darauf, dass Sie mit dem Ausatmen fertig sind, bevor Sie zur nächsten Stellung übergehen.

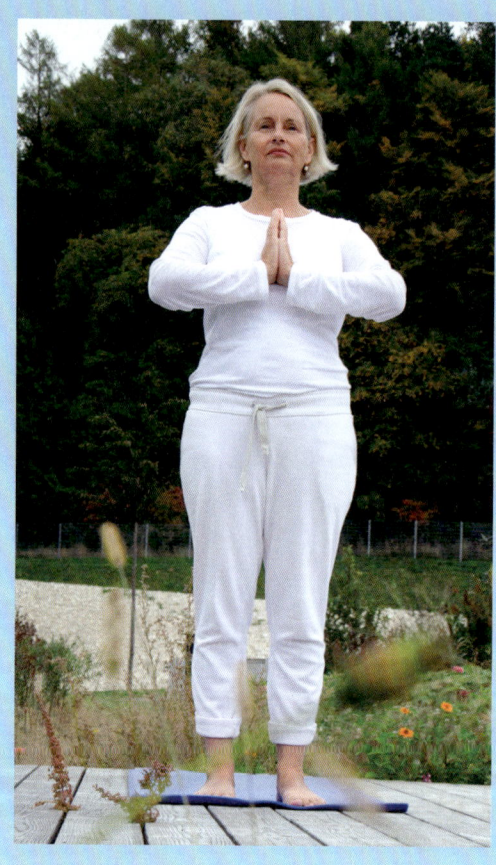

STELLUNG MIT ERHOBENEN ARMEN

- Nach dem Einatmen strecken Sie die Arme und Hände nach oben, als wollten Sie den Himmel berühren. Beugen Sie den Rücken etwas nach hinten, aber passen Sie auf, dass Sie Hals und Rücken nicht überdehnen. Atmen Sie langsam und so tief wie möglich ein. Spüren Sie, wie Ihre Wirbelsäule länger wird, wenn Sie den Arm nach oben strecken und die Luft tief einatmen. Sie sollten eine Dehnung Ihres Sonnengeflechts (Solarplexus) und Ihrer Bauchgegend fühlen.

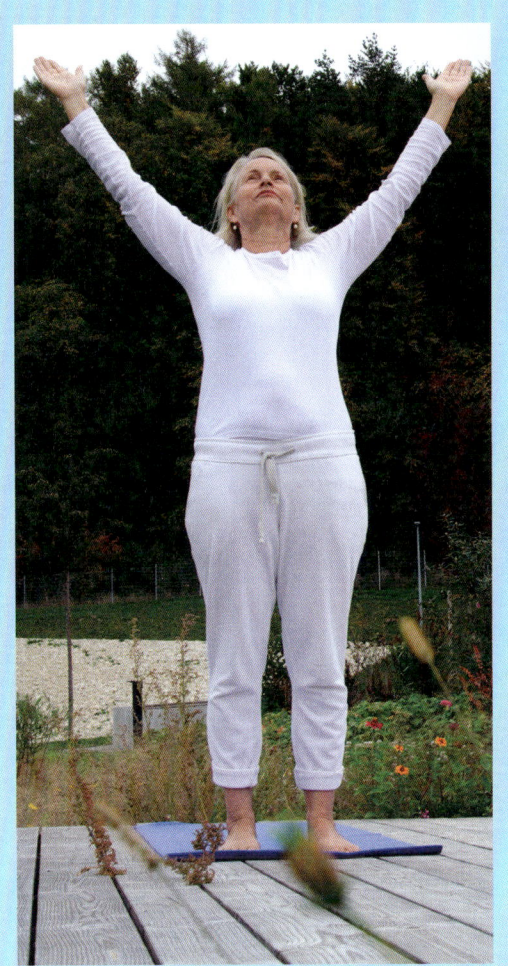

HAND-ZU-FUSS-STELLUNG

- Während der Ausatmung bringen Sie Ihren Körper langsam von der Hüfte aus nach vorn. Lassen Sie die Arme hängen. Die Knie sind leicht gebeugt. Greifen Sie nach dem Boden, ohne sich dabei anzustrengen, und halten Sie Ihren Rücken möglichst gerade. Strecken Sie sich aus der Hüfte und aus dem unteren Rückenbereich heraus. Diese Stellung dient dem sanften Dehnen des unteren Rückens und der Wirbelsäule.

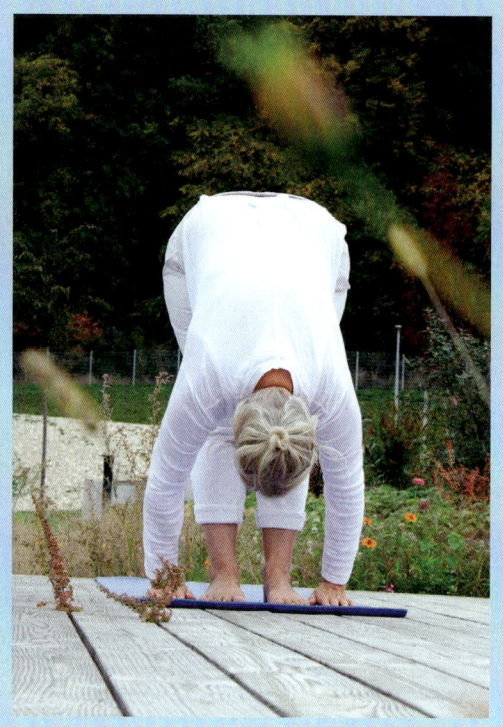

AUSFALLSCHRITT

- Atmen Sie ein und strecken Sie dabei das rechte Bein nach hinten, das Knie berührt den Boden. Der Unterschenkel des vorderen Beins sollte bei dieser Stellung immer senkrecht zum Boden bleiben. Beugen Sie sich nun langsam nach vorn und heben Sie Ihren Brustkorb und Ihren Kopf. Haben Sie vollständig eingeatmet, strecken Sie die Brust heraus, wobei sich der Brustkorb öffnet, und beugen Sie die Wirbelsäule und Ihren Kopf nach hinten – aber nicht weiter, als es Ihnen angenehm ist.

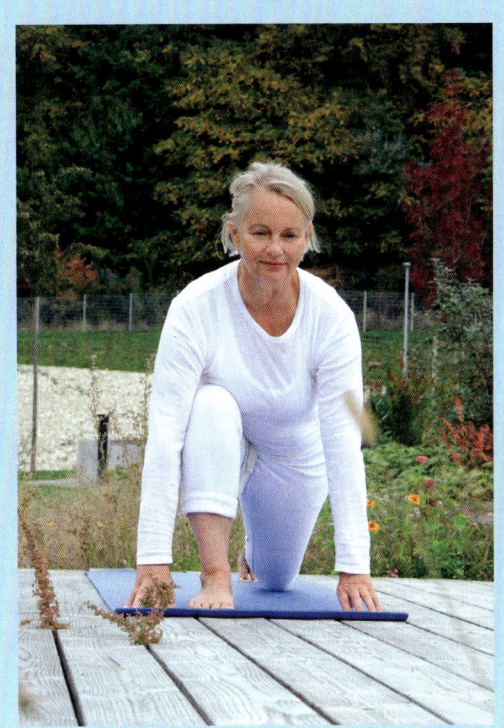

HUNDESTELLUNG

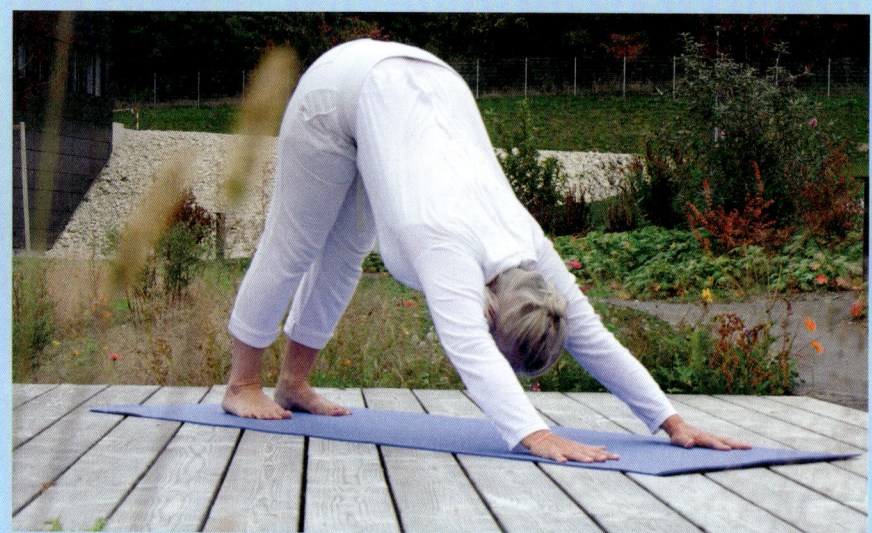

● Bringen Sie beim Ausatmen das linke Bein nach hinten neben das rechte Bein und heben Sie Ihren Po nach oben, sodass Ihr Körper einen Berg bildet – das Gesäß ist sozusagen die Spitze. Die Hände und Füße bleiben dabei ungefähr schulterbreit auseinander. In dieser Stellung ist der Kopf leicht zum Körper geneigt und die Knie sind durchgedrückt. Die Fersen können Sie – so weit es Ihnen angenehm ist – zum Boden senken, dabei werden die Achillessehnen gedehnt.

ACHT-GLIEDER-STELLUNG

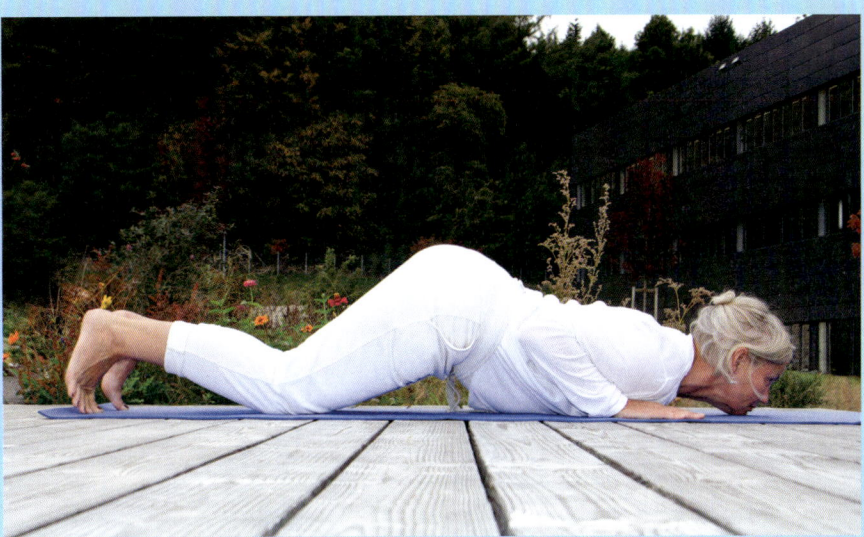

- Während dieser Stellung halten Sie den Atem kurz an. Beide Knie senken Sie auf den Boden. Bringen Sie dann den Kopf und die Brust nach unten, sodass nun das Kinn, die Brust, die Hände, die Knie und die Füße – acht Glieder – den Boden berühren. Sie sollten jetzt kurz diese Stellung halten, bevor Sie zur nächsten Übung gehen.

KOBRASTELLUNG

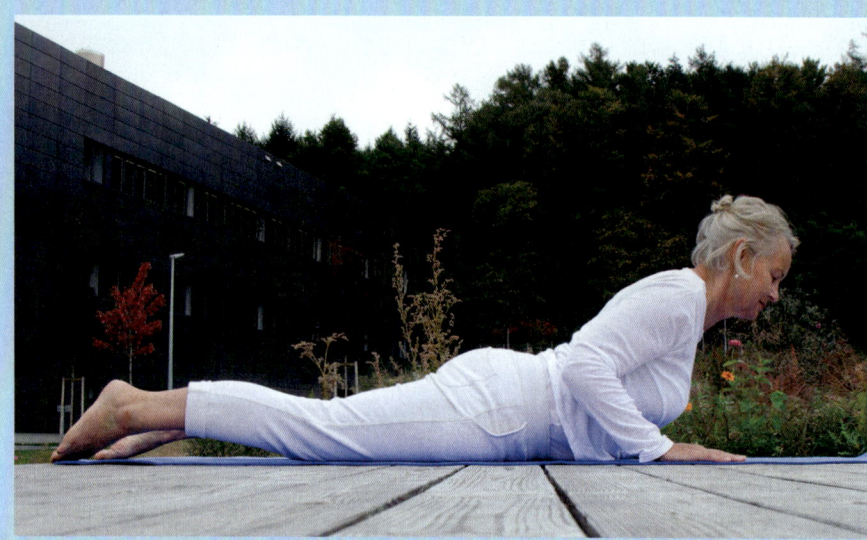

- Atmen Sie ein und heben Sie dabei zunächst langsam die Brust und den Kopf. Benutzen Sie nicht die Arme, sondern stattdessen die Rückenmuskeln, um den Körper hochzudrücken, so wird die Wirbelsäule gestreckt. Halten Sie die Ellbogen seitlich vom Körper. Achten Sie darauf, dass Sie den Nacken nicht überdehnen, wenn Ihr Rücken nach hinten gebogen ist. Spüren Sie die Dehnung in der Gegend des Sonnengeflechts und des Bauchs, während der Körper ausgestreckt ist und Sie tief atmen. Stellen Sie sich als Hilfestellung vor, Sie trügen einen Gürtel – die Gürtelschnalle sollte noch am Boden liegen.

„WENN ES EINEN GLAUBEN GIBT, DER BERGE VERSETZEN KANN, SO IST ES DER GLAUBE AN DIE EIGENE KRAFT."

Marie von Ebner-Eschenbach

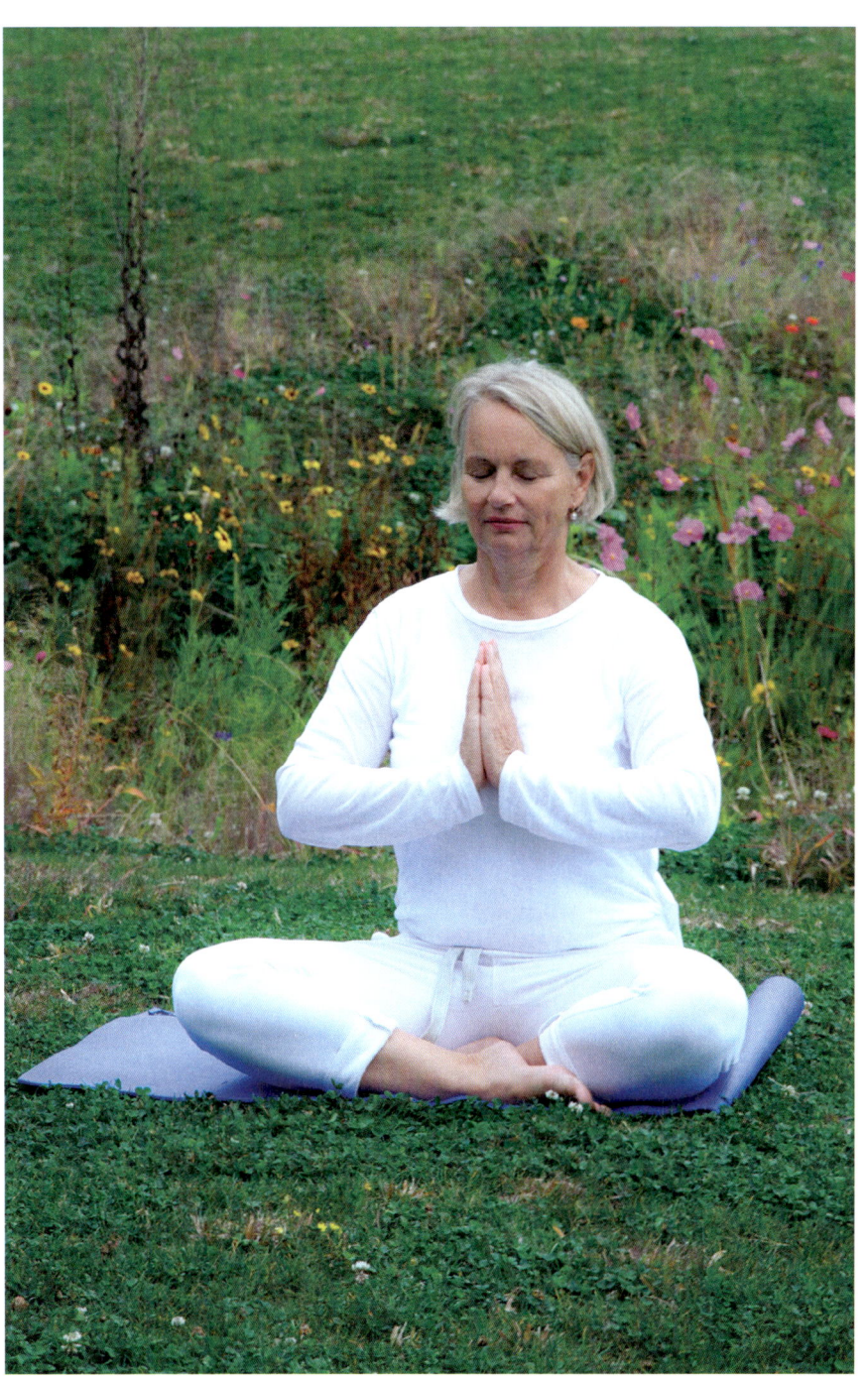

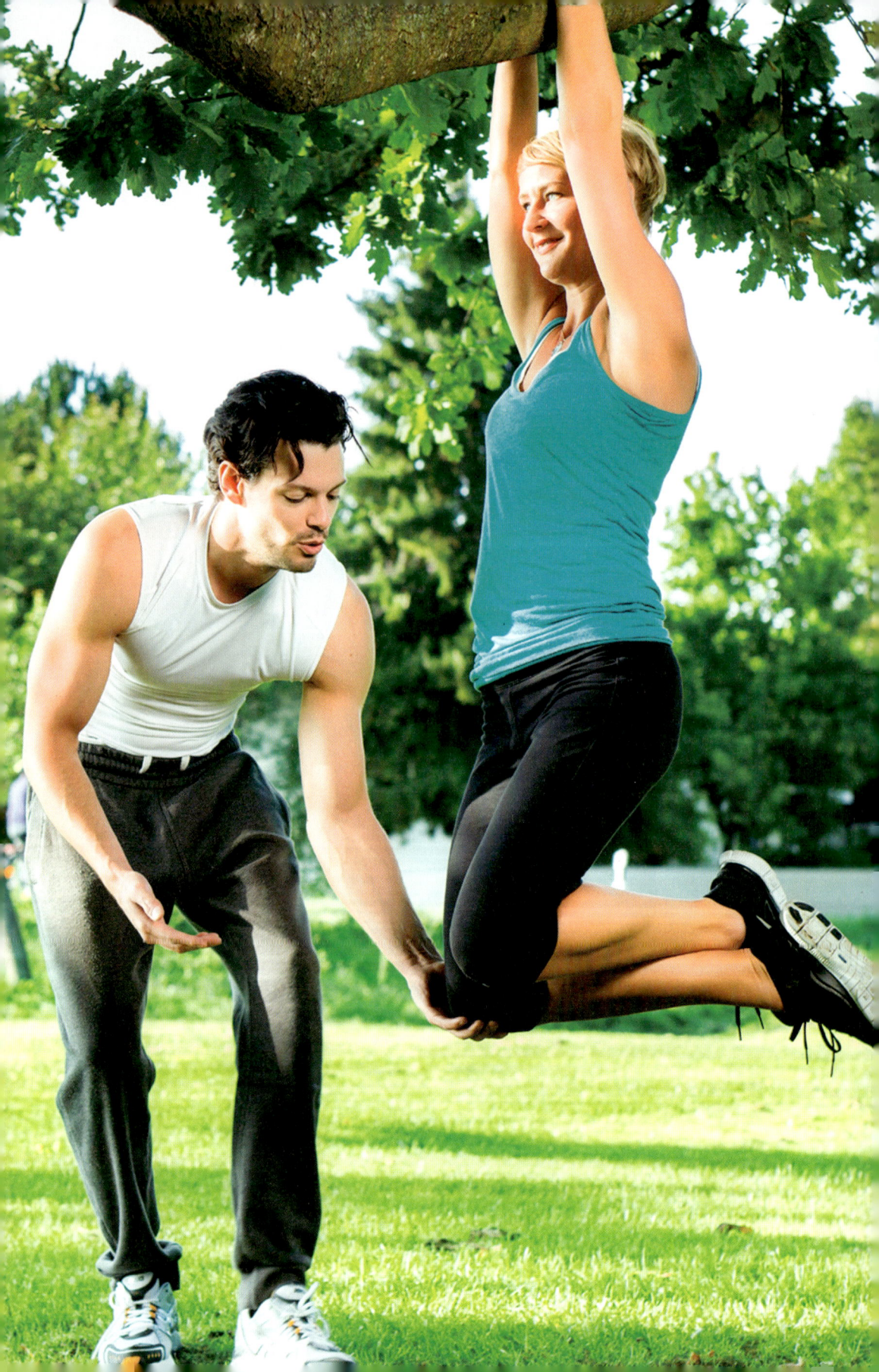

8 KRÄFTIGUNGSTRAINING

Eine regelmäßige Stimulation möglichst vieler Muskelgruppen ist, wie schon im letzten Kapitel beschrieben, der Garant für körperliche Fitness und für eine entsprechend hohe Lebensqualität. Jede menschliche Bewegung im freien Raum kann nur durch ein entsprechendes Widerlager in der Rumpfmuskulatur entstehen. Wie gut die Rumpfkraft ausgebildet ist, entscheidet über die Qualität der Bewegung. Leider wurde dies in sehr vielen Sportarten jahrelang vernachlässigt. Heute ist das *Rumpfkrafttraining* etabliert.

Jürgen Klinsmann hat diesen wichtigen Teil des Trainings mit Nachdruck erstmalig in der Vorbereitung auf die Weltmeisterschaft im eigenen Land 2006 in die Trainingspläne der Fußballnationalmannschaft eingebaut, unterstützt wurde er von dem amerikanischen Fitnesscoach Marc Verstegen. Und Klinsmann hatte Erfolg, die Leistung der einzelnen Spieler steigerte sich deutlich.

Dieses körperliche Training ist vielleicht nicht das reizvollste, aber es hat den größten Anteil an der Prävention von Rücken- und Überlastungsschäden sowie an der Qualität der Bewegungsausführung. Viele Teilnehmer meiner Laufseminare haben nicht zu wenig Kraft in den Beinen, sondern zu wenig Widerlager im Rumpf – nämlich dort, wo sie die Kraft ihrer Beine umsetzen. Durch das sehr vielseitige Rumpfkrafttraining bekommen Sie eine gute Balance und ein besseres Gefühl für Ihren Körperschwerpunkt und Ihre Bewegungen. Sie entwickeln dadurch eine gute, von den Bewegungen Ihrer Arme und Beine unabhängige Körperstabilität – Aspekte, wie sie im Kapitel zur Rückenschule bereits genannt wurden.

Wenn es nun im Alltag und vor allem auch im Sport darum geht, den eigenen Körper im freien Raum zu stabilisieren und zu kontrollieren, dann sollte auch das Training in einer entsprechenden Umgebung stattfinden. Bei der Bewegung im freien Raum setzt der Körper immer einen Teil der Muskelfasern ein, um die Aktivität durchzuführen, und einen anderen Teil, um das Widerlager und die Stabilität im Raum zu garantieren. Wird der Körper mangels Bewegung nicht genügend beansprucht, lässt zuerst die Stabilität nach. Der Körper kompensiert das schwache Widerlager durch eine Ausweichbewegung, bei der andere Strukturen, die für diese Belastungen gar nicht geeignet sind, überbeansprucht werden. Bei Übergewicht ist die Fehlbelastung noch deutlich größer. Es kommt zu den bekannten orthopädischen Überlastungsschäden.

Das effektivste Kräftigungstraining findet mit freien Gewichten im freien Raum statt, denn wenn ich mich in ein Gerät einspanne, reduziert sich die Anzahl der Muskelfasern, die für die Stabilität und das Widerlager arbeiten, drastisch. Der Vorteil einer Trainingsmaschine ist umgekehrt, dass sie das Risiko von Fehlbewegungen deutlich reduziert. Leider lassen sich viele Maschinen jedoch nicht individuell auf den Trainierenden einstellen oder der Trainierende ist zu bequem, dies zu tun. Eine Überlastung bestimmter Sehnen und Gelenke ist die Folge.

Bei freien Übungen mit freien Gewichten, also zum Beispiel mit dem eigenen Körpergewicht oder mit Hanteln, besteht auch die Gefahr von Ausweichbewegungen, bei welchen zumeist die Lendenwirbelsäule eingesetzt wird. Beginnen Sie deshalb mit einfachen Übungen oder suchen Sie sich zunächst einen Stuhl oder eine Wand, um etwas mehr Stabilität zu gewinnen. Noch besser: Belegen Sie einen Kurs, in dem Ihnen ein ausgebildeter Trainer das entsprechende Körpergefühl vermittelt. Wenn Sie das Gefühl für die Stabilität und die Position Ihrer Gelenke im Raum wiedererlangt haben, dann gehen Sie deutlich stabiler und bewusster durch den Alltag. Trainieren Sie regelmäßig ein bisschen, damit Ihnen dieses Gefühl erhalten bleibt.

Die folgende kleine Sammlung von Übungen können Sie entweder nur mit Ihrem eigenen Körpergewicht, mit kleinen Hanteln oder einem Gummiband durchführen. Es zählt zunächst nicht die Anzahl der Wiederholungen, sondern – wie immer – die Qualität der Ausführung. Bei der Planung einer Übungseinheit für ein präventives Kräftigungstraining berücksichtigt man die folgenden Aspekte:

● **Belastungshäufigkeit**

Man weiß, dass bereits ein Kräftigungsreiz pro Woche zu einer positiven Anpassung im Muskel führt. Diese ist dann zwar gering, das Beispiel zeigt aber, dass man zunächst keinen großen Aufwand betreiben muss. Besser wäre es allerdings, das Programm zweimal wöchentlich durchzuführen.

● **Belastungsdauer**

Die Belastungsdauer hängt zunächst natürlich von der Anzahl der Übungen ab. Wenn bei dem Training möglichst jede große Muskelgruppe angesprochen werden und es zu einer Stoffwechselreaktion kommen soll, dann wird das Programm 20-30 Minuten in Anspruch nehmen.

● **Belastungsform**

Ein Kräftigungstraining nach dem Prinzip „Leben ist Bewegung" sollte möglichst viele dynamische Übungen beinhalten. Ein Muskel, der pumpt und arbeitet, unterstützt den Energiefluss im Körper. Im Sinne der Stabilität kommt auch die eine oder andere isometrische Übung zum Einsatz, wie schon beschrieben, haben diese einen speziellen Kräftigungsreiz.

● **Belastungsintensität**

Dies ist sicher der schwierigste Aspekt des Trainings, denn die Belastungsintensität ist immer auch vom individuellen Empfinden abhängig.

Aus trainingswissenschaftlicher Sicht sollte die Belastungsintensität circa 60-80 % der Maximalkraft entsprechen. Einem Fitness- und Gesundheitssportler ist aber seine Maximalkraft nicht bekannt. Es gibt aber eine andere Möglichkeit, die Belastungsintensität festzulegen. Dazu dient folgende Tabelle:

Belastungsintensitäten in Prozent	Wiederholungszahl
100	1
95	2
90	3-4
85	5-6
80	7-8
75	9-10
70	11-13
65	14-16
60	17-20
55	21-24

Aus der Tabelle können Sie die Belastungsintensität für Ihr Training ablesen. 100 % entsprächen Ihrer Maximalkraft, also einem Gewicht, das Sie nur ein einziges Mal bewegen könnten. Für ein präventives Kraftausdauertraining brauchen wir 60-80 % der Maximalkraft. Das entspricht 7-20 Wiederholungen. Mit anderen Worten sollten Sie ein Gewicht auswählen, das Sie 20-mal bewegen können. Bei der 20. Wiederholung sollte Ihr Gefühl sein: „Ich bin froh, dass es jetzt vorbei ist."

TIPPS

In der Regel ist es besser, ein solches Kräftigungstraining im Anschluss an eine Ausdauereinheit zu machen, dann schlagen Sie zwei Fliegen mit einer Klappe und es kostet weniger Überwindung, sich „ausgerechnet jetzt" im Wohnzimmer mit der Matte auf den Boden zu legen.

Bei einigen Übungen, bei denen Sie mit dem eigenen Körpergewicht arbeiten, wird dieser Ansatz zunächst nicht funktionieren. Hier wird die Vorgabe dann zum Ziel: Sie trainieren so lange, bis Sie die 20 kontrolliert ausgeführten Wiederholungen schaffen. Haben Sie dieses Ziel erreicht, lautet die nächste Vorgabe, nach einer Pause von 30-60 Sekunden einen zweiten Satz mit 20 Wiederholungen durchzuführen. Da es hier nicht darum geht, Muskelberge aufzubauen, sollten Sie sich danach nicht noch auf einen weiteren Satz Wiederholungen steigern, sondern das Training lieber um eine weitere Übung ergänzen. Denken Sie immer daran: Je mehr Muskeln aktiv sind, desto lebendiger wird Ihr Körper.

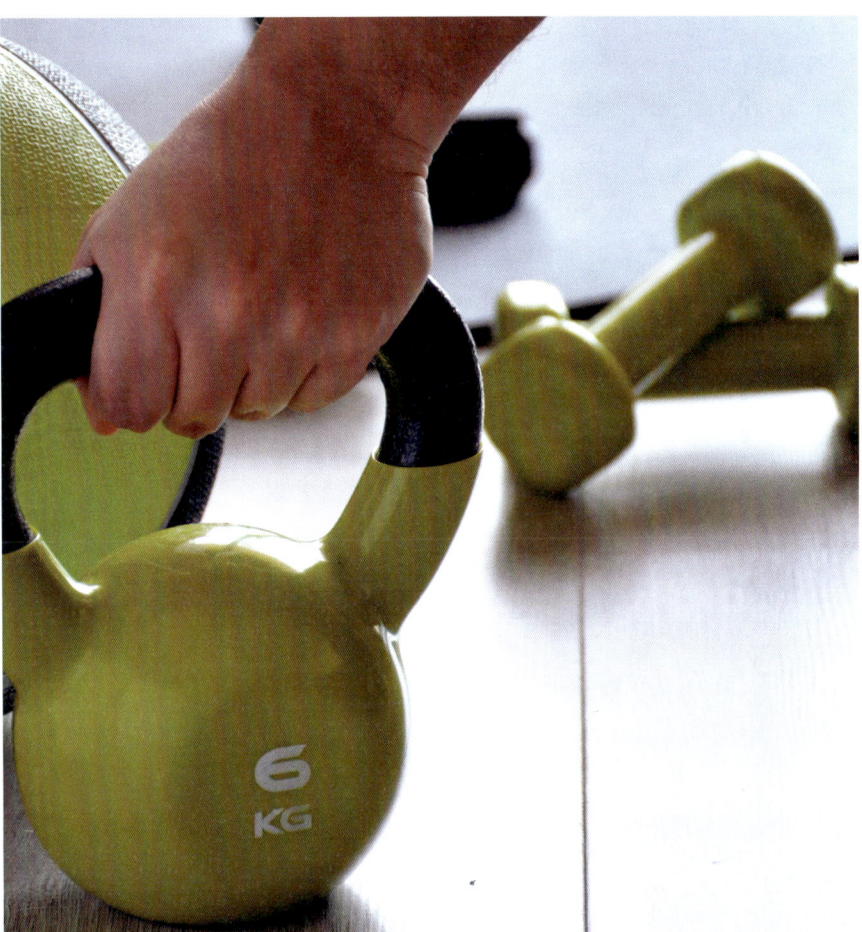

ÜBUNGEN MIT DEM EIGENEN KÖRPERGEWICHT

Im Folgenden stelle ich Ihnen acht Übungen zur Kräftigung und zur Stabilisation vor, für die Sie „nur" Ihr eigenes Körpergewicht benötigen. Während der Übungen ist gleichmäßiges Atmen wichtig, Sie sollten immer in die Belastung ausatmen. Zwischen den Sätzen machen Sie 30-60 Sekunden lang Pause. Bei körperlichen Übungen kommt immer die Qualität vor der Quantität, dann ist der Erfolg nicht weit. 1-2 Einheiten Krafttraining pro Woche sind ausreichend. Als Aufwärmübung könnte beispielsweise ein Einkauf dienen, den man zuvor zu Fuß erledigt hat.

> „ES BLEIBT EINEM JEDEN IMMER NOCH SO VIEL KRAFT, DAS AUSZUFÜHREN, WOVON ER ÜBERZEUGT IST."
>
> *Johann Wolfgang von Goethe*

ÜBUNGEN

ÜBUNG 40: KLASSISCHE RÜCKENÜBUNG

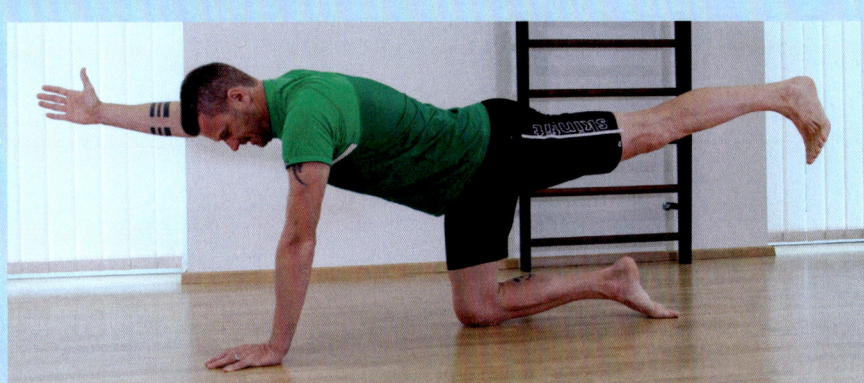

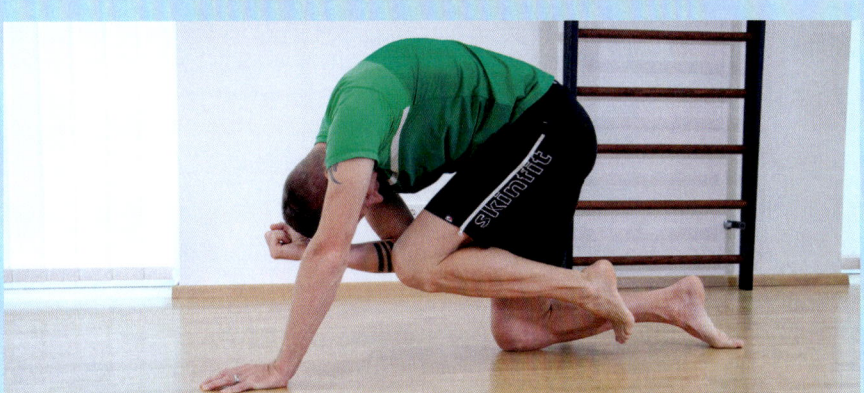

- Gehen Sie in den Vierfüßlerstand, die Hände sind dabei leicht nach innen gedreht (um etwa 45°). Strecken Sie den rechten Arm und das linke Bein aus und halten Sie die Streckung circa 15 Sekunden lang. Danach strecken Sie den linken Arm und das rechte Bein aus.

- Im zweiten Durchgang werden Kopf und Ellbogen zunächst zum jeweils gegenüberliegenden Knie geführt. Beim Einrollen atmen Sie aus und bei der Streckung ein.

- Machen Sie sich so lang wie möglich und halten Sie die Spannung.

- Zum Einstieg machen Sie je Seite zweimal 10 Wiederholungen.

ÜBUNGEN

ÜBUNG 41: GERADE BAUCHMUSKULATUR

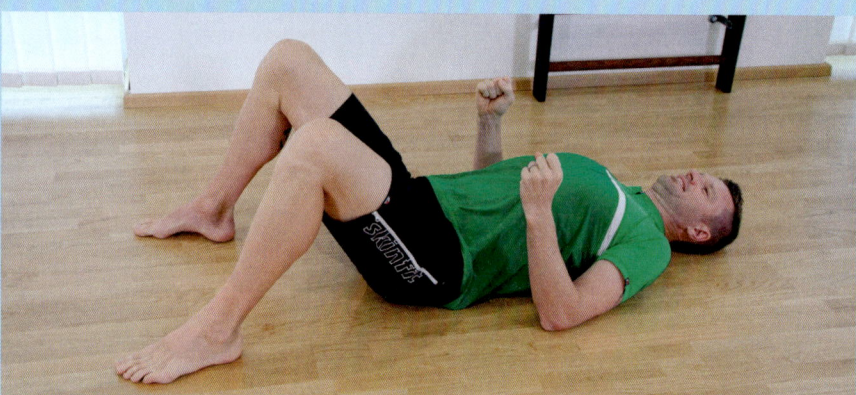

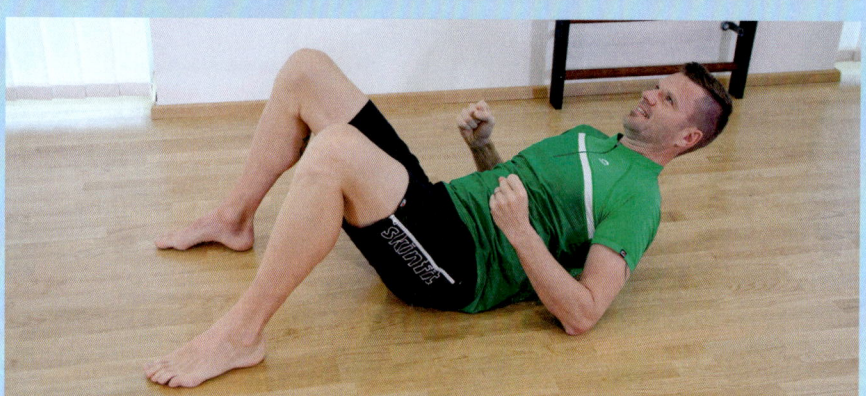

- Bauchschaukel nach Joachim Auer: Legen Sie sich auf den Rücken, die Beine sind dabei aufgestellt. Die Ellbogen stellen Sie links und rechts an den Körper an und ballen die Hände leicht zur Faust. So entlasten Sie während der Übung die Lendenwirbelsäule.

- Jetzt heben Sie über die Ellbogen den Oberkörper vom Boden ab und schaukeln nach vorn oben. Der Blick geht zur Decke beziehungsweise zum Himmel. Atmen Sie immer in die Belastung aus.

- Zum Einstieg machen Sie zweimal 10 Wiederholungen.

ÜBUNGEN

ÜBUNG 42: SEITSTÜTZ

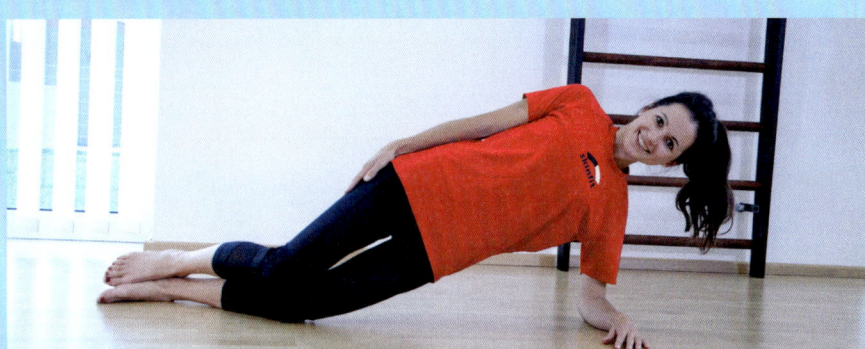

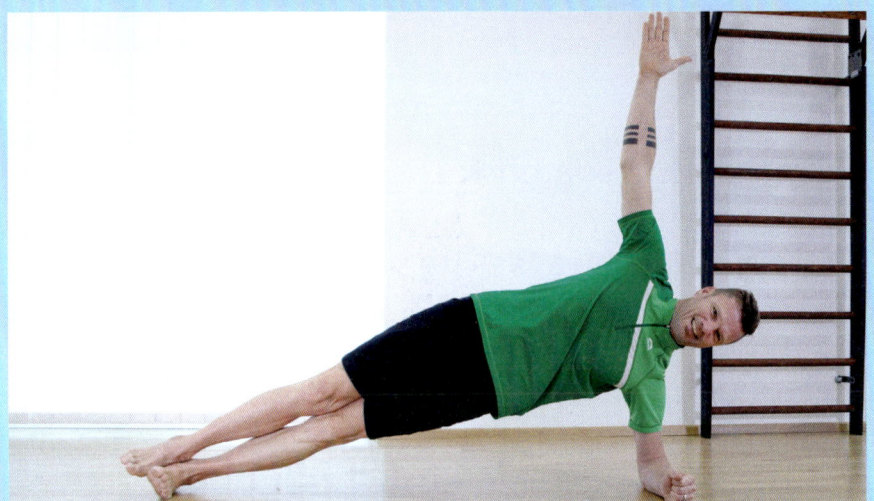

- Sie liegen seitlich und stützen sich auf einen Unterarm und auch auf die Knie. Wenn Sie die Beine stattdessen ausstrecken und sich nur auf Ihre Füße stützen, wird die Belastung durch den längeren Hebel höher. Diese Position halten Sie circa 15 Sekunden lang.

- Auf jeder Seite erfolgen zwei Wiederholungen.

- Hier noch eine dynamische Übungsvariante: Senken Sie dazu die Hüfte bis kurz vor den Boden ab, dann wieder anheben.

- Achtung: Vermeiden Sie eine Pressatmung, atmen Sie gleichmäßig.

ÜBUNGEN

ÜBUNG 43: OBERER RÜCKEN

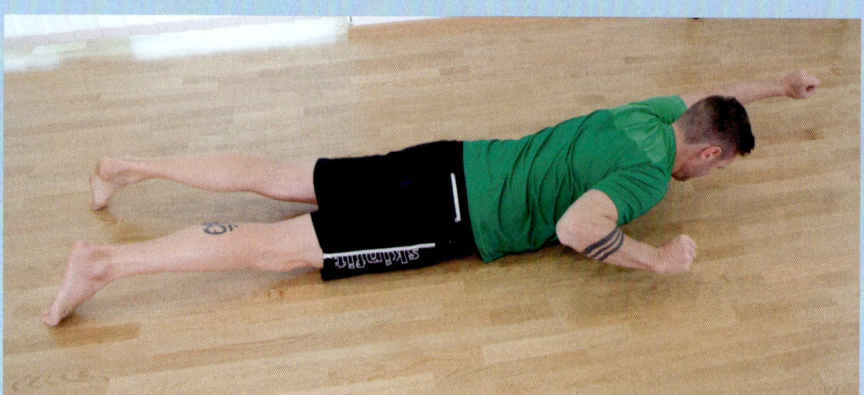

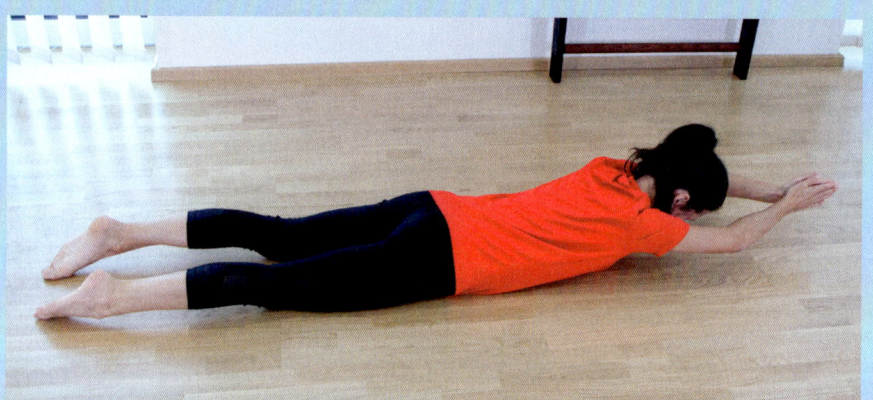

- Legen Sie sich auf den Bauch und heben Sie den Oberkörper vom Boden ab, die Füße bleiben am Boden. Mit den Armen im Wechsel geführte Boxbewegungen nach vorn durchführen. Nicht schlagen, das führt zu endgradigen Gelenkstellungen, die Sie vermeiden sollten. Boxen Sie 20-mal mit jedem Arm.

- Im zweiten Durchgang machen Sie Armbewegungen wie beim Brustschwimmen.

- Achten Sie wieder auf die Atmung.

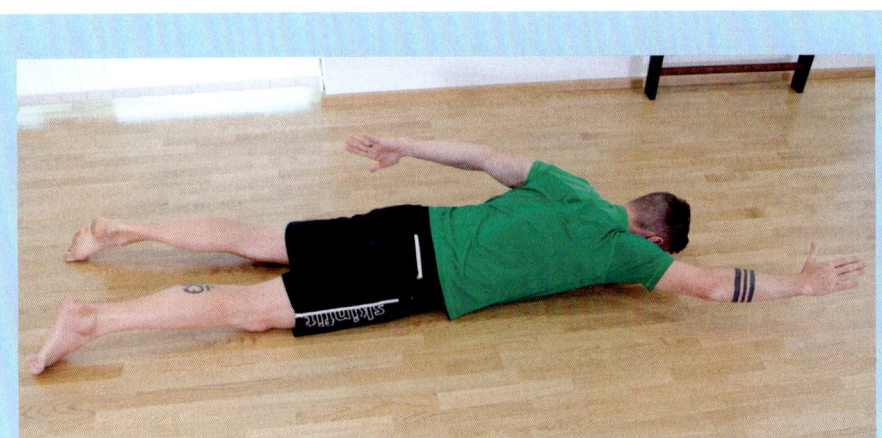

- Im dritten Durchgang führen Sie einen Arm nach vorn und einen nach hinten. Jetzt in der Bewegung die Armpositionen wechseln (so ähnlich wie die Armbewegungen beim Kraulschwimmen).

- Bringen Sie wieder jeden Arm 20-mal nach vorn.

ÜBUNG 44: OBERKÖRPERVORDERSEITE

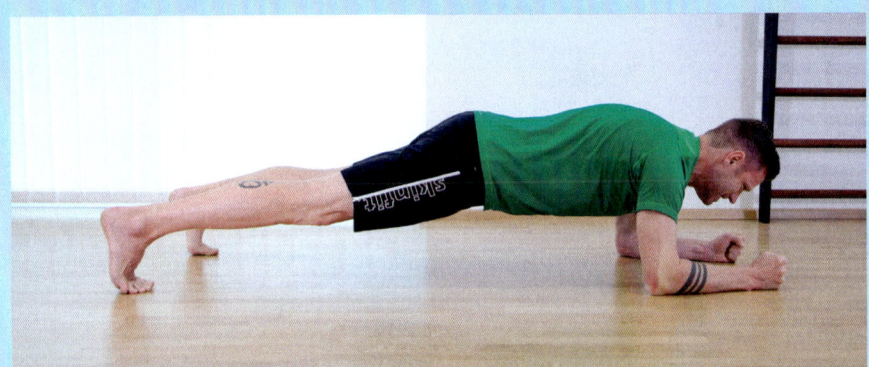

- Legen Sie sich in Bauchlage auf die Unterarme. Nun heben Sie den ganzen Körper vom Boden ab, Hände, Gesäß und Füße bilden dabei ein kleines Dreieck.

- Halten Sie die Position dreimal circa 15-20 Sekunden lang und atmen Sie währenddessen gleichmäßig weiter. Eine Steigerung erreichen Sie durch das Abheben eines Beins oder Arms oder beider diagonal (linker Arm und rechtes Bein und umgekehrt) sowie durch das Auf- und Absenken des Gesäßes.

ÜBUNGEN

ÜBUNG 45: SCHRÄGE BAUCHMUSKULATUR: DER GROSSE BÄR

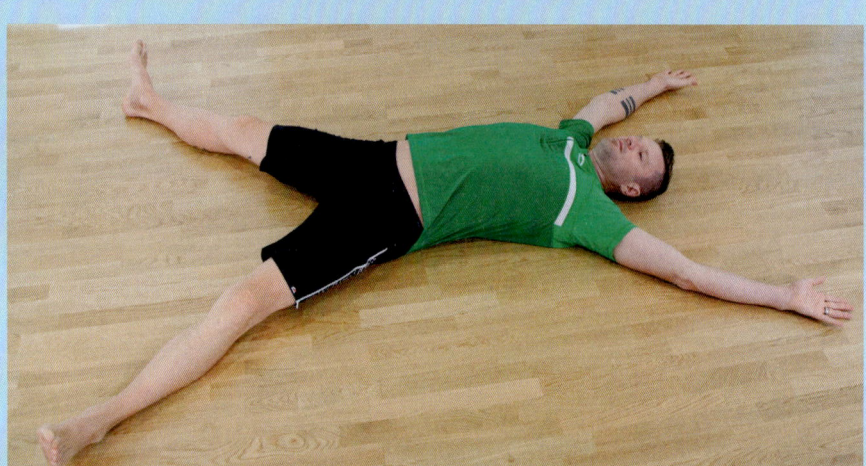

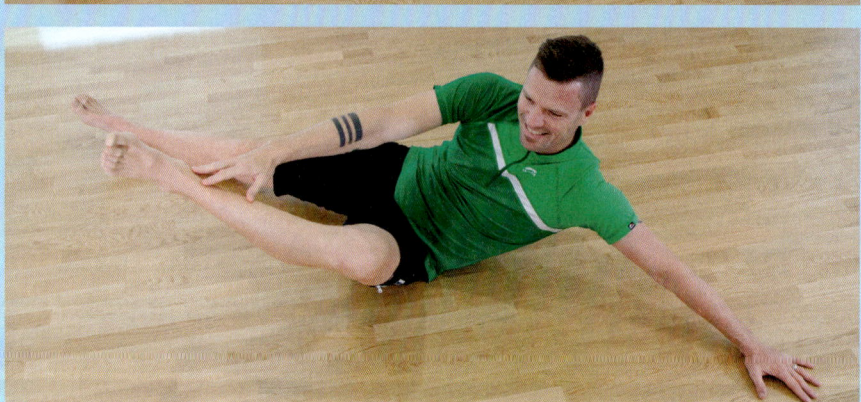

- Sie gehen in Rückenlage und legen Arme und Beine auseinander, sodass Ihr Körper ein X formt.

- Heben Sie über die Diagonale den Oberkörper vom Boden ab:

- Mit der rechten Hand berühren Sie den linken Unterschenkel. Das Bein darf dabei angewinkelt werden. Ganz wichtig: Die andere Hand bleibt unten, um wieder die Lendenwirbelsäule zu stabilisieren.

- Während des Ablaufs wechseln Sie immer direkt die Diagonale und machen insgesamt 20 Wiederholungen.

ÜBUNGEN

ÜBUNG 46: BEINSTRECKMUSKULATUR

- Gehen Sie zunächst in den Vierfüßlerstand. Sie stellen sich auf die Hände und auf die Fußspitzen, wobei Hände und Fußspitzen ein Dreieck bilden und jeweils schulter- beziehungsweise hüftbreit auseinander sind. Drehen Sie die Hände leicht nach innen, circa 45° weit.

- Beugen Sie die Knie, bis sie fast den Boden berühren. Danach strecken Sie die Beine wieder.

- Machen Sie dreimal 20 Wiederholungen.

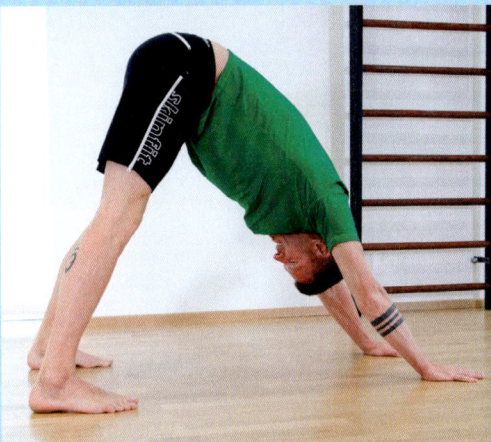

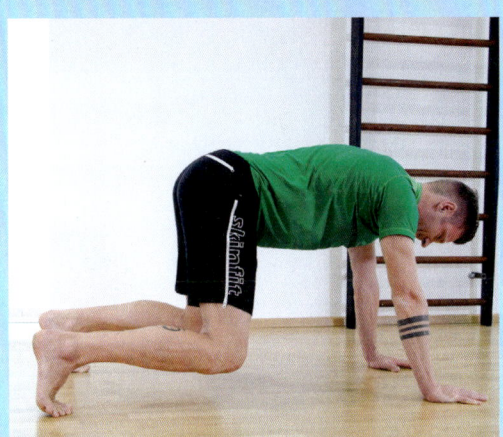

ÜBUNGEN

ÜBUNG 47: DREHDEHNLAGERUNG

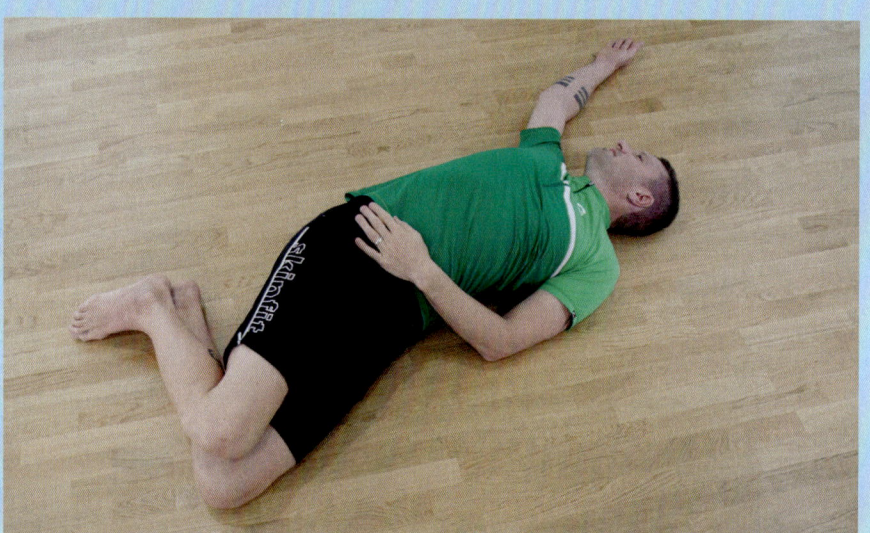

- Legen Sie sich auf den Rücken, stellen Sie beide Beine und Füße parallel auf und lassen Sie sie nach rechts umfallen. Der Kopf geht dabei nach links. Den linken Arm nehmen Sie nach oben hinten.

Wenn Sie diese acht Übungen am Stück mit den entsprechenden Wiederholungen und Pausen durchführen, benötigen Sie dafür rund 30 Minuten.

Sie müssen aber nicht jedes Mal alle Übungen machen. Wählen Sie drei oder fünf aus, die Sie gern machen oder die Ihnen guttun. Die Regelmäßigkeit und die positive Einstellung bringt den positiven Effekt und nicht etwa das mechanische Abspulen eines vorgegebenen Programms.

ÜBUNGEN MIT KURZHANTELN UND GUMMIBÄNDERN

Nun stelle ich Ihnen noch ein paar Übungsvarianten zur Kräftigung und Stabilisation mit Kurzhanteln und Gummibändern vor – beide zählen zu den Kleingeräten, mit denen ein sehr effektives freies Training möglich ist. Das Gewicht der Hanteln, also die Intensität, sollte sich nach der oben abgebildeten Tabelle richten. Bei den Gummibändern steht die Farbe für die Stärke des Widerstandes. Für beide Geräte gilt die Devise „Bewegungsqualität vor Widerstandserhöhung". Sie sollten auch bei einer hohen Bewegungsqualität nicht verkrampfen. Ein gleichmäßiger, der Atmung angepasster Bewegungsfluss ist das Ziel. Falls Sie Angst haben, beim Bewegen irgendetwas falsch zu machen, sollten Sie eines nie vergessen: Der größte Fehler ist, sich nicht zu bewegen!

ÜBUNGEN

ÜBUNG 48: ARME, SCHULTER UND DREHUNG DER WIRBELSÄULE

- Stellen Sie sich in eine stabile Schrittstellung. Das Körpergewicht befindet sich auf dem vorderen Bein. Der Oberkörper ist aufrecht, das Brustbein strecken Sie nach vorn, der Blick ist geradeaus gerichtet. Die Hanteln halten Sie auf Schulterhöhe und führen sie geradlinig nach vorn und zurück. Achtung, schlagen Sie nicht. Drehen Sie Ihren Oberkörper mit der Armbewegung. Die Drehung wird durch die Rumpfmuskulatur kontrolliert. Sie machen zweimal 20 Wiederholungen.

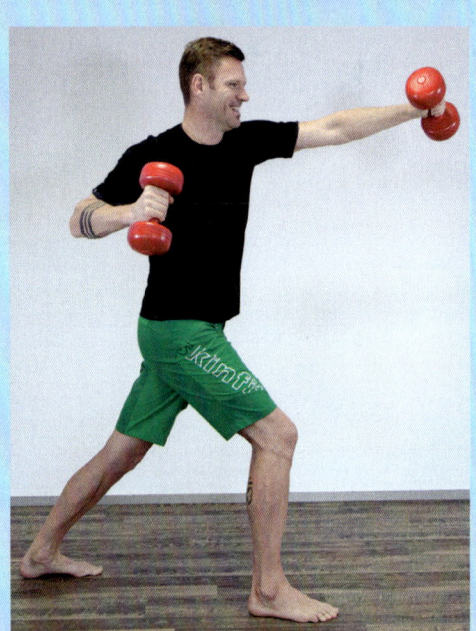

ÜBUNGEN

ÜBUNG 49: LEICHTE KNIEBEUGE MIT HANTELSTRECKUNG ZUR KRÄFTIGUNG DER BEINE UND DES OBERKÖRPERS

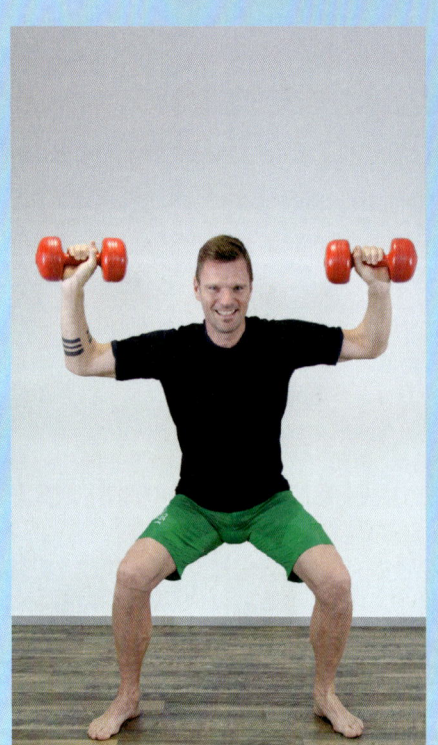
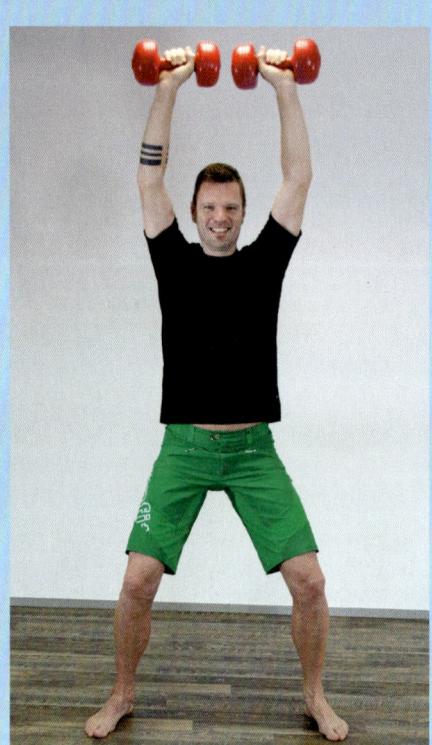

- Ihre Füße stehen hüftbreit auseinander. Die Hanteln halten Sie auf Schulterhöhe, die Ellbogen zeigen dabei nach unten. Gehen Sie nun leicht in die Kniebeuge, stoppen Sie kurz bevor in der Kniekehle ein rechter Winkel zustande kommt. Nun strecken Sie sich nach oben und führen gleichzeitig die beiden Hanteln nach vorn oben. Atmen Sie während des Aufstehens aus. Zum Einstieg machen Sie zweimal 10 Wiederholungen.

ÜBUNGEN

ÜBUNG 50: KRÄFTIGUNG DER SCHULTERN UND STRECKUNG DER BRUSTWIRBELSÄULE

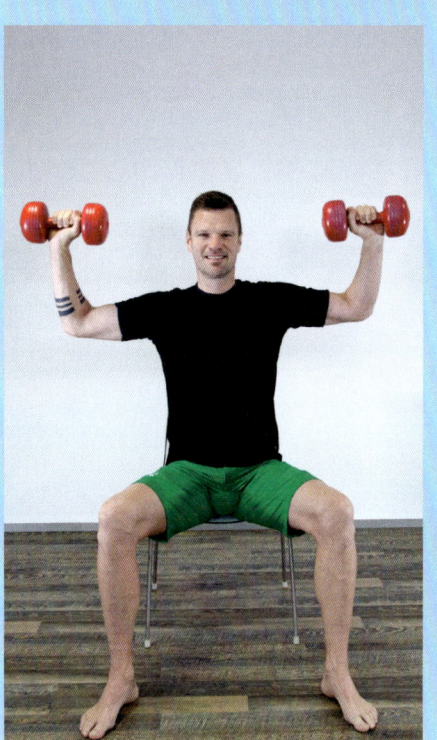 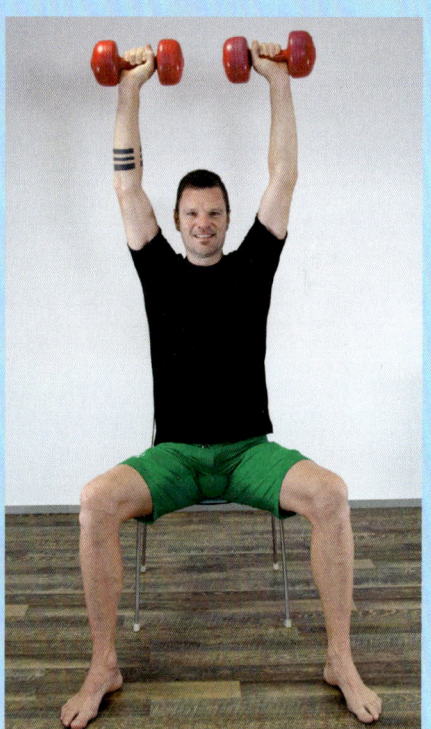

● Setzen Sie sich vorn auf die Kante eines Stuhls. Verteilen Sie Ihr Körpergewicht sowohl auf Ihr Sitzbein als auch auf die Füße. Heben Sie Ihre Oberarme auf Schulterhöhe und winkeln Sie die Unterarme um 90° nach oben an, sodass die Arme ein U bilden. Spannen Sie Bauch und Po an. Führen Sie nun die beiden Hanteln nach leicht schräg vorn oben zusammen. Atmen Sie in die Belastung beziehungsweise Streckung aus. Für den Anfang machen Sie zweimal 10 Wiederholungen.

ÜBUNGEN

ÜBUNG 51: PINOCCHIO

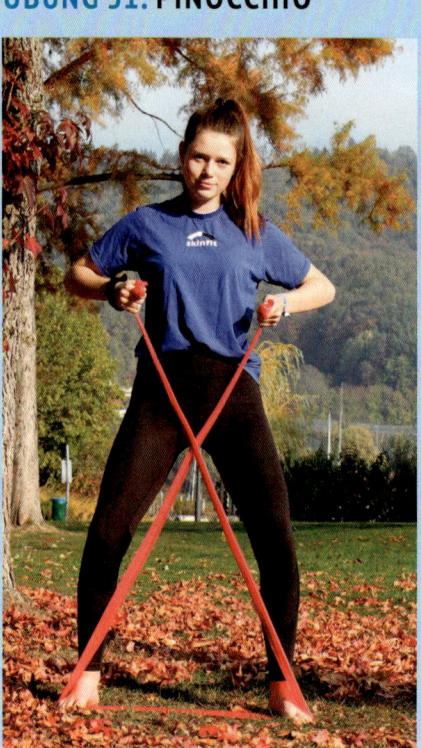 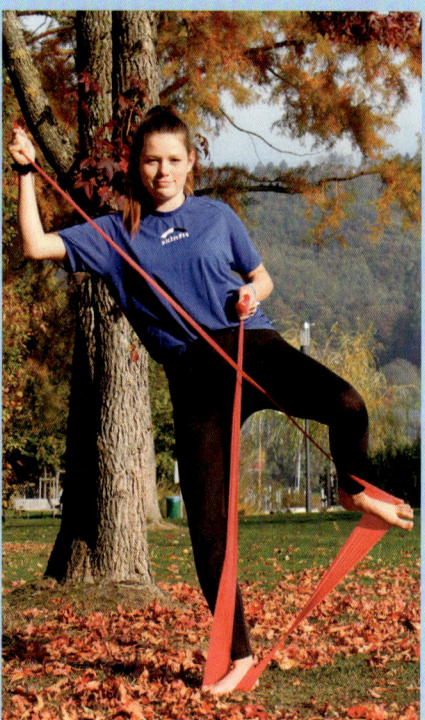

- Stellen Sie sich mit den Füßen etwas mehr als hüftbreit auf das Band und fassen Sie die beiden Enden über Kreuz. Nun ziehen Sie zunächst beide Enden nach oben und gehen in eine leichte Kniebeuge, ähnlich der Haltung eines Sumo-Ringers. Der Oberkörper bleibt aufrecht. Genau wie die Sumo-Ringer vor dem Kampf beginnen Sie, Ihr Körpergewicht von einem Bein auf das andere zu verlagern. Halten Sie die Spannung. Wenn die Übung gleichzeitig noch Ihre Rückenmuskulatur trainieren soll, ziehen Sie die Arme abwechselnd diagonal zum jeweiligen Bein nach oben hinten. Jetzt sehen Sie aus wie Pinocchio.

ÜBUNGEN

ÜBUNG 52: KRÄFTIGUNG DER OBERKÖRPERVORDERSEITE

- Sie stehen wieder mit den Füßen in hüftbreitem Abstand auf dem Band und gehen ganz leicht in die Knie. Kippen Sie Ihr Becken etwas nach hinten und spannen Sie Bauch und Po an. Führen Sie beide Arme gleichzeitig nach vorn oben. Die Ellbogen sollten möglichst weit weg von der Körpermitte sein. Machen Sie zweimal 10 Wiederholungen zum Einstieg.

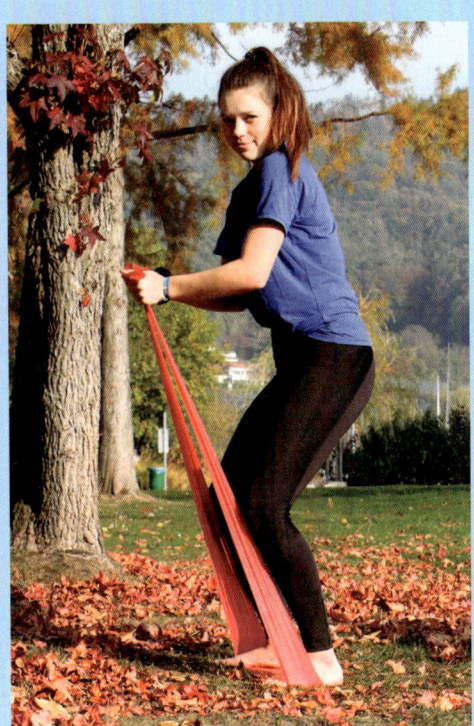

ÜBUNGEN

ÜBUNG 53: KRÄFTIGUNG DES RÜCKENS, DER SCHULTER UND DREHUNG DER WIRBELSÄULE

- Gehen Sie in eine stabile Schrittstellung, mit dem vorderen Bein stehen Sie auf dem Band. Fassen Sie das Band mit der gegenüberliegenden Hand, sodass Sie schon etwas Spannung durch das Band verspüren. Die freie Hand stützen Sie auf dem vorderen Knie ab. Der Oberkörper bildet die Verlängerung des hinteren Beins, von der Achillessehne bis zum Hinterkopf ergibt sich also eine Linie.

- Strecken Sie nun den Arm mit dem Band nach hinten oben, dabei drehen Sie den Oberkörper und den Kopf mit. Mit den Augen verfolgen Sie die Bewegung der Hand. Machen Sie zweimal 10 Wiederholungen links und rechts.

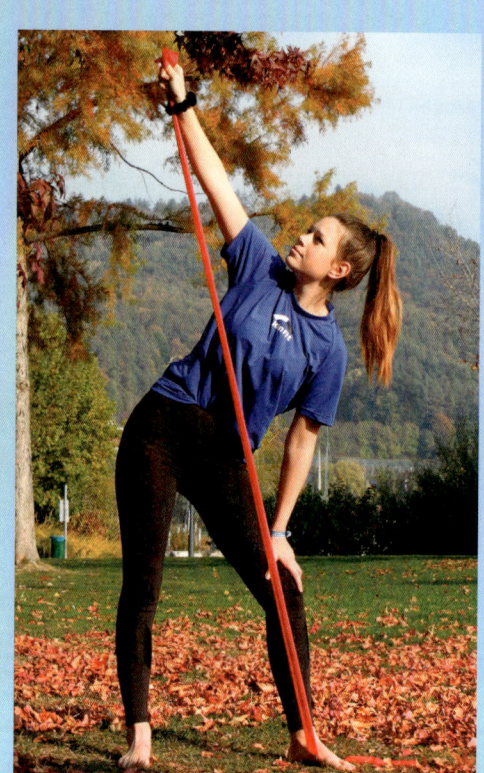

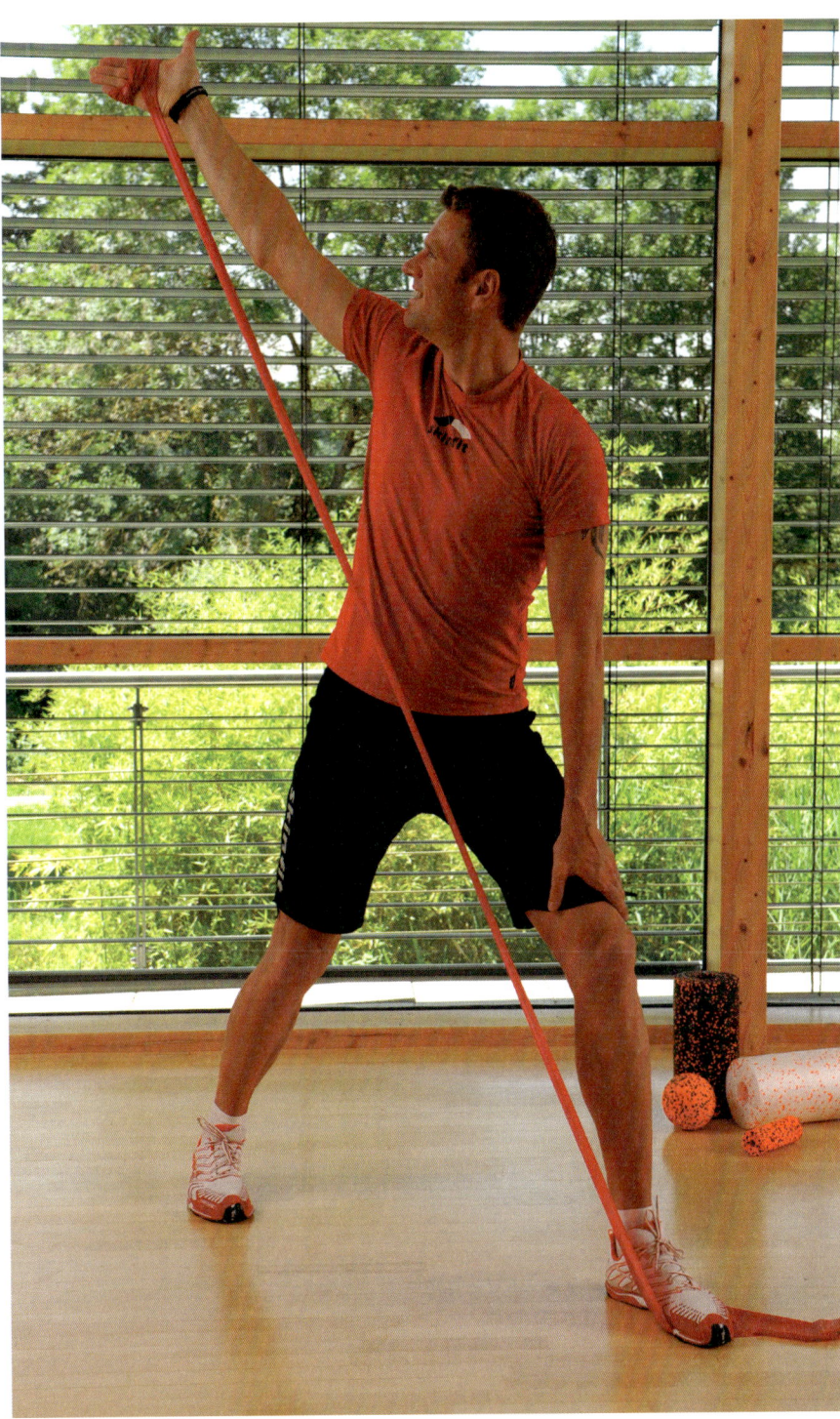

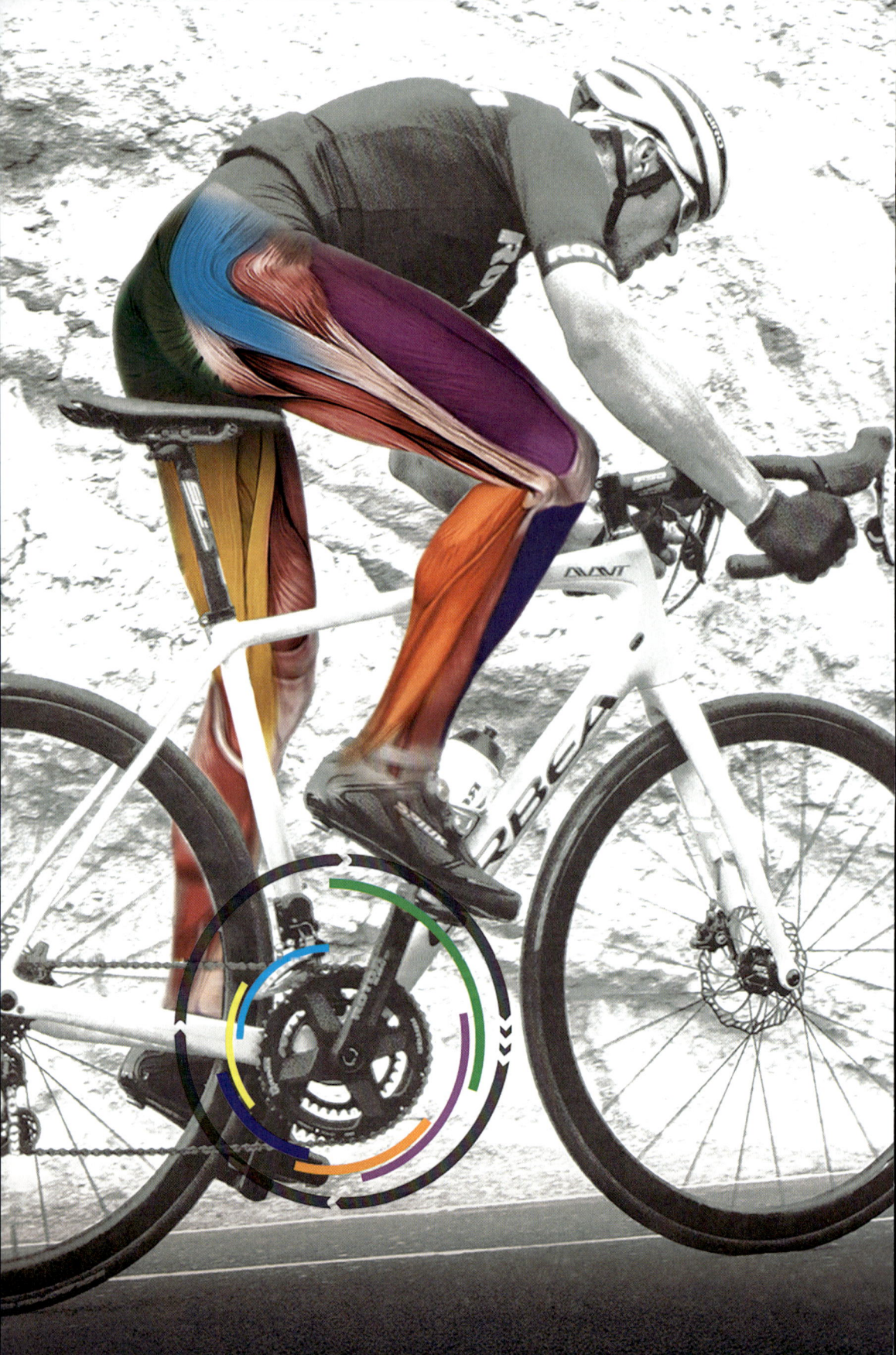

9 AUSDAUERTRAINING UND STOFFWECHSEL

Die *Ausdauer* ist der Kern jeglichen präventiven und gesundheitsorientierten Trainings. Der Mensch hat sehr gute Voraussetzungen, seine Aufgaben mit Ausdauer zu erledigen. *Ausdauer* wird definiert als die Fähigkeit, einer körperlichen Belastung physisch und psychisch möglichst lange widerstehen zu können und sich nach einer solchen Belastung möglichst schnell wieder zu erholen. Kurz:

> AUSDAUER = ERMÜDUNGSWIDERSTANDSFÄHIGKEIT
> + GUTE UND SCHNELLE ERHOLUNGSFÄHIGKEIT

Gesundheitsorientiertes Ausdauertraining bietet zahlreiche Vorteile

- Stärkung des Immunsystems,

- Schutz vor den Auswirkungen von Bewegungsmangelerkrankungen,

- Vorbeugung von degenerativen Herz-Kreislauf-Erkrankungen,

- Rhythmisierung und Stärkung der Atmung,

- Erhöhung der allgemeinen Belastungsverträglichkeit im gesamten Organismus,

- beschleunigte und bessere Regeneration,

- Steigerung der Ermüdungswiderstandsfähigkeit,

- besseres Körpergefühl und selbstsicheres Auftreten und

- seelisch-körperliche Stabilisierung.

All diese Vorteile wurden bereits mehrfach wissenschaftlich nachgewiesen. Es wird durch das Training also nicht nur die körperliche Leistungsfähigkeit gesteigert, sondern vor allem auch Herz-Kreislauf- und Stoffwechselerkrankungen vorgebeugt, wie zum Beispiel dem Typ-2-Diabetes.

Im Hinblick auf die Lebens- und Verhaltensweisen eines Großteils der Bevölkerung stellt der Typ-2-Diabetes die tickende Zeitbombe unseres Gesundheitssystems dar. Zurzeit gibt es in Deutschland offiziell circa sieben Millionen an Typ-2-Diabetes Erkrankte. Die Dunkelziffer wird auf eine Million geschätzt, viele Menschen ahnen also noch gar nichts von ihrer Diagnose. Insgesamt leiden demnach rund acht Millionen Deutsche – 10 % der Bevölkerung – an Diabetes des Typs 2.

Dabei wirkt das „Medikament" Bewegung vor allem hier. Zudem wäre mit einer Ernährungsumstellung auf weniger Zucker und insbesondere auf weniger zuckerhaltige Getränke schon vielen geholfen. Auf dieses Thema werde ich im Kapitel *Ernährung* noch einmal näher eingehen.

> **FÜR DEN ALLTAG IST VOR ALLEM DIE GUTE UND SCHNELLE REGENERATIONSFÄHIGKEIT VON BEDEUTUNG.**

Das Ausdauertraining hat aber auch Nachteile, die hier nicht unerwähnt bleiben sollen. Ausdauer bedeutet Dauerbelastung. Bei den klassischen Ausdauersportarten, wie Laufen, Radfahren, Schwimmen, Skaten und Langlauf, werden bestimmte Körperregionen immer wiederkehrend beansprucht, wodurch es recht schnell auch zu Überlastungen kommen kann. Die Gründe hierfür sind vielschichtig.

Zu einseitiges Training oder fehlendes Ausgleichstraining können ebenso die Ursache sein, wie das Trainieren mit schlechtem oder schlecht eingestelltem Material, also beispielsweise ungeeigneten Schuhen, falsch ausgerichteten Fahrradsätteln oder Langlaufstöcken in unpassender Länge. Ebenso kann eine zu schnelle Steigerung der Dauer und Intensität des Trainings zu Überlastung führen. Auf den letzten Punkt möchte ich gern noch etwas genauer eingehen. Die Anpassungsgeschwindigkeit unserer Organsysteme ist sehr unterschiedlich und kann gerade bei Anfängern, aber natürlich auch bei gestandenen Athleten zu einem Missverhältnis zwischen der gefühlten Fitness und dem tatsächlichen Anpassungsprozess unseres Körpers führen. Das Herz-Kreislauf-System und die Muskulatur können sich schnell an einen Trainingsreiz anpassen. Unsere Knochen, Knorpel, Sehnen und Bänder brauchen dafür deutlich länger. Sie sind nicht so stark durchblutet und haben deshalb ein längere Anpassungszeit; diese kann bis zu drei Monate betragen. Oder andersherum: Eine Achillessehnenreizung braucht mindestens drei Monate, bis sie bei entsprechender Schonung und Behandlung ausgeheilt ist.

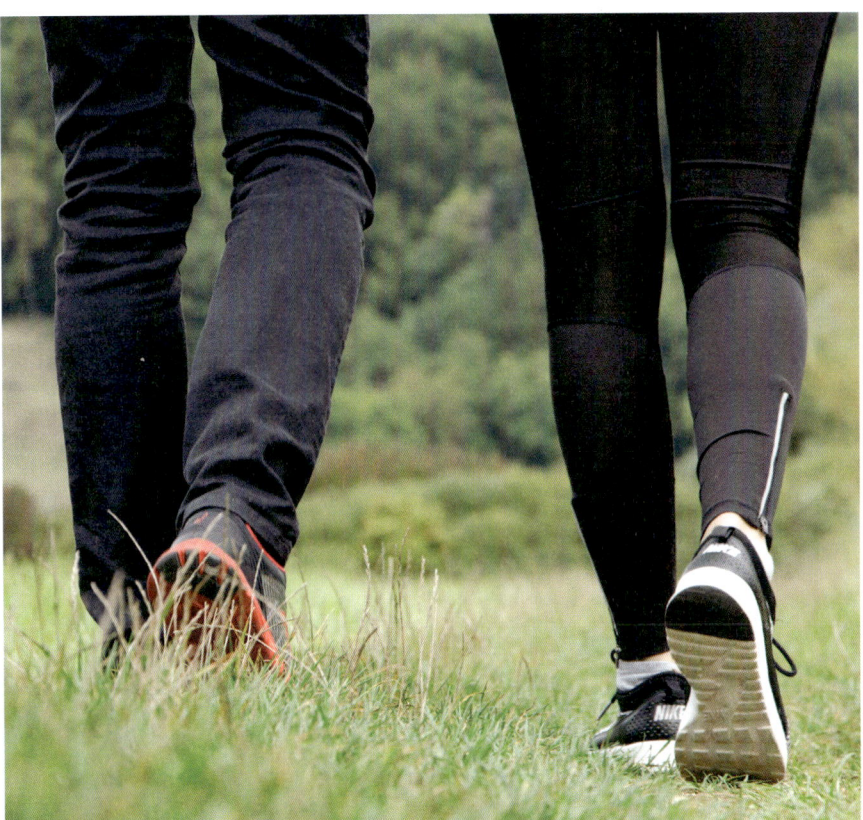

Steigern Sie also vor lauter Eifer die Intensität und den Umfang Ihres Trainings nicht zu schnell, sonst ist die Gefahr von Überlastungsschäden, die Sie dann zu einer Trainingspause zwingen, ziemlich hoch. Und das wäre doch schade. Wir möchten immer gern in zwei Wochen alles aufholen, was wir in den letzten 5-10 Jahren versäumt haben, aber das ist einfach nicht möglich.

> „AUSDAUER WIRD FRÜHER ODER SPÄTER BELOHNT – MEISTENS ABER SPÄTER."
>
> *Wilhelm Busch*

Ein ganz wichtiger Effekt, den wir mit dem Ausdauertraining erreichen wollen, ist, den Stoffwechsel des Körpers mehr in Richtung Fettstoffwechsel zu verschieben. Aufgrund des bereits beschriebenen Bewegungsmangels und einer viel zu kohlenhydratreichen Ernährung hat unser Körper es verlernt, regelmäßig auch und vor allem Fett zu verbrennen. Und so geht es im nächsten Abschnitt um den menschlichen Stoffwechsel.

DER MENSCHLICHE STOFFWECHSEL

In unserem Organismus laufen beständig chemische Reaktionen ab; Stoffe werden gebildet, umgewandelt und abgebaut, um die Funktionen und die Substanz des Körpers aufrechtzuerhalten. All diese Prozesse bezeichnet man zusammengefasst als den *Stoffwechsel*. Im Detail ist dieses System natürlich viel komplizierter und, wie man heute weiß, sehr individuell. Dabei spielt das Alter, das Geschlecht, die Hormone, der Schlaf-Wach-Rhythmus, die Ernährungsweise, der psychische Zustand, der Trainingszustand und vieles mehr eine Rolle.

Wissenschaftler untersuchen zurzeit, wie die Stoffwechselvorgänge bei unterschiedlichen Individuen ablaufen. Prinzipiell unterscheidet man zwischen dem *Bau-* und dem *Energiestoffwechsel*. Wir wollen uns hier hauptsächlich mit Letzterem befassen. Für den *Energiestoffwechsel* benötigt der Körper hauptsächlich die Nährstoffe Kohlenhydrate, Fette und Eiweiße. Sie werden abgebaut und dabei wird Energie freigesetzt, die für den Baustoffwechsel notwendig ist. Ein Teil der in den Nährstoffen enthaltenen Energie wird während der Stoffwechselprozesse in Wärme umgewandelt und verpufft damit sozusagen. Somit muss dem Körper mehr Energie durch die Nahrung zugeführt werden, als rein für die Stoffwechselvorgänge notwendig ist.

Der Kalorienverbrauch, der allein durch die Aufrechterhaltung der Körperfunktionen entsteht – also ohne jede zusätzliche körperliche Belastung –, entspricht dem *Grundumsatz* eines Menschen.

So hat zum Beispiel eine 38-jährige Frau mit einem Gewicht von 70 kg und einer Körpergröße von 170 Zentimetern, die tagsüber hauptsächlich sitzt und wenig Sport treibt, einen Grundumsatz von ungefähr 1.500 Kilokalorien. Ein 40-jähriger Mann mit einem Gewicht von 95 kg, der 2 m groß ist und 4-5 Stunden pro Woche Sport treibt, einen Grundumsatz von circa 2.100 Kilokalorien. Das Ziel eines präventiv orientierten Trainings ist die Steigerung des Grundumsatzes.

Zusammen mit den Briten führen wir Deutschen heute die Rangliste der dicksten Europäer an. Warum immer mehr Menschen an Übergewicht leiden, lässt sich vereinfacht so darstellen: Durch die Kombination von Bewegungsmangel und energiereicher Ernährung entsteht ein zunächst vor allem dick und in der Folge häufig krank machender Kreislauf. Wenn wir ständig durch unsere Nahrung zu viele Einfachzucker, also zum Beispiel süße Getränke, süße Teilchen vom Bäcker oder die Süßigkeiten zwischendurch, zu uns nehmen, dann steigt der Blutzuckerspiegel recht schnell an. Der Körper schüttet Insulin aus, um diesen wieder zu senken und Energie in die Kraftwerke der Muskeln zu bringen, denn eigentlich sollte sie dort benötigt werden.

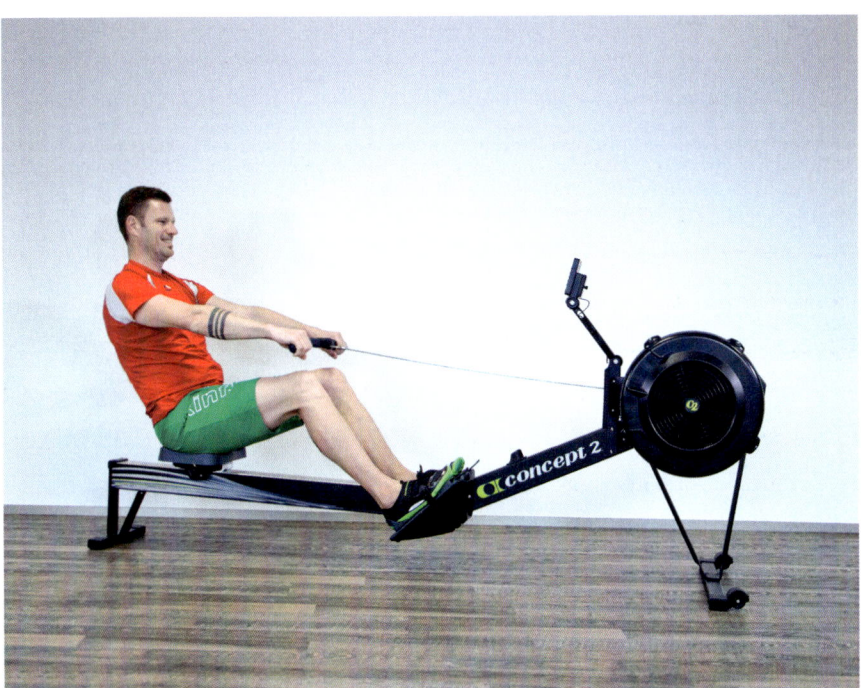

Da die Muskeln aber aufgrund des Bewegungsmangels nur selten die angelieferte Energie benötigen, transportiert das Insulin das Energiekonzentrat zwangsläufig weiter. In der Regel wird es in einer Fettzelle gelagert. Das bedeutet, aus Zucker wird Fett. Es kommen noch weitere Faktoren hinzu, welche diesen Kreislauf so gefährlich machen.

Der Körper schüttet zumeist immer etwas mehr Insulin aus, als er benötigt, um den Blutzuckerspiegel zu regulieren. Das heißt, nach einer Weile ist der Blutzuckerspiegel sogar etwas tiefer, als er zu Beginn war. Das ist der Zeitpunkt, an dem Sie wieder Lust auf etwas Süßes bekommen. Noch dazu werden durch diesen Kreislauf die Rezeptoren an den Muskeln, die das Insulin mit der Energie aufnehmen sollen, zu häufig kontaktiert. Sie gehen kaputt und das Insulin kann daraufhin noch weniger Energie in den Muskeln abliefern.

Wenn beides zusammenkommt, also die Bauchspeicheldrüse zu viel Insulin produzieren muss und die Rezeptoren für das Insulin an den Muskeln zerstört sind, dann liegt eine Erkrankung an Typ-2-Diabetes vor. Wenn Sie zum Beispiel ungewöhnlich viel Durst haben oder Ihr Urin eher zähfließend ist (Diabetes mellitus = honigsüßer Durchfluss), dann sollte Sie sich einmal bei Ihrem Hausarzt für einen Glukosetoleranztest anmelden.

Aber so weit wollen wir es ja gar nicht kommen lassen. Deshalb lesen Sie dieses Buch und deshalb schreibe ich unter anderem dieses Kapitel – damit Sie verstehen, was in Ihrem Körper passiert, und etwas verändern können.

ALLGEMEINES AEROBES AUSDAUERTRAINING

Welche Voraussetzungen sollte ein Ausdauertraining denn erfüllen, damit es der Zielvorgabe gerecht wird, den Energiestoffwechsel anzukurbeln? Ein solches Training bezeichnet man als *allgemeines aerobes Ausdauertraining*. Im Detail bedeutet das für unsere Richtgrößen Belastungshäufigkeit, -dauer, -form und -intensität:

- **Belastungshäufigkeit:** Machen Sie zwei Trainingseinheiten in der Woche, sobald es möglich ist, natürlich gern auch drei. Wenn Sie schon „eine Weile" keinen Sport getrieben haben, sollten Sie in der ersten Anpassungsphase aufgrund der geringeren Anpassungsgeschwindigkeit von Sehnen, Knorpeln und Bändern nicht mehr als zwei Einheiten in der Woche absolvieren. Vor allem, wenn es um das Thema Laufen oder auch um das Trainieren mit Gewichten geht. Wenn Sie motiviert sind, mehr zu tun, dann machen Sie lieber noch eine Einheit Rumpfkraft- und Ausgleichstraining. Ab der fünften Woche können Sie das Ausdauertraining gern auf drei Einheiten steigern und an Ihrem Zeit- und Tempogefühl arbeiten. Die Strecke sollten Sie aber lieber noch nicht verlängern oder die Gewichte erhöhen. Diese Phase könnte man als *Aufbauphase* bezeichnen. Die ganzen Systeme und Ihr Stoffwechsel müssen erst in Gang kommen. Wenn Sie zu schnell zu viel machen, blockieren diese Systeme nur. Ihr Körper hält der Belastung dann vielleicht stand, es kommt jedoch nicht zu einer positiven Anpassung. Lassen Sie ihm etwas Zeit und achten Sie viel mehr auf die Qualität des Trainings. Sie werden tolle Ergebnisse erzielen.

- **Belastungsdauer:** Die Belastungsdauer bei einem allgemeinen aeroben Ausdauertraining sollte zunächst mindestens bei 20 Minuten, besser aber bei 30 Minuten liegen. Hier eine genaue Aussage zu treffen, ist relativ schwierig, da die Belastungsdauer stark von Ihrem Ausgangszustand abhängig ist. Um es an einem Beispiel zu verdeutlichen: Wenn ich mit meinen Laufgruppen starte, beginnen wir meistens mit einem Rhythmus von drei Minuten Laufen und sechs Minuten Gehen. Das Verhältnis sollte immer 2:1 betragen, also zwei Teile Pause und ein Teil Belastung. Die gesamte Belastungsdauer beträgt 60 Minuten. Das bedeutet, die Läufer verbringen circa 20 Minuten laufend und 40 Minuten gehend. Das erste Ziel ist es, eben diese 20 Minuten Laufen durchzuhalten.

An dieser Stelle möchte ich Sie noch über einen anderen Fitnessirrtum aufklären. Leider glauben immer noch viele fitnessbegeisterte Menschen daran, dass die Fettverbrennung erst nach 30 Minuten beginnt. Dem ist nicht so. Unser „Motor", der Energiestoffwechsel, läuft immer mit einem Gemisch aus Kohlenhydraten, Fetten und Eiweißen, je nach Belastungsdauer und -intensität sind die prozentualen Anteile unterschiedlich verteilt. Es gibt keine reine Fettverbrennung. Je mehr Sie sich bewegen und trainieren, desto mehr feuern Sie Ihren Stoffwechsel an und desto mehr und besser verbrennen Sie Fett. Leider haben wir heute aufgrund unseres Bewegungs- und Ernährungsverhaltens einen zu kohlenhydratlastigen Stoffwechsel. Den Fettstoffwechsel anzufeuern und dem Körper beizubringen, seinen „Zapfhahn" wieder mehr in den Fetttank zu hängen, ist das Ziel eines präventiven Ausdauertrainings. Grundsätzlich sollte ein Fettstoffwechseltraining nicht mit maximaler Fettverbrennung verwechselt werden. Wenn Sie abnehmen wollen, muss das Training etwas anders aussehen.

> **BITTE, LIEBER GOTT, HILF MIR, GEDULDIG ZU SEIN.**
> **UND ZWAR AM BESTEN JETZT GLEICH.**

- **Belastungsform:** Die Belastungsform bezeichnet die Anzahl der beteiligten Muskeln und die Art und Weise, wie diese eingesetzt werden. Sämtliche Sportarten, bei denen mehr als nur eine Muskelgruppe beansprucht wird, also unter anderem Schwimmen, Radfahren, Laufen, Crossskating, Langlauf, Inlineskating oder Rudern, sind ideal.

- **Belastungsintensität:** Um die Belastungsintensität für ein allgemeines aerobes Ausdauertraining festzulegen, sollte man zunächst noch ein paar Begriffe klären. Recht häufig finden Diskussionen über Training und Fitness statt, die gar nicht nötig wären, wenn man das „Fachchinesisch" einmal geklärt hätte. Was bedeuten also die Bezeichnungen *aerob* und *anaerob*?

Bei einer *aeroben* Belastung verläuft die Energiegewinnung in den Muskeln unter ausreichender Sauerstoffzufuhr. Bei diesem Training wird die Widerstandskraft gegen Ermüdung erhöht und die Energieversorgung verbessert. Wenn wir uns die Mitochondrien in den Muskelzellen als Öfen vorstellen, in denen die Energieverbrennung abläuft, so ist klar, dass dieses Feuer besser brennt, wenn es mehr Sauerstoff erhält. Sie wissen ja, wenn die Wohnung brennt, sollte man auf keinen Fall die Fenster öffnen. In unserem Fall ist es genau umgekehrt, wir wollen, dass möglichst viel Sauerstoff an das Feuer gelangt, damit alle Energie vollständig verbrannt werden kann. Der Vorteil: Es bleiben dann bei der Verstoffwechslung keine Abfallprodukte übrig, welche uns weiter belasten würden.

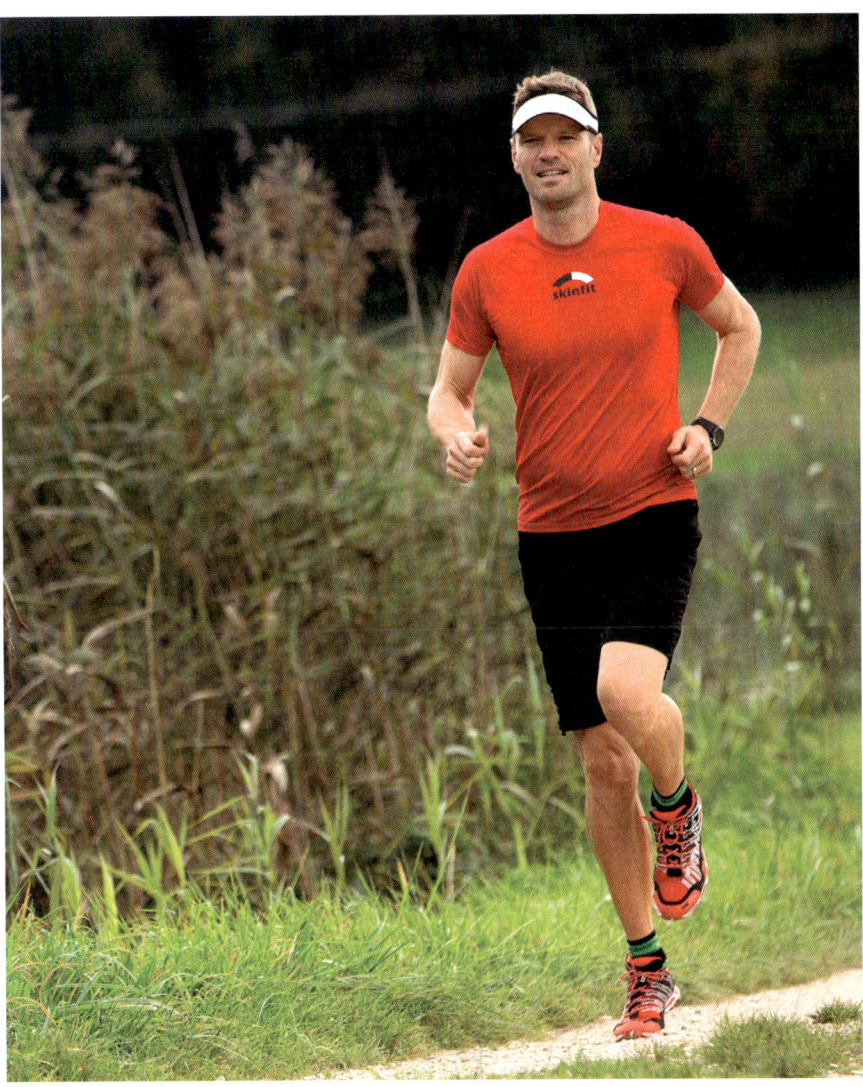

Ab einer bestimmten Belastungsintensität werden immer wieder Energieträger in das Feuer geworfen, aber die Sauerstoffmenge und die Brennzeit reicht nicht mehr aus, um diese vollständig zu verbrennen. Diese Belastung wird als *anaerob* bezeichnet, denn für die Energieproduktion in den Muskelzellen steht nicht genügend Sauerstoff zur Verfügung. Sie kennen den Effekt, er tritt zum Beispiel ein, wenn Sie eine Treppe zu schnell hinaufgelaufen sind. Oben angekommen, müssen Sie den fehlenden Sauerstoff dann erst einmal nachatmen. Auch bei sehr schnellem Training oder Übungen, für die Sie viel Kraft aufwenden müssen, tritt diese Sauerstoffschuld ein.

Unser Körper weiß sich auch in diesem Fall zu helfen. Die nicht komplett verbrannten Energieträger werden in einem chemischen Prozess in das sogenannte *Laktat* umgewandelt, auch bekannt als *Milchsäure*. Das Laktat ist, so gesehen, auch ein Energieträger, allerdings einer, der nur von bestimmten Muskeln verbrannt werden kann. Der Muskel, der dies am besten kann, ist der Herzmuskel. Solange der Herzmuskel es schafft, das ankommende Laktat zu verbrennen, gibt es keine Schwierigkeiten. Entsteht aufgrund der erhöhten Belastungsintensität jedoch immer mehr Laktat und der Herzmuskel kann diese Arbeit nicht mehr leisten, so steigt die Laktatkonzentration im Blut an. Es kommt je nach Trainingszustand früher oder später aufgrund einer zellulären Übersäuerung (mit Milchsäure) zum Belastungsabbruch. Da der Körper auch in der Lage ist, einen Teil des Laktats beim Ausatmen abzugeben, ist es sehr wichtig, bei körperlicher Belastung immer auf die Atmung, vor allem die Ausatmung, zu achten. Der Körper atmet von allein so viel Sauerstoff ein, wie er braucht. Hingegen sollten Sie aufpassen, immer richtig und genügend auszuatmen.

Unser Ziel ist es, am Übergang der beiden Intensitäten, also von aerob (genügend Sauerstoff) zu anaerob (zu wenig Sauerstoff), zu trainieren. Und zwar so, dass Sie sich bei dieser Intensität möglichst lange bewegen können. Dazu müssen Sie ungefähr wissen, wo dieser Übergang ist und wie Sie konkret im Training damit umgehen sollten. Eine Faustregel lautet:

DIE GESCHWINDIGKEIT IST DANN RICHTIG, WENN SIE WÄHREND DER BELASTUNG GERADE NOCH FLÜSSIG SPRECHEN KÖNNEN!

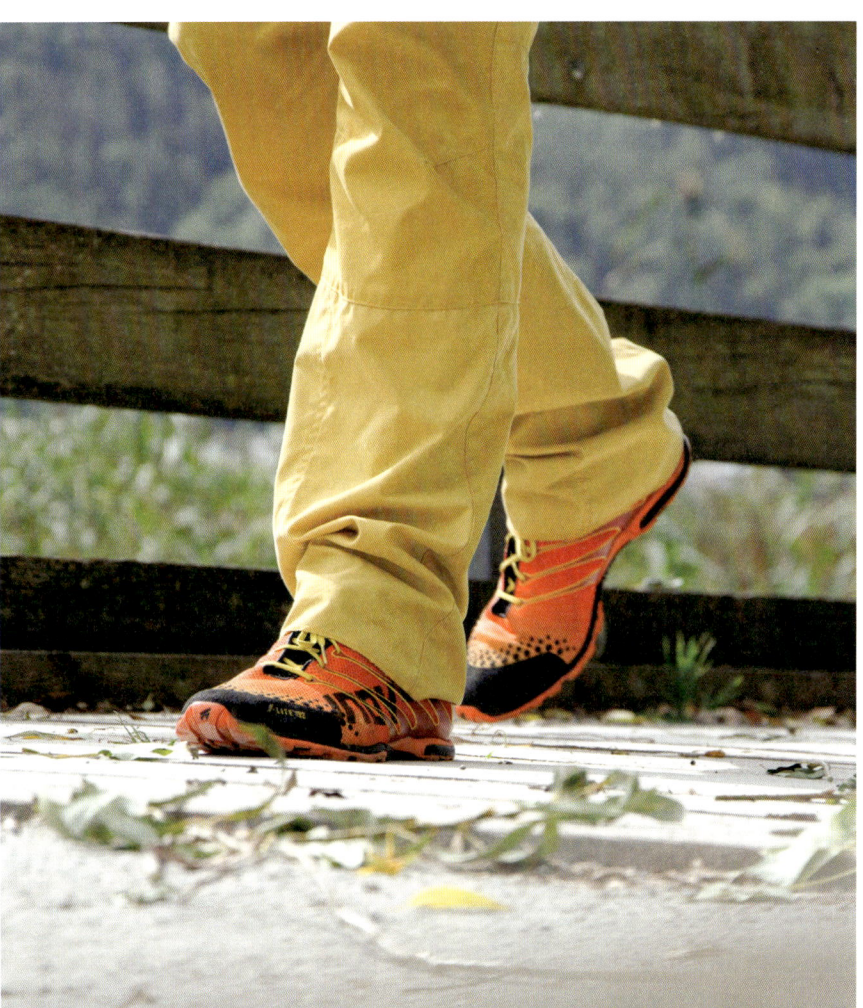

Wer die ideale Belastungsintensität ganz genau bestimmt haben möchte, kann eine *Leistungsdiagnostik* machen lassen. Diese ist allerdings nur dann sinnvoll, wenn Sie bereits seit längerer Zeit (mehr als drei Monate) im Training sind. Falls Sie Läufer sind, sollte die Diagnostik auch auf dem Laufband stattfinden, bei Radfahrern auf dem Ergometer. Wichtig ist außerdem, dass Sie zu einem Experten gehen, der Erfahrung mit der Auswertung hat und über gute Kenntnisse der Trainingswissenschaft verfügt, denn die Auswertung und die Trainingsplanung ist die Kunst, nicht die Messung allein. Von den gemessenen Herzfrequenzwerten lassen sich dann die Intensitäten für den Trainingsplan ableiten.

REGENERATION

An dieser Stelle möchte ich Ihnen noch etwas erläutern, das Ihnen bisher vielleicht noch nicht bewusst war. Es ist sehr wichtig, dass Sie die Pausen, die Regenerationsphasen, einhalten. Ihr Körper lernt und passt sich in der Ruhephase an den Trainingsreiz an und nicht während der Belastung. Die Pausen sind also mindestens genauso wichtig wie das Training. Ich habe allerdings einige Menschen kennengelernt, die es nur mit Regeneration versucht haben. Das funktioniert eben auch nicht. Sie müssen es sich wie folgt vorstellen: Ihr Körper befindet sich zunächst in einem ausgeglichenen Zustand, den man auch als *Homöostase* bezeichnet. Jedes körperliche Training führt zu kleinen Mikroverletzungen und Entzündungsprozessen, auf die der Körper mit einer verbesserten Qualität seiner Funktionen reagiert. Dies geschieht aber eben nur dann, wenn der Trainingsreiz nicht zu stark und die Regenerationsphase lang genug war. Auch der bekannte Muskelkater hat seine Ursache in kleinen Muskelfaserrissen. Die für den Heilungsprozess wichtige Entzündung führt zu den Schmerzen.

Wird der Muskel gereizt, kommt es innenliegend zu Blutungen. Durch das sich ausbreitende Blut entsteht im Muskel Druck, welcher auch auf das Bindegewebe übertragen wird. Da in den Muskeln selbst keine Schmerzrezeptoren liegen, sondern im Bindegewebe, dauert es, bis wir die Schmerzen wahrnehmen. Deshalb verspürt man immer erst einen oder zwei Tage nach der Belastung einen Muskelkater. Ein kleiner Muskelkater hat übrigens noch niemandem geschadet.

Finden diese Prozesse allerdings zu häufig hintereinander statt, kann die positive Anpassung nicht erfolgen. Der gewünschte Trainingseffekt kann sich nicht einstellen oder nur schlecht entwickeln. Je besser Ihr Körper trainiert ist, desto schneller erholt er sich auch. Diese schnelle Regeneration erfolgt dann auch nach besonderen Alltagsbelastungen.

TRAININGSSTEUERUNG: DIE HERZFREQUENZ

Damit sind wir bei einer weiteren, sehr praktikablen, doch teilweise auch überschätzten Größe für die Trainingssteuerung – der *Herzfrequenz*. Bei der Herzfrequenz sind folgende Werte von Bedeutung:

- Die maximale Herzfrequenz (MHF): Die *maximale Herzfrequenz* bildet die Grundlage vieler Berechnungsformeln. Meistens wird hier die Ihnen sicher geläufige Rechnung „220 minus Lebensalter" gemacht. Man weiß heute, dass die Herzfrequenz von deutlich mehr Faktoren abhängt als nur vom Alter. So ist erwiesen, dass Frauen tendenziell einen höheren Puls haben als Männer. Kurzum, die Herzfrequenz ist sehr individuell und lässt sich nur schwer über eine

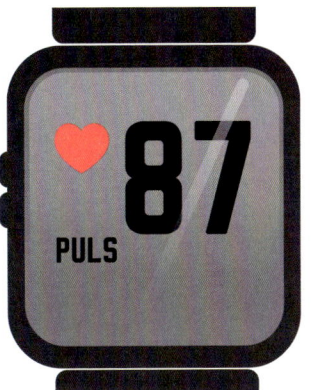

Formel berechnen. In den ersten 6-8 Wochen des Trainings arbeite ich mit meinen Anfängern nur auf der Basis des eigenen Körpergefühls und meiner Erfahrung als Trainer – ausgenommen, es ist eine Herzerkrankung bekannt. Wenn wir später mit einem Herzfrequenzmessgerät arbeiten, errechne ich die Trainingsfrequenz über mehrere Faktoren.

- Der Ruhepuls: Der *Ruhepuls* ist definiert als der Puls, den Sie morgens circa drei Minuten nach dem Aufwachen, also wenn Sie noch im Bett liegen, haben. Der Puls, den Sie am Schreibtisch oder im Auto haben, ist zwar ein Puls in Ruhe, aber eben nicht der Ruhepuls. Zur Berechnung der Trainingsfrequenz ist der Ruhepuls ideal, weil er über Nacht circa 6-8 Stunden lang keinen größeren Einflüssen ausgesetzt gewesen ist.

Für Spitzensportler spielt er vor allem im Trainingslager eine große Rolle. Sie messen ihn jeden Tag. Bei Abweichungen nach oben um mehr als fünf Schläge wissen sie, dass mit ihrem Körper etwas nicht stimmt und sie an diesem Tag etwas vorsichtiger trainieren sollten. Das austrainierte Herz eines Ausdauersportlers kann einen Ruhepuls von um die 30 Schläge pro Minute haben.

- **Der Trainingspuls:** Der *Trainingspuls* ist der Puls, den man laut der Trainingsvorgabe oder des jeweiligen Trainingsziels erreichen oder halten sollte. Wie schon erwähnt, ist die Berechnung der Trainingsherzfrequenz von mehreren Faktoren abhängig. Im Idealfall lassen Sie, wie beschrieben, eine entsprechende Leistungsdiagnostik durchführen.

- **Die Herzfrequenzvariabilität:** Unser Körper passt die Herzfrequenz stets den jeweiligen Erfordernissen an – bei Belastung geht der Puls schneller und in Ruhephasen sinkt die Herzschlagrate wieder. Diese Fähigkeit des Organismus, das Tempo des Herzrhythmus zu regulieren, nennt man *Herzfrequenzvariabilität* oder auch *Herzratenvariabilität*. Man geht davon aus, dass ein Körper umso fitter und gesünder funktioniert, je variabler das Herz schlagen kann. Bereits im dritten Jahrhundert n. Chr. kannte die chinesische Medizin dieses Phänomen. Da es nicht um Training, sondern um Diagnostik ging, wurden Aussagen wie diese getroffen: „Schlägt dein Herz wie eine Uhr, dann lebst du nicht mehr lange." Je höher die Frequenz während des Trainings wird, desto mechanisch genauer schlägt das Herz. Bei anhaltendem Stress ist die Herzfrequenzvariabilität aufgrund der ständigen Anspannung dagegen eingeschränkt. Im Training spielt die Variation der Trainingsreize, also auch der Reize auf die Herzfrequenz, eine große Rolle. Je variabler Sie sich belasten können, desto fitter sind Sie. Zu Beginn eines Ausdauertrainings ist es zunächst das Ziel, einen gleichmäßigen Rhythmus zu finden und sich zum Beispiel 30 Minuten lang in einem gleichmäßigen Tempo bewegen zu können. Danach muss der Körper mit variierenden Trainingsintensitäten belastet werden, um ihn immer wieder aus seinem Trainingszustand herauszuholen. Nur dann finden weitere Anpassungen statt.

TIPP

Bei einer flexiblen und ökonomischen Berechnung des Trainingspulses berücksichtige ich folgende Faktoren: Ruhepuls, Alter, Trainingshäufigkeit, Sportart und Trainingsziel. Ich weiß aus Erfahrung, dass ich im Vergleich zur Labordiagnostik mit meinen Berechnungen sehr gut liege. Als Leser dieses Buchs biete ich Ihnen an, mich per E-Mail zu kontaktieren, und ich werde Ihnen Ihren Trainingspuls kostenfrei berechnen.

Gehen Sie auf meine Homepage: www.joachimauer.de

DER UNTERSCHIED ZWISCHEN FETTSTOFFWECHSELTRAINING UND MAXIMALER FETTVERBRENNUNG

Das Thema *Fettverbrennung* und *Fettstoffwechsel* spielt eine wichtige Rolle beim Gesundheitssport. Jedoch werden diese beiden Begriffe häufig zu Unrecht in einen Topf geworfen. Richtig ist zwar, dass der Fettstoffwechsel durch Training in einer niedrigen Belastungsintensität angeregt wird. Ein weit verbreiteter Fitnessirrtum ist es aber, zu glauben, dass die maximale Fettverbrennung bei einer niedrigen Belastungsintensität (die zum Beispiel über die Herzfrequenz gesteuert werden kann) erfolgt. Das trifft nämlich so nicht zu.

Wenn Sie Sport treiben, verzehrt Ihr Körper Energie. Die eisernen Reserven, also die Fettdepots, verbrennt der Organismus allerdings nur, wenn er unbedingt muss oder aber darauf trainiert ist, sie rechtzeitig einzusetzen. Solange dem Organismus genügend Kohlenhydrate zur Energiegewinnung zur Verfügung stehen, verbraucht er diese vornehmlich auch – und zwar unabhängig davon, ob Sie nun schnell oder langsam laufen. Die meisten Kalorien werden sogar bei intensivem Training verbrannt, also bei einer höheren Herzfrequenz. Wenn Sie beispielsweise eine Stunde lang joggen, legen Sie eine umso größere Strecke zurück, je schneller Sie laufen. Somit verbrauchen Sie in dieser Zeitspanne auch umso mehr Energie, je schneller Sie laufen. Austrainierte Sportler verfügen über einen sehr guten Fettstoffwechsel.

Der Körper ist darauf trainiert, frühzeitig seine Vorräte einzusetzen und verbrennt deshalb sogar eher mehr Fett, wenn er intensiv belastet wird. Untrainierte dagegen verbrauchen bei zügigen Trainingseinheiten eher Energie aus Kohlenhydraten, da ihr Körper nicht schnell genug ausreichend auf seine Fettreserven zugreifen kann.

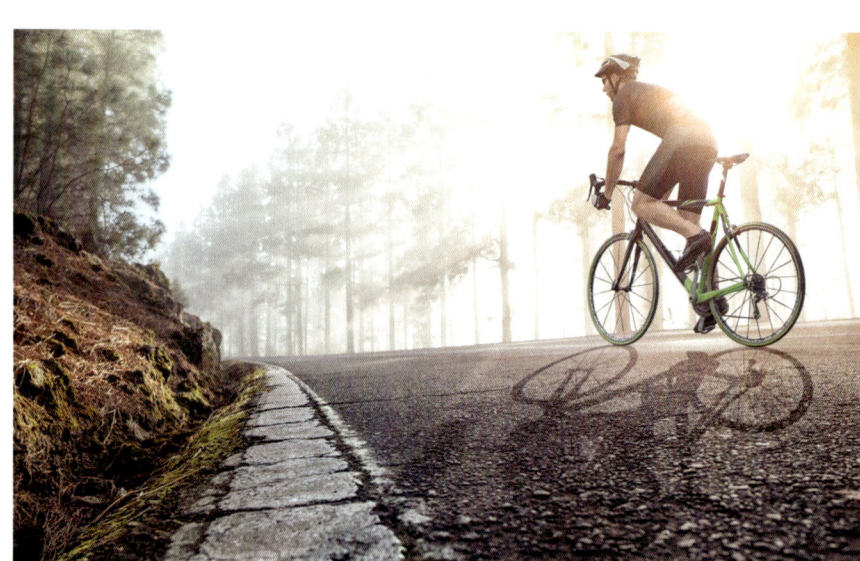

Es gibt also keine Trainingsform, die sich speziell für die maximale Fettverbrennung eignet. Ein Training bei niedrigem Puls (circa 65 % der maximalen Herzfrequenz) hat aber den Vorteil, dass es den Fettstoffwechsel fördert. Der Organismus lernt, Fett früher und besser einzusetzen.

Das *Fettstoffwechseltraining* spielt deshalb eine große Rolle in der Prävention – es zielt darauf ab, den Körper regelmäßig in einen Energieengpass zu bringen, sodass er beginnt, immer früher auf die Fettdepots zuzugreifen, und bei der Energiegewinnung Kohlenhydrate und Fette effizient zu mischen. Um diesen Energieengpass herzustellen, ist es allerdings nötig, die Belastung auf eine Dauer von mindestens 60 Minuten auszudehnen.

Durch regelmäßiges Training bei niedrigem Puls kann Ihr Körper also lernen, bei Belastung frühzeitig auf die Fettreserven zurückzugreifen. So können Sie länger trainieren, bevor die Energie aufgebraucht ist. Auch im Alltag dauert es länger, bis Sie Ihrem Organismus wieder Nährstoffe nachliefern müssen, es stellt sich also nicht so schnell ein

Hungergefühl ein. Dieser Effekt wird maßgeblich unterstützt, wenn Sie auch regelmäßig ein Kräftigungstraining absolvieren. Jedes Ausdauertraining vermehrt die Anzahl der Mitochondrien in den Muskelzellen und erhöht ihre Leistungsfähigkeit. In diesen „Kraftwerken" der Zellen findet nämlich die Energiegewinnung statt. Dabei werden sowohl Kohlenhydrate als auch Fett aerob verbrannt, das heißt, unter Zufuhr von Sauerstoff. Zum Abbau von Kalorien ist es folglich wichtig, dass diese Kraftwerke über einen längeren Zeitraum Energie erzeugen. Bei den meisten Ausdauersportarten werden allerdings immer nur die gleichen Muskelgruppen beansprucht. Um auch jene Muskeln zu trainieren, die sonst nicht gefordert werden, sollten Sie daher zusätzlich gezielte Kräftigungsübungen machen. Dann stehen dem Körper umso mehr Mitochondrien zur Verfügung, die Fett verbrennen können.

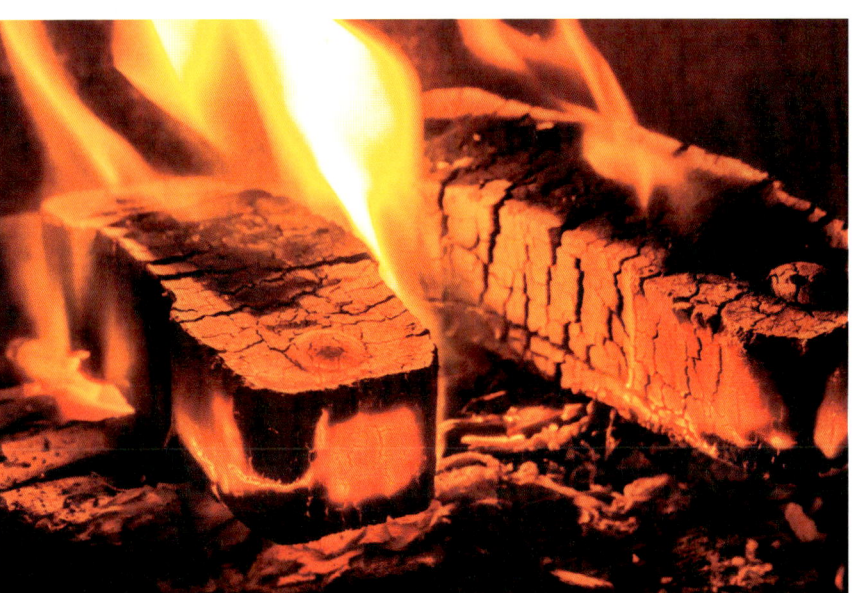

Fett könnte man mit Briketts vergleichen und Kohlenhydrate mit Papier. Diese Briketts beginnen nur dann zu brennen, wenn auch genügend Papier für Hitze sorgt. Mit anderen Worten: ohne Kohlenhydrate keine Fettverbrennung. Es ist daher ein Trugschluss, zu glauben, wenn man morgens mit nüchternem Magen eine Runde liefe, würde der Körper ausschließlich Fett verbrennen, da ihm keine Kohlenhydrate zur Verfügung stünden. Sie sollten Ihren Blutzuckerspiegel durch eine halbe Banane, ein Glas Orangensaft, ein

Stück Brot oder irgendeinen anderen kohlenhydratlastigen Snack anheben, damit das „Feuer" in den Mitochondrien richtig angefacht wird. Spitzensportler absolvieren zwar Trainingseinheiten auf nüchternen Magen – dies aber, um ihrem Körper beizubringen, auch ohne Energiezufuhr noch eine ordentliche Leistung zu erbringen. Das hat jedoch mit Prävention und Gesunderhaltung nichts zu tun.

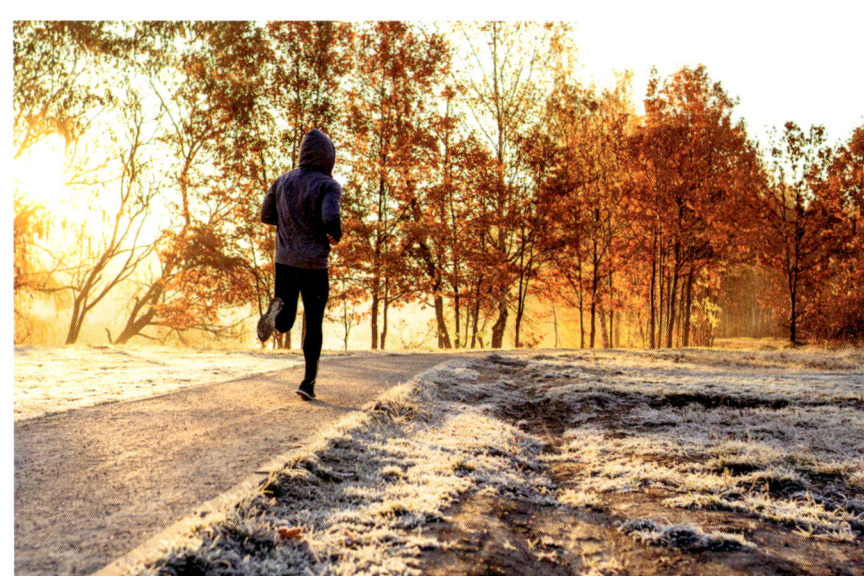

Fazit: Ihr Ziel sollte es sein, den Körper so zu stimulieren, dass er in der Zeit, in der Sie nicht trainieren (circa 165 Stunden pro Woche), den Kaloriengrundumsatz erhöht. Das erreichen Sie, indem Sie regelmäßig trainieren und dabei möglichst viele Muskelgruppen aktivieren. Denn je mehr Kraftwerke in Muskelzellen die Energie aus der Nahrung umwandeln, desto besser. Regelmäßiges Training beginnt ab zwei Einheiten pro Woche. Es gibt keinen optimalen Pulswert, den Sie halten müssen, damit die maximale Menge Körperfett abgebaut wird. Eine Stunde Laufen bei einem hohen Puls verbraucht mehr Energie als eine Stunde langsames Laufen bei niedrigem Puls. Wichtig ist, dass Ihr Körper gelernt hat, überhaupt frühzeitig Fett zur Energiegewinnung zur Verfügung zu stellen. Und, ganz wichtig: Vergessen Sie nicht, dass Knorpel, Sehnen und Bänder Zeit benötigen, um sich an die Belastung anzupassen. Legen Sie also nicht gleich in einem hohen Tempo los, sondern steigern Sie die Trainingsintensität langsam und kontinuierlich.

DAS IMMUNSYSTEM BEI KÖRPERLICHEM TRAINING

Körperliches Training bedeutet immer auch Stress für unseren Körper. Bei anstrengendem Training werden Muskelzellen zerstört, die dann vom Immunsystem abtransportiert werden. In der anschließenden Regenerationsphase entwickelt der Körper eine stärkere Immunabwehr und auch das neu gebildete Gewebe ist stabiler. Durch regelmäßiges Training passen sich alle Organsysteme, wie das Herz-Kreislauf-System, das vegetative Nervensystem und eben auch das Immunsystem, an die höhere Beanspruchung an. Wer in vernünftigem Maße Sport treibt, stärkt also die Abwehrkräfte des Körpers. Eine wohl abgestimmte Trainingseinheit ist prinzipiell positiver Stress und regelmäßiges Sporttreiben unterstützt unser Immunsystem wesentlich.

Werden dem Körper allerdings zu große Leistungen abverlangt und kommt die Regeneration anschließend zu kurz, so ist das Immunsystem überlastet. – Der Organismus wird anfälliger für Infekte, häufig treten dann Atemwegserkrankungen auf. Um es ganz deutlich zu machen: Hohe Trainingsumfänge schaden dem Immunsystem nicht, es ist nur wichtig, nach hohen Belastungen ausreichende Regenerationsphasen einzuplanen.

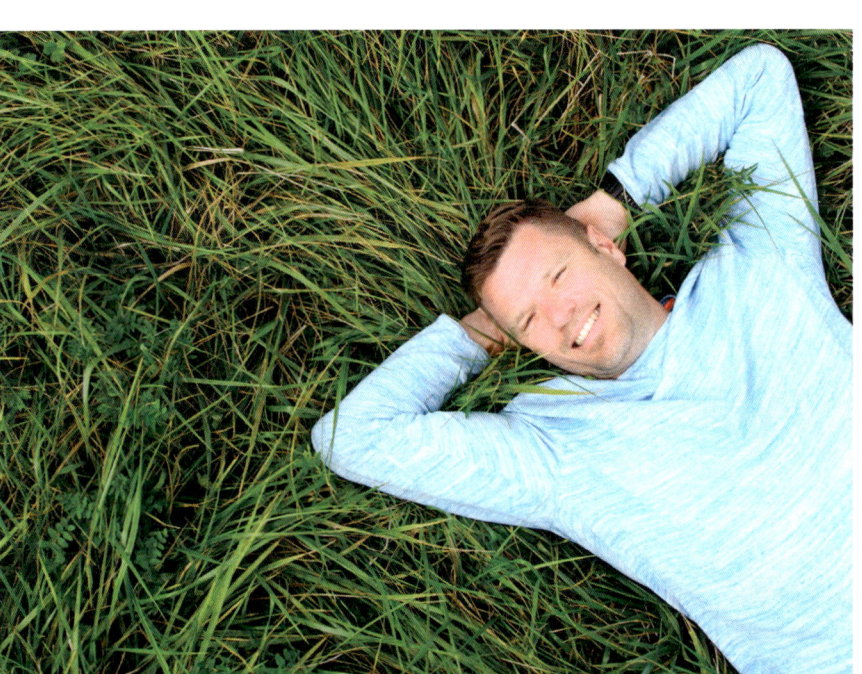

Auch ist Vorsicht geboten, wenn wir uns in einer Stressphase für die Psyche befinden. Grundsätzlich müssen wir zwischen positivem, lebensnotwendigem und negativem Stress unterscheiden (siehe auch Kapitel 12): Lockeres Training im Grundlagenbereich zum Ausgleich ist immer positiver Stress, der uns in Phasen psychischer Belastung helfen kann. Forderndes Training dagegen kann in solchen Zeiten eher kontraproduktiv wirken, da das Immunsystem bei starker psychischer Belastung bereits angegriffen ist. Krankheitserregern stehen dann Tür und Tor offen, man nennt diese Infektanfälligkeit auch *Open-Window-Syndrom*, die ungefähr drei Stunden nach einer fordernden Trainingseinheit anhält. Wenn Sie bereits angeschlagen sind, sollten Sie sich also lieber einen Tag länger erholen.

Die Belastungen des Alltags müssen Sie folglich in Ihre Trainingsplanung miteinbeziehen und in sehr stressigen Zeiten regeneratives Training fordernden Einheiten vorziehen. Dann kann sportliches Training Ihr Immunsystem positiv beeinflussen. Wenn Sie sich gesundheitlich stabil fühlen, können auch hohe Trainingsumfänge mit entsprechenden anschließenden Regenerationsphasen Ihr Immunsystem stärken.

DAS AUSDAUERTRAINING AUF EINEN BLICK

Kurz dargestellt, sollte das allgemeine aerobe Ausdauertraining so aussehen:

Belastungshäufigkeit: Mindestens zwei, später idealerweise drei Belastungseinheiten pro Woche.

Belastungsdauer: Mindestens 20 Minuten, besser 30 Minuten und länger. Nach 30 Minuten ist die „Maschine", Ihr Körper, richtig warm und die entsprechenden Stoffwechselreize werden in Gang gesetzt.

Belastungsintensität: Eine aerobe Belastung: Trainieren Sie erst gleichmäßig, später (nach 6-8 Wochen) mit wechselnden Belastungsintensitäten, bei denen Sie sich dann gern hin und wieder auch etwas fordern dürfen.

Belastungsform: Alle Sportarten, bei denen mehr als nur eine Muskelgruppe zum Einsatz kommt, also beispielsweise Schwimmen, Radfahren, Laufen, Crossskating, Langlauf, Inlineskating oder Rudern.

Nutzen Sie den gleichmäßigen Rhythmus einer Ausdauersportart und lassen Sie Ihren Gedanken freien Lauf. Wenn Sie es geschafft haben, sich 30 Minuten am Stück körperlich zu belasten, werden Sie das dadurch gewonnene Körpergefühl nicht mehr missen wollen.

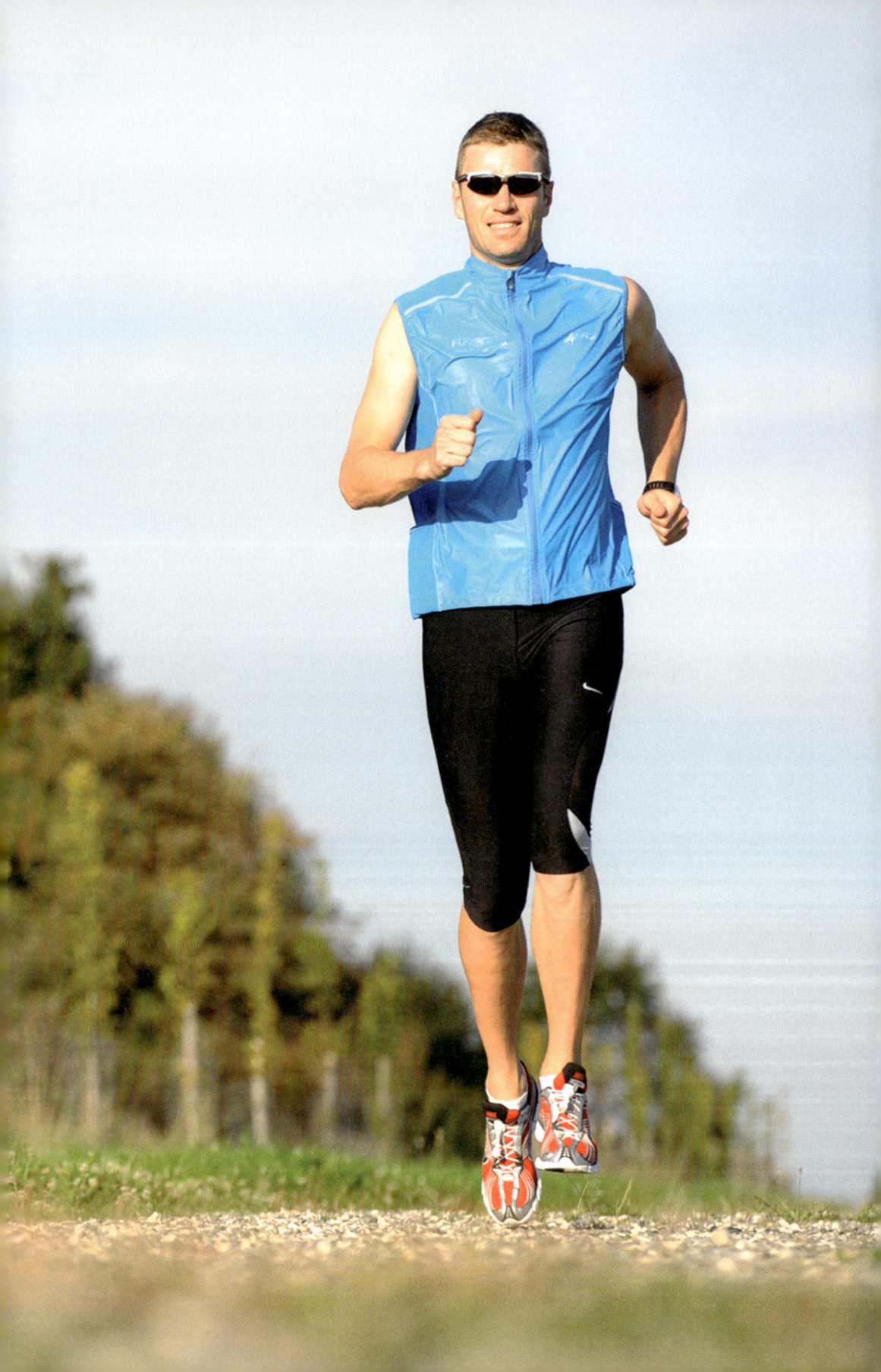

10 LAUFEN

Laufen ist die natürlichste Fortbewegungsart, denn unser Körperbau ist darauf ausgerichtet. Da man es ohne viel Aufwand immer und überall betreiben kann, ist das Laufen in seinen verschiedenen Formen (z. B. Gehen, Nordic Walking, Joggen, Wandern) die beliebteste, flexibelste und auch günstigste Sportart.

Deshalb bekommt das Thema *Laufen* ein eigenes Kapitel in diesem Buch. Ich weiß, dass nicht jeder zum Läufer geboren ist – ich weiß aber auch, dass Laufen natürlich ist und dass jeder laufen kann. All diese Effekte treten allerdings nur dann auf, wenn der Läufer seinen Körper und dessen Reaktion auf körperliches Training kennt und er in der Lage ist, eingefahrene Bewegungsmuster aus dem Alltag aufzulösen. Sie sollten einen natürlichen und leichten Laufstil anstreben. Nur so werden Sie Spaß am Laufen entwickeln, Ihre Ziele mit diesem Sport erreichen und langfristig dabeibleiben.

LAUFEN DIENT DEM GESAMTEN ORGANISMUS

Durch den Einsatz großer und vieler Muskelgruppen bietet das Laufen diverse Vorteile für den Körper als Gesamtsystem:

- Der Stoffwechsel wird angeregt beziehungsweise der Kalorienverbrauch gesteigert.
- Das Herz-Kreislauf-System wird sowohl be- als auch entlastet.
- Die Lungen und Atemwege werden trainiert.
- Durch die Arbeit des Zwerchfells und die Drehung der Wirbelsäule erhalten viele Organe wichtige Impulse.
- Die Bandscheiben werden be- und entlastet.
- Laufen bedeutet allgemein, den Rücken zu trainieren.
- Laufen dient der Psychohygiene, also dazu, psychisches Wohlbefinden zu erlangen und sich zu bewahren.

LAUFEN: STIL UND TECHNIK

Bevor ich zu einer konkreten Beschreibung des natürlichen Laufens komme, sind zunächst noch einige Grundlagen zu klären. Es gibt einen klaren Unterschied zwischen Ihrem *Laufstil* und Ihrer *Lauftechnik*. Ihr *Stil* ist Ihnen eigen und er wird auch weitestgehend so bleiben, wie er ist. Ihr körperliches Erscheinungsbild und vor allem Ihre Art, sich zu bewegen, sind Ausdruck Ihrer Persönlichkeit. Das ist wichtig und schön, denn es unterstreicht Ihre Individualität.

Man weiß heute auch, dass nicht derjenige Läufer die größten Siegchancen hat, der aus biomechanischer Sicht die beste Technik anwendet, sondern derjenige, der seine individuellen Möglichkeiten am besten ausschöpft. Dies ist gar nicht so einfach, wie man zunächst denken könnte – aufgrund einseitiger Belastungen im Alltag kommt es häufig zu muskulären Dysbalancen und in der Folge zu bestimmten Bewegungsmustern, die einen ökonomischen Laufstil verhindern.

Sollten Sie beispielsweise während der Arbeit die meiste Zeit sitzen und keinen Ausgleichssport betreiben, so wäre es nicht ungewöhnlich, wenn Ihre Hüftbeugemuskulatur verkürzt wäre. Eine solche Verkürzung führt dazu, dass man sich auch beim Laufen nicht wirklich aus der Hockstellung in der Hüfte befreien kann. Das tut zwar nicht weh, es gibt dadurch aber keine Phase der Entlastung für die Oberschenkel, die somit sehr schnell ermüden.

Der Spaß am Laufen hält sich folglich in Grenzen. Ich habe Läufer betreut, die mir erzählten, dass Sie nun schon ein Jahr trainierten, aber einfach keine Fortschritte verspürten. Recht häufig kann man diese Schwierigkeiten mit ein paar Tipps zur Lauftechnik und der einen oder anderen Ausgleichsübung lösen. Dann macht Laufen Spaß und kann sich natürlich und leicht anfühlen.

Ihre körperlichen Voraussetzungen und Ihre Lebensumstände beeinflussen Ihr läuferisches Erscheinungsbild. Die Frage ist nun, ob einer dieser Faktoren eben auch die Ökonomie Ihres Laufens beeinflusst und wie man in diese Ausgangssituation eingreifen könnte.

FAKTOREN, DIE BEIM LAUFEN ZU BEACHTEN SIND

Faktoren, die den individuellen Laufstil beeinflussen, sind:

- die Anatomie, sprich die Körperhaltung;
- die Kraft in den Beinen, aber auch in der Rumpfmuskulatur, sowie deren Stabilität;
- die Beweglichkeit der Gelenke und die Elastizität des Bindegewebes.
- Die Fuß- und Beinstellung – wie viel Spannkraft hat Ihr Fußgewölbe? Haben Sie X- oder O-Beine?

Faktoren, die für eine gute Lauftechnik sprechen, sind:

- Ein optimierter, ökonomischer Bewegungsablauf. Energiesparen liegt im Trend, fangen Sie also beim Laufen damit an.
- Mit einer guten Lauftechnik beugen Sie auch Verletzungen und Überlastungsschäden vor.
- Wenn sich das Gelände ändert oder Sie sich, abgesehen von einem gesunden Lebensstil, auch noch sportliche Ziele gesteckt haben, sollten Sie die Möglichkeit haben, Ihre Lauftechnik anzupassen.
- Ihr Erscheinungsbild während des Laufens verbessert sich.

Grundsätzlich lässt sich die *Lauftechnik* erst einmal danach beurteilen, wie der Fuß aufgesetzt wird. Je nachdem, mit welchem Teil des Fußes man zuerst den Boden berührt, wird zwischen einem *Vorfuß-*, *Mittelfuß-* oder einem *Fersenläufer* unterschieden. Alle drei Fußaufsätze haben ihre Vor- und Nachteile. Würde man zurück zu unseren Wurzeln gehen, müsste man für das Vorfußlaufen argumentieren, da es dem Barfußlaufen entspricht.

Da wir aber schon seit einigen Jahren Schuhe tragen und die Muskeln eines Freizeit- und Gesundheitssportler zunächst nicht ausgebildet genug für diese Technik sind, konzentrieren wir uns auf einen anderen natürlichen Laufstil. Beim Mittelfußlauf, bei dem der

Fuß im Prinzip als Ganzes aufsetzt, wird die muskuläre und orthopädische Belastung am gleichmäßigsten verteilt. Es ist also sinnvoll, diese Art des Laufens einmal etwas genauer zu betrachten. Im Folgenden zeige ich Ihnen deshalb die Merkmale eines natürlichen und ökonomischen Laufstils auf.

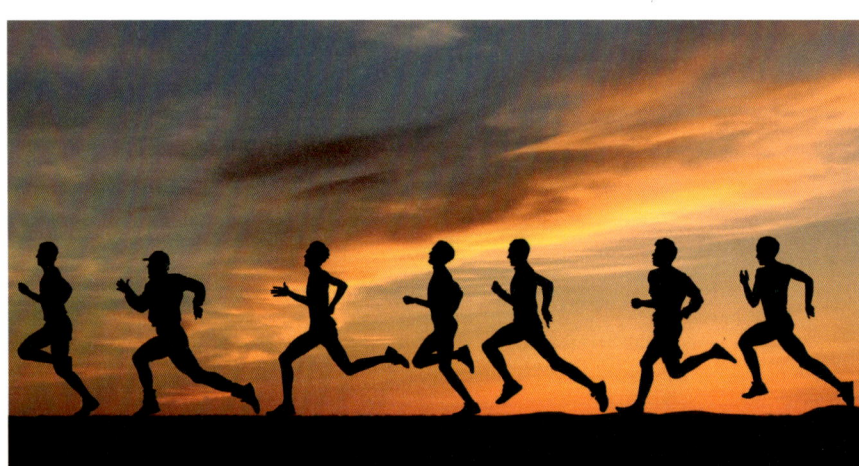

Kurze Schritte

Die meisten Läufer haben am Anfang die Tendenz, viel zu lange Schritte zu machen. Sie setzen den Fuß zu weit vor dem Körperschwerpunkt mit einem gestreckten Knie auf. Da die Kraft in der Oberschenkelrückseite für diese Art zu laufen nicht genügend ausgebildet ist, hebelt der Läufer sich mit Schwung über das Kniegelenk. Und das bei jedem Schritt. Der lange Schritt führt nämlich häufig dazu, dass die Ferse in den Boden gerammt wird und die Bewegung bremst. Die Kräfte (bei jedem Schritt circa das Zwei- bis Dreifache des Körpergewichts) wirken damit in die falsche Richtung. Statt zur Beschleunigung beizutragen, wird der Fuß zunächst brutal abgebremst und muss dann erneut in Schwung gebracht werden. Der Stoß wird auf das gestreckte Knie übertragen und in der Folge auf die Hüfte und den Rücken. Knie- oder Rückenbeschwerden sind vorprogrammiert.

> MIT GROSSEN SCHRITTEN GEWINNEN WIR VIELE METER,
> MIT KLEINEN KOMMEN WIR ANS ZIEL.

Hohe Schrittfrequenz

Versuchen Sie, sich eine hohe Schrittfrequenz anzugewöhnen. Ein durchschnittlich großer Mensch hat bei gleichmäßigem Lauftempo etwa eine Frequenz von 160 Schritten pro Minute. Schauen Sie auf die Uhr und zählen Sie mit, wie viele Schritte Sie mit einem Bein machen. Die Schrittzahl sollte dann 80 betragen.

Flacher, lockerer Fußaufsatz unter dem Körperschwerpunkt

Was diese Anweisung schwierig macht, ist das Wort locker. Die meisten Anfänger besitzen nicht etwa zu wenig Körperspannung, sie haben vielmehr Schwierigkeiten damit, im richtigen Moment loszulassen, also zu entspannen. Muskeln brauchen jedoch eine Entspannungsphase, um sich mit Sauerstoff und neuer Energie zu versorgen.

In unserem kontrollierten und durchorganisierten Alltag ist es schon beinahe nicht mehr möglich, loszulassen oder etwas einfach geschehen zu lassen. Die Laufbewegung entsteht nicht durch das kontrollierte Voreinandersetzen der Füße, sondern durch eine rotierende Bewegung des Rumpfs, die bewirkt, dass die Beine aus der Hüfte „locker" mitpendeln. Das Bewegungsbild ist zwar ein ganz anderes, anstrengend ist es aber dennoch.

Viele meiner Laufschüler kämpfen zu Beginn beim Laufen mit muskulären Problemen, vor allem in der Wade und im Schienbein. Die Anspannung und Kontrolle der Schritte ist zu Beginn so hoch, dass die Muskeln in diesem Bereich stark anschwellen und in ihrer „Wohnung", *Muskellogen* genannt, keinen Platz mehr haben. Sie drücken zu stark an die Außenwände.

Dieser Druck auf die Sehnen führt zu besagten Schmerzen in Wade und Schienbein. Es wird häufig beschrieben, dies würde sich anfühlen, als habe man ein Loch im Schienbein. Die Schmerzen sind Teil des natürlichen Anpassungsprozesses des Körpers an die Belastung, sie klingen nach einiger Zeit ab. Spannen Sie während des Laufens Bauch und Po an und versuchen Sie, sich in den Schritt fallen zu lassen, ohne dabei wie ein Elefant aufzustampfen. Sie dürfen Ihre Schritte aber schon hören. Gerade wenn Sie auf Schotter laufen, unterstützt dieses Geräusch auch Ihr Rhythmusgefühl.

Kontrollierter Bodenkontakt

Ein kontrollierter Bodenkontakt entsteht durch regelmäßiges Training, vor allem aber durch Barfußlaufen und Koordinationsübungen, wie die des *Lauf-Abcs*. Man muss ihn sich also erarbeiten. Je regelmäßiger Sie laufen, desto sicherer werden Sie auch bei unebenen Untergründen oder glatten, matschigen Böden im Winter.

Aktive Armarbeit

Was schätzen Sie, welchen Anteil am Vorwärtstrieb Ihre Arme zum Beispiel beim Bergauflaufen haben? Mit Ihren Armen können Sie bis zu 30 % des Vortriebs erzeugen. Wenn man bedenkt, dass die Arme ja eigentlich in der Luft sind, ist das ganz schön viel. Aber auch hier gilt: Hohe Effektivität ist nur dann möglich, wenn ein stabiles Widerlager, also eine kräftige Rumpfmuskulatur, vorhanden ist.

Der Begriff *Armpendel* beschreibt schon, wie die Arme bewegt werden sollten: Sie schwingen seitlich am Körper, parallel zur Laufrichtung. In der Armbeuge haben sie ungefähr einen rechten Winkel. Die Hände sind leicht geöffnet, Sie machen also eine lockere Faust, und die Daumen zeigen nach oben. Es ist sehr wichtig, dass die Arme seitlich am Körper pendeln.

Viele Läufer dagegen schwingen aus Lässigkeit mit den Armen quer vor dem Körper und damit gegen die Bewegungsrichtung. Auch die Handhaltung ist von Bedeutung. Wenn der Daumen zur Seite oder gar nach unten zeigt, entstehen in bestimmten Muskelgruppen reflexartig ganz andere Spannungszustände, die unserer angestrebten Lauftechnik nicht zuträglich sind. Der Ellbogen pendelt so weit nach hinten, dass hinter dem Rücken das sogenannte *Läuferdreieck* entsteht.

Ein Läufer neben Ihnen würde durch dieses Dreieck hindurchschauen können. Auch nach vorn sollte der Ellbogen so weit pendeln, dass er zumindest vor den Rumpf kommt. Wie Sie sehen, spielt die Bewegung der Arme auch beim Laufen eine wichtige Rolle und ihr Anteil an einem natürlichen und leichten Laufstil ist nicht zu unterschätzen.

Stabiler Rumpf

Der stabile Rumpf ist, wie schon mehrfach erwähnt, für nahezu jede menschliche Bewegung elementar. Einmal pro Woche sollte auch für jeden Läufer ein Rumpfkrafttraining auf dem Plan stehen. Ihre Leistungen werden sich dann deutlich verbessern und Sie ein besseres Laufgefühl bekommen.

Körperwahrnehmung

Jedes Training zielt darauf ab, das Gefühl für den eigenen Körper und dessen Bewegungen zu verbessern. Es gibt viele Wege, dies zu erreichen. Am besten ist es, diese Bewusstheit durch Bewegung zu erfahren. Um ein Gefühl für sich selbst beim Laufen zu bekommen, ist es sinnvoll, andere dabei zu beobachten, wie sie laufen und sich dabei bewegen. Es geht keinesfalls darum, die anderen schlechtzumachen, sondern nur darum, sich selbst vor dem Hintergrund des hier gewonnenen Wissens in ein Verhältnis zu den anderen zu setzen. Weitere Methoden, das eigene Körpergefühl zu verbessern, sind Koordinationsübungen wie das Lauf-Abc. Und auch das bewusste Verstärken einzelner Bewegungsabläufe ist hilfreich. Halten Sie beispielsweise einmal die Arme extrem stark angewinkelt und achten Sie auf Ihre Schrittfrequenz. Was passiert umgekehrt, wenn Sie die Arme hängen lassen?

Wechseln Sie von übertrieben langen zu sehr kurzen Schritten und beobachten Sie, welche Auswirkungen dies auf Fußaufsatz, Hüftstellung und Armarbeit hat. Solche Übungen können helfen, eine bessere Vorstellung von der Bewegung zu gewinnen. Beachten Sie stets die Auswirkungen auf den gesamten Ablauf, denn jedes Detail bewirkt auch Änderungen an anderer Stelle. Indem Sie wahrnehmen, was passiert, wenn Sie eine Körperhaltung kurzzeitig extrem verstärken, können Sie nachvollziehen, welche Folgen Fehlhaltungen über Monate und Jahre hinweg bewirken können.

Vor diesem Hintergrund lassen sich auch die lauftechnischen Übungen mit anderen Augen betrachten. Jede Übung fordert den Einsatz des gesamten Bewegungsapparats. Achten Sie immer auf eine gute Streckung der Hüfte und auf einen aufgerichteten Rumpf. Nehmen Sie wahr, was passiert, wenn Sie eine Körperhaltung kurzzeitig extrem verstärken. Können Sie sich vorstellen, welche Folgen eine Fehlhaltung über Monate und Jahre hinweg dann nach sich ziehen kann?

DAS LAUF-ABC

Das *Lauf-Abc* ist eine Anleihe aus der Leichtathletik. Sie sollten es regelmäßig in Ihr Trainingsprogramm einbauen, es verbessert Ihren Laufstil und hilft Ihnen, freier und geschmeidiger zu laufen.

Wichtig ist, dass die einzelnen Laufübungen voll konzentriert durchgeführt werden, denn auch hier geht Qualität vor Quantität. Sie sollten noch nicht ermüdet sein. Vor dem Lauf-Abc sollten Sie sich immer 5-8 Minuten aufwärmen. Dies verbessert die Koordination und erleichtert somit spürbar den anschließenden Trainingslauf. Vor allem, wenn Sie Ihr Training nach einem langen, einseitigen Tag beginnen, den Sie zum Beispiel hauptsächlich im Sitzen verbracht haben, sollten Sie fixierte Bewegungsmuster auflösen. Um den Übungen einen Anfang und ein festgelegtes Ende zu geben und die eigene Konzentration zu unterstützen, sollten Sie sich im Gelände immer einen Zielpunkt aussuchen (beispielsweise einen Baum). Die Streckenlänge kann je nach Übung zwischen 30 und 50 m variieren.

ÜBUNGEN

ÜBUNG 54: HOPSERLAUF

- Nach einem dynamischen Absprung von einem Bein strecken Sie das Absprungbein und versuchen, leicht auf dem Vor- beziehungsweise Mittelfuß zu landen. Danach setzen Sie zum nächsten Sprung mit dem anderen Bein an.

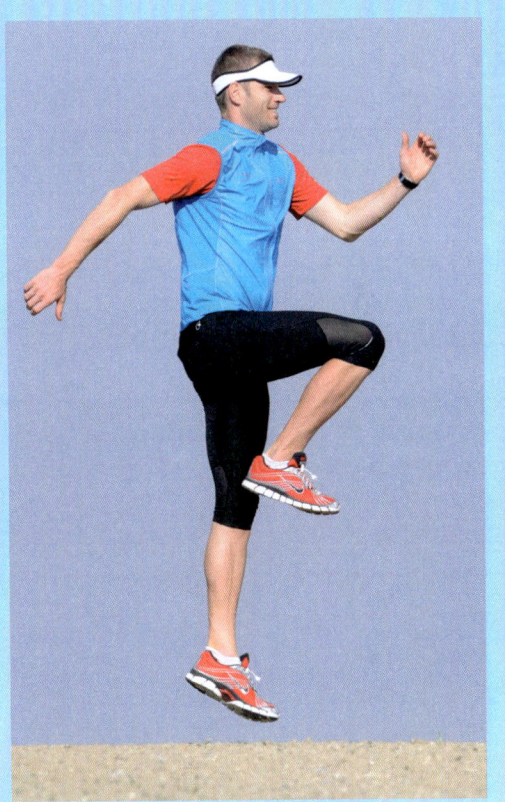

ÜBUNGEN

ÜBUNG 55: SEITGALOPP MIT SEITLICH GEFÜHRTEN ARMEN

- Diese Übung entspricht dem Hopserlauf, nur dass Sie sich nun seitlich hinstellen und sich seitwärts fortbewegen.

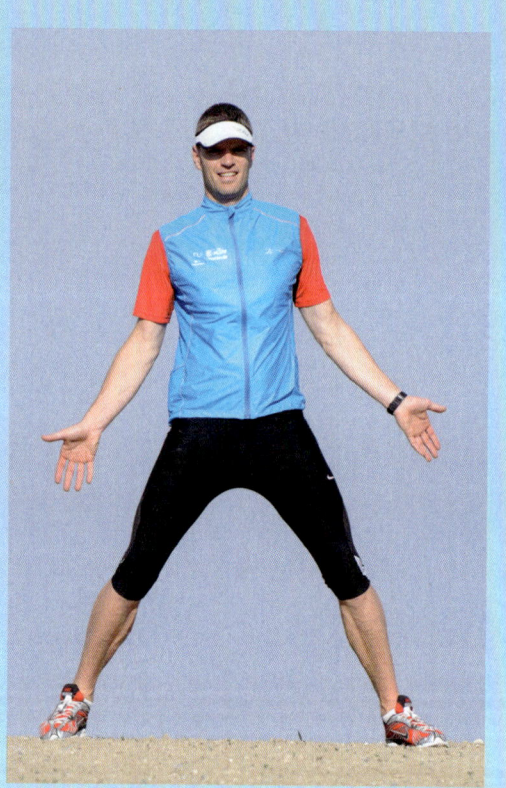

ÜBUNGSVARIANTE

SEITGALOPP MIT GEHOBENEN ARMEN

- Wenn Sie den ganzen Tag im Büro waren, empfiehlt es sich, dabei wie ein Handballtorwart die Arme mitzubewegen. Sie beanspruchen dadurch die verkürzte Muskulatur Ihres Oberkörpers. Machen Sie die Übung abwechselnd in beide Richtungen.

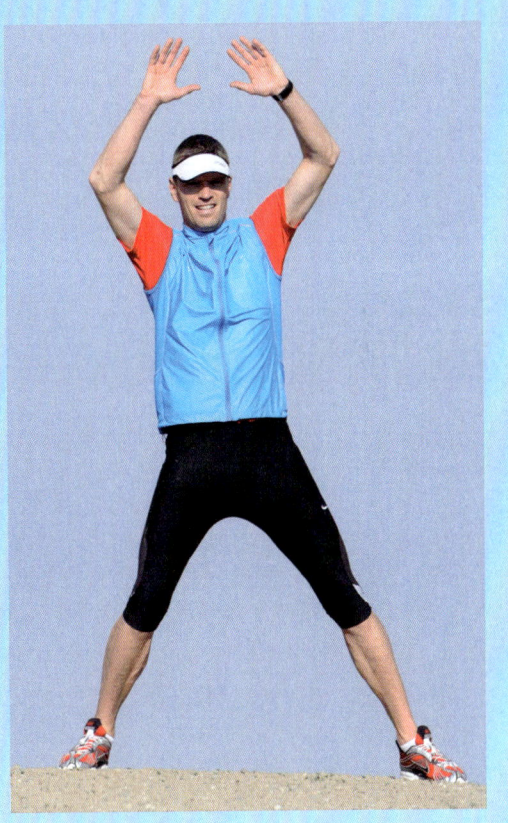

ÜBUNGEN

ÜBUNG 56: KNIEHEBELAUF

- Heben Sie abwechselnd die Knie an. Ganz wichtig ist dabei die Vorlage des Oberkörpers, verlagern Sie den Körperschwerpunkt nicht nach hinten. Die Hände führen Sie beim Laufen parallel zum Körper aktiv mit. Bei einem mittleren Lauftempo ziehen Sie das Knie jeweils so weit hoch, dass der Oberschenkel maximal in die Waagerechte kommt, nicht höher!

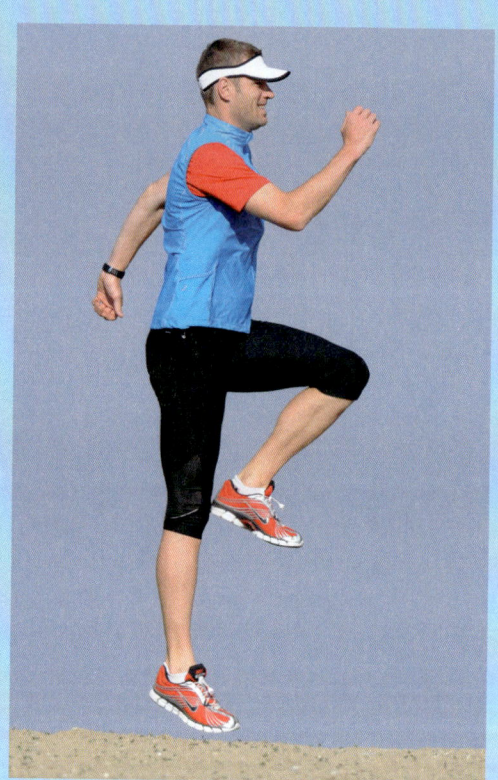

ÜBUNGEN

ÜBUNG 57: ANFERSEN

- Laufen Sie langsam und heben Sie die Fersen abwechselnd zum Gesäß. Gehen Sie dabei in eine leichte Vorlage. Die Arme können Sie beim Laufen mitführen oder Sie legen die Hände mit den Handflächen nach außen an den Po, sodass die Fersen an die Handflächen schlagen. Gelaufen wird nur auf dem Vorfuß.

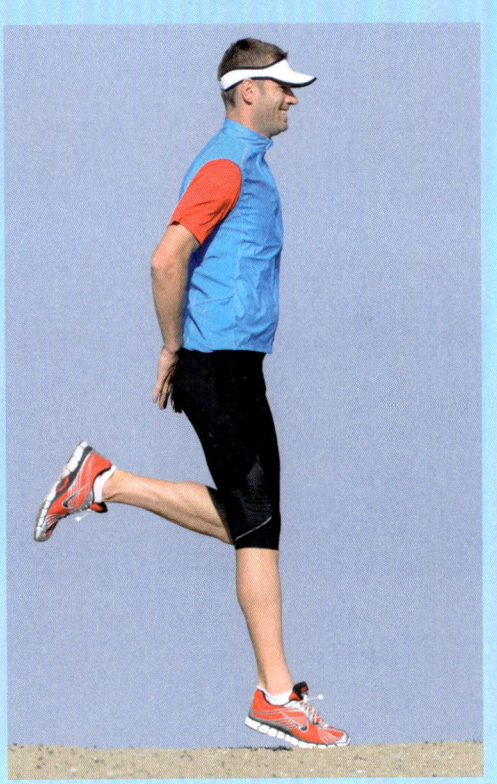

ÜBUNGEN

ÜBUNG 58: **HOCKSTRECKSPRÜNGE**

- Gehen Sie zunächst in die Hocke. Schwingen Sie in der Hocke die Arme von hinten nach vorn und drücken Sie sich ab.

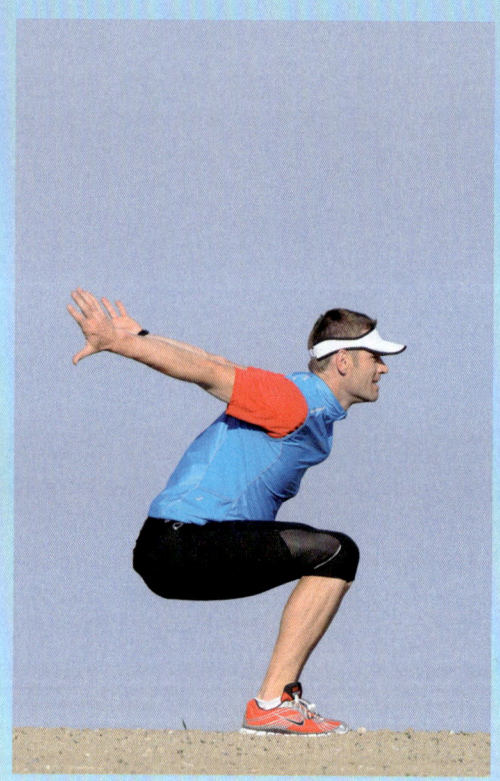

● Im Sprung strecken Sie den Körper und die Arme ganz.

ÜBUNGEN

ÜBUNG 59: ÜBERKREUZLAUFEN

- Bei dieser Übung laufen Sie seitwärts und überkreuzen abwechselnd die Beine vorn und hinten. Die Arme schwingen Sie gegengleich zu den Beinen nach vorn.

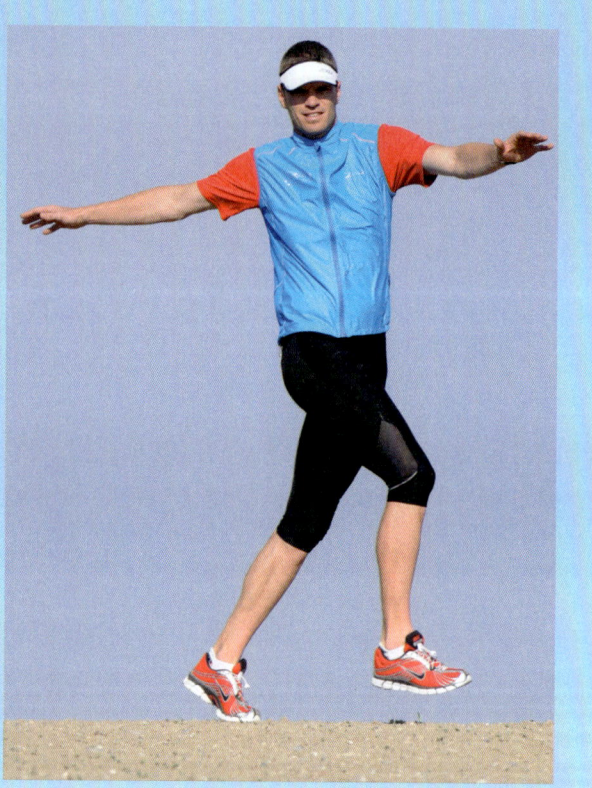

ÜBUNGEN

ÜBUNG 60: **BALLENLAUF**

- Sie laufen langsam auf dem Vorfuß und federn nach dem Aufsetzen im Kniegelenk nach. Sie
können ebenso auch mit der Ferse
aufsetzen und bewusst über den
Mittelfuß abrollen.

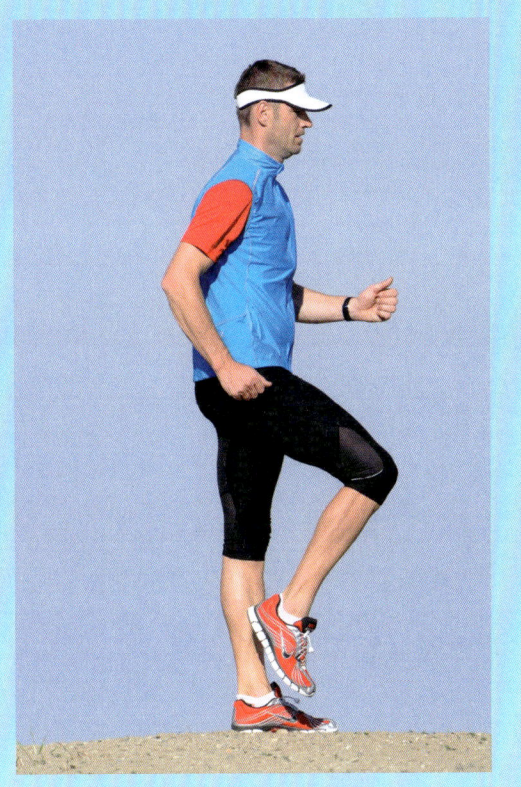

ÜBUNGEN

ÜBUNG 61: RÜCKWÄRTSLAUFEN

- Diese Übung können Sie ab und an während des Laufens einbauen. Auf diese Weise werden einmal alle Muskelsysteme andersherum verschaltet. Das kann sogar bei Kniebeschwerden Linderung verschaffen.

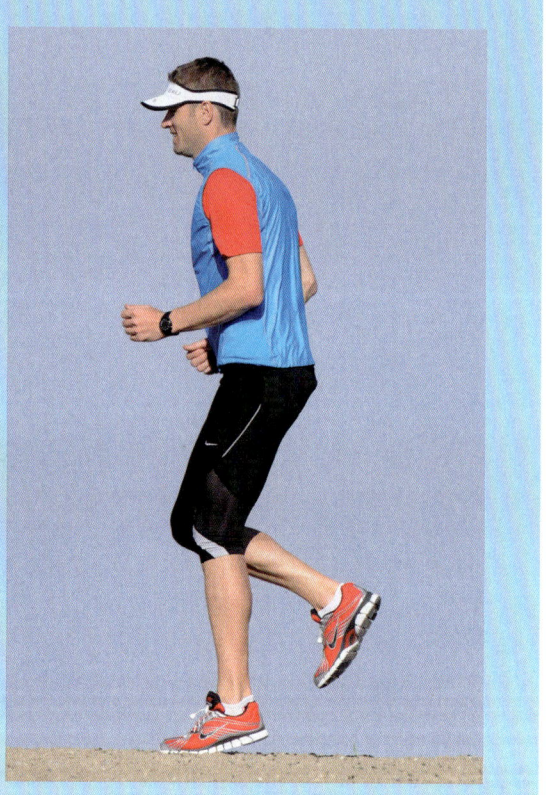

ÜBUNGEN

ÜBUNG 62: IM WALZER LAUFEN

- Dies ist meine Lieblingsübung. Wir alle haben beim Laufen immer ein Antriebsbein, also ein Bein, das mehr arbeitet als das andere. Um diesen Zustand von Zeit zu Zeit etwas aufzulösen, gibt es diese einfache, aber sehr effektive Übung. Wer schon einmal einen Tanzkurs gemacht hat, ist etwas im Vorteil. Sie laufen ganz normal in Ihrem Tempo und zählen im Kopf links, zwei, drei, rechts, zwei, drei, links, zwei, drei und so weiter. Das Tolle an dieser Übung ist, dass Sie sich auf das konzentrieren, was Sie gerade tun, nämlich laufen. Sie werden automatisch, ohne es zu wollen, schneller werden und aufgrund des Zählens die Beinbelastung ausgleichen.

- Nehmen Sie sich bei allen diesen Übungen eine Strecke vor, etwa bis zum nächsten größeren Baum oder zu irgendeiner markanten Stelle. Dadurch ist die Übung zeitlich begrenzt und Sie können sich besser konzentrieren.

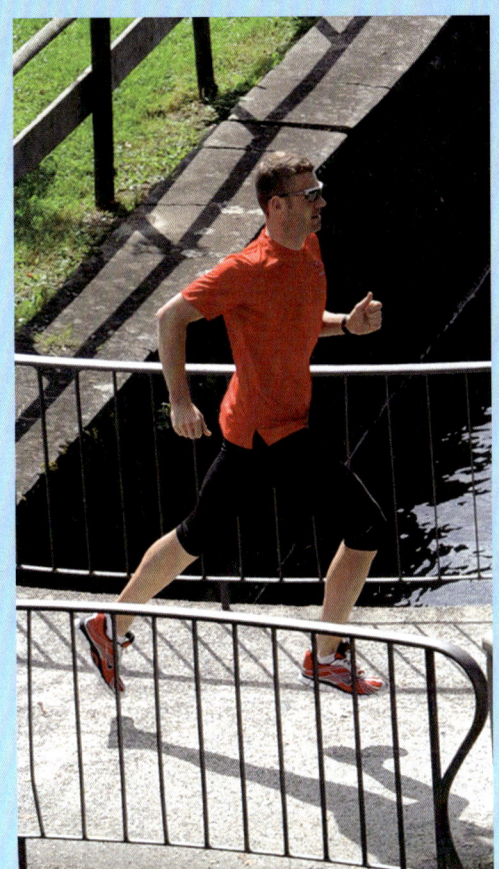

NORDIC WALKING

Nordic Walking ist eine der natürlichsten Fortbewegungsarten überhaupt. Wenn wir davon ausgehen, dass wir zu Beginn der Evolution einmal als Vierfüßler unterwegs waren, kann man sich meiner Ansicht nach gut vorstellen, warum das so ist. Durch die Stöcke werden wir wieder zum Vierfüßler. Der erste Bewegungsablauf, den Kinder erlernen, ist das Krabbeln.

Aufgrund von Verhaltensmustern, wie dem Impuls, möglichst nicht aufzufallen, verlernen wir es leider im Laufe der Zeit, den Oberkörper wechselseitig zu rotieren. Dies nimmt uns aber einen wichtigen Stimulus für unsere Lebendig- und Beweglichkeit. Nordic Walking hat auf unseren Körper weit mehr positiven Einfluss, als gemeinhin bekannt ist. Durch den Reiz der Kreuzkoordination werden unsere beiden Gehirnhälften verknüpft, wird unsere Rückenmuskulatur gekräftigt, bekommen unsere Organe im Oberkörper einen Bewegungsimpuls, der sie massiert.

> ### SIE SOLLTEN BEIM NORDIC WALKING
> ### MIT DEM STOCK UND NICHT AM STOCK GEHEN.

Ich kann jedem empfehlen, Nordic Walking auszuprobieren oder es zur Abwechslung ab und zu in den Trainingsplan einzubauen. Es ist aufgrund der vielen positiven Auswirkungen nicht nur ein „Alte-Leute-Sport". Allerdings kommen die Vorteile des Nordic Walkings nur zum Tragen, wenn die Technik richtig ausgeführt wird. Wenn ich mich so umschaue, schätze ich, dass circa 80 % der Freizeitsportler die Nordic-Walking-Technik nicht beherrschen.

Viele Nordic Walker machen den Fehler, dass sie den Bewegungsimpuls, der eigentlich den Oberkörper erreichen sollte, bereits im Ellbogen schon wieder unterbrechen. Der Bewegungsimpuls eines Vierfüßlers muss aus der Schulter, also mit einem langen Arm, erfolgen. Probieren Sie es aus: Gehen Sie in den Vierfüßlerstand, auf die Hände und auf die Knie. Bewegen Sie sich nun ein Stück vorwärts. Anschließend krabbeln Sie ein Stück und knicken bei jeder Armbewegung den Ellbogen um 90° ab. Was passiert? Sie liegen auf der Nase. Das passiert Ihnen beim aufrechten Gehen natürlich nicht. Sie tun sich dadurch nicht weh, mindern jedoch die präventive Wirkung von Nordic Walking deutlich. Ein weiterer Fehler, der sogar orthopädische Folgen nach sich ziehen kann, ist es, beim Nordic Walking zu große Schritte zu machen. Auch bei einer falschen Stocktechnik kann Nordic Walking für die Knie deutlich belastender sein als Joggen.

Übrigens ist Joggen oder Laufen nicht per se schlecht, nur weil die Gelenke dabei stärker belastet werden. Es kommt auf die Anpassungsgeschwindigkeit, die Technik und die muskuläre Stabilität an. Laufen Sie frei und beschwingt. Es ist nicht sinnvoll, extrem kontrolliert zu laufen, um bloß die Gelenke zu schonen, denn diese und insbesondere die Knorpel brauchen die Be- und Entlastung – getreu dem Motto: Wer rastet, der rostet.

NORDIC WALKING: RICHTIGE UND FALSCHE TECHNIK

Richtig   **Falsch**

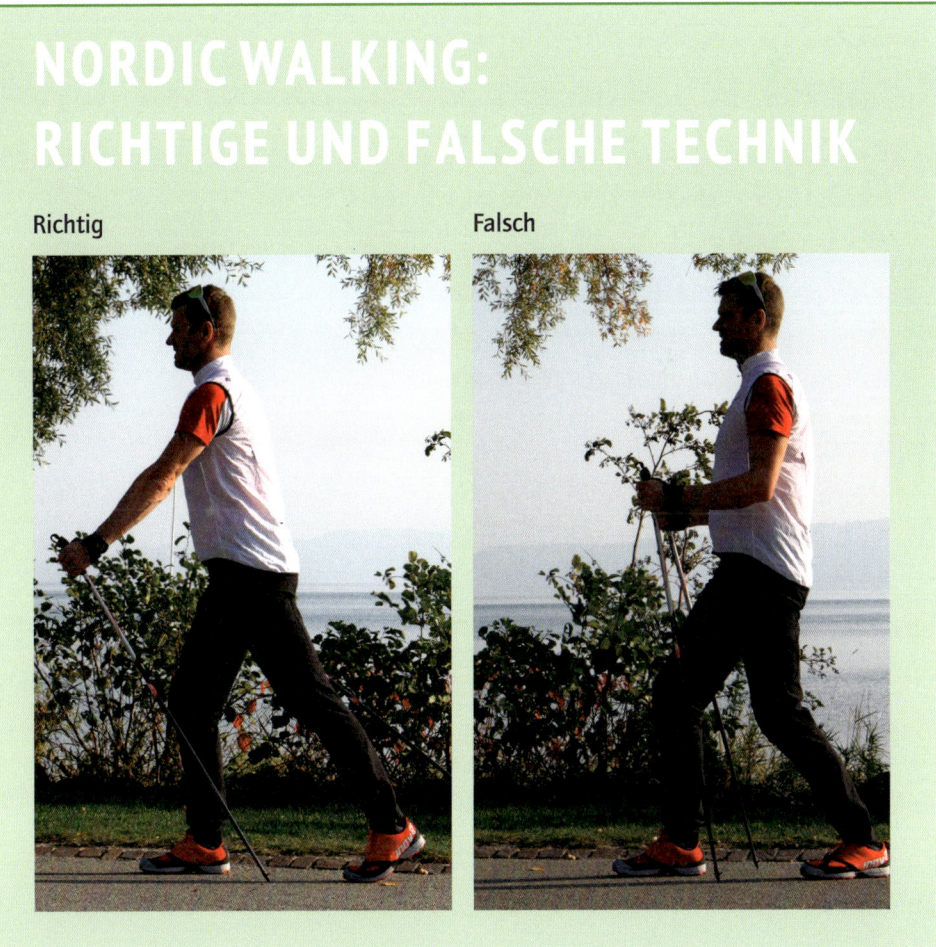

ALFA: DIE TECHNIK DES NORDIC WALKINGS

A – aufrechte Körperposition
Belastungshäufigkeit: mindestens zwei, später idealerweise drei Belastungseinheiten pro Woche.

L – langer Arm
Machen Sie den Arm beim Schwungholen und Schieben lang und holen Sie in der Bewegung weit aus. Auf diese Weise werden Arme, Schultern und Rumpf effizient eingesetzt.

F – flacher Stock
Setzen Sie beim Nordic Walking den Stock in einem flachen Winkel von ungefähr 60° auf, damit Sie die Muskulatur gezielt belasten. Dabei sollte die Spitze immer schräg nach hinten unten zeigen. Es ist außerdem wichtig, dass Sie Stöcke in der für Ihre Körpergröße richtigen Länge verwenden – wie Sie diese ganz einfach bestimmen können, erfahren Sie im Abschnitt über Material.

A – angepasste Schrittlänge
Passen Sie Ihre Schritte an die Situation an. Faktoren wie das Gelände, auf dem Sie laufen, und Ihre Kondition bedingen die Schrittlänge. Machen Sie umso größere Schritte, je weiter Sie mit den Armen ausholen und je kräftiger Sie sich nach vorn schieben und umgekehrt.

Die ALFA-Technik fasst zusammen, was Sie bei dieser Sportart beachten sollten. Es empfiehlt sich, diese Technik von Beginn an anzuwenden, denn so erreichen Sie schneller erste Erfolge. Idealerweise lassen Sie sich dabei von einem fachkundigen Experten anleiten.

STANDARDS BEIM NORDIC WALKING

- Die Art der Fortbewegung entspricht dem Gehen.

- Aus dem natürlichen Gangbild des Menschen heraus folgt der Stockeinsatz in der Kreuzkoordination.

- Der Stock muss funktional eingesetzt werden.

- Der Oberkörper ist funktional aufgerichtet.

- Nutzen Sie den Bewegungsspielraum von Oberkörper und Armen inklusive Stock!

- Setzen Sie den Stock nicht zu steil ein!

- Wichtig ist eine flache Schubphase.

- Bringen Sie über die sich öffnende Hand Druck auf die Schlaufe.

- Die Schrittlänge sollte an Körperhöhe, Bein- und Stocklänge angepasst sein.

- Wenn der Stock vor dem Körperschwerpunkt aufgesetzt wird, dann muss dies kontrolliert geführt geschehen.

- Bringen Sie hinter dem Körperschwerpunkt über den Stock funktional Kraft auf.

- Führen Sie mit minimaler Rotation den Stock nach hinten.

- Geben Sie den letzten Schub über die Schlaufen!

Auf der Basis von wissenschaftlichen Erkenntnissen und Erfahrungen aus der Sportpraxis wurde eine Technik entwickelt, welche die Nordic-Fitness- und Sportverbände als Standard festgelegt haben. Ihre grundlegenden Bewegungsmerkmale sind oben beschrieben.

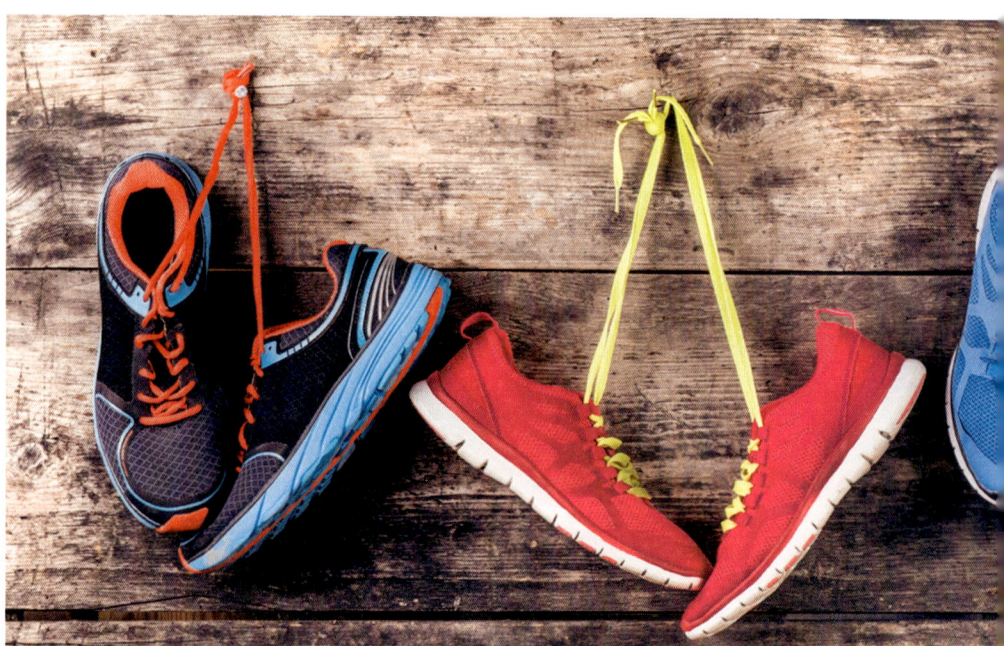

MATERIAL

Das Material mag manchmal überbewertet werden, es kann einem aber auch den Spaß an einer bestimmten Sportart verderben. Im schlimmsten Fall ist es sogar der Grund für Verletzungen und Beschwerden. Ich möchte hier nur kurz auf die Stöcke für das Nordic Walking und auf den Schuhkauf eingehen.

> DER SCHUH SOLLTE SICH DEM FUSS ANPASSEN
> UND NICHT UMGEKEHRT.

Der Kauf eines Laufschuhs ist sicher nicht leicht. Schließlich sollte er gut sitzen, nicht drücken oder reiben und zudem die entsprechende Dämpfung sowie Stützelemente besitzen. Gefallen sollte der Schuh letztlich natürlich auch noch.

Die Philosophie im Laufschuhmarkt hat sich in den letzten Jahren deutlich gewandelt. Lange war die maximale Dämpfung und Stützung das Nonplusultra, inzwischen geht man jedoch wieder zurück zu den Wurzeln. Die Intention ist es, den Läufer mit wenig

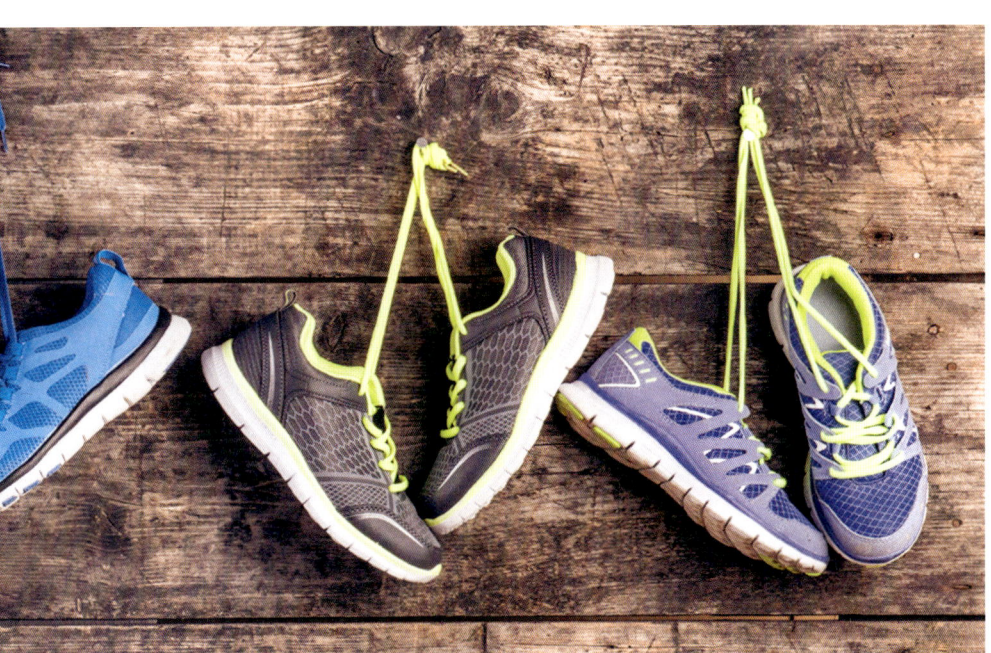

Dämpfung und einer flachen, geraden Sohle wieder näher an den Boden zu bringen. Die Betonung liegt hier auf Intention. Obwohl man inzwischen festgestellt hat, dass wir am besten barfuß laufen sollten, kann man nur aufgrund dieser Erkenntnis nicht alle Läufer auf flache Sohlen stellen, weil dies am natürlichsten ist. Die Idee ist sehr gut, der Prozess „Back to the Roots", sprich die Anpassung unseres Körpers, dauert aber länger und muss in kleinen, individuell angepassten „Schritten" erfolgen.

Meine Empfehlung: Gehen Sie in ein spezielles Fachgeschäft. Es gibt sie mittlerweile in fast jeder Stadt oder zumindest in der Nähe. Falls Sie sich nicht auskennen, fragen Sie einen Läufer nach einem entsprechenden Geschäft.

> IN FREMDEN SCHUHEN
> WIRST DU NICHT GLÜCKLICH WERDEN.

Im Idealfall bittet Sie der Schuhverkäufer auf ein Laufband und schaut sich Ihre Bewegungsabläufe genau an oder filmt Sie. Er sollte Ihnen Fragen stellen wie: „Wie schwer sind Sie?", „Wo laufen Sie für gewöhnlich?", „Wie oft laufen Sie?". Nehmen Sie Ihre alten Laufschuhe mit, wenn Sie welche besitzen. An ihnen kann der Fachmann einiges ablesen. Er sollte Ihnen schließlich mindestens drei Paar Schuhe zur Auswahl anbieten, und zwar möglichst von verschiedenen Herstellern. Es ist auch für Nordic Walker besser, sich einen Laufschuh zu kaufen, der zu Ihrem Laufstil passt. Beim klassischen Walking-Schuh-Sortiment haben Sie eher nicht die Möglichkeit, einen Schuh entsprechend Ihres Abrollverhaltens auszuwählen. Nehmen Sie sich Zeit für den Kauf, der Schuh ist für den Läufer und den Walker das wichtigste Utensil.

NORDIC-WALKING-STÖCKE

Wer sich Stöcke kaufen möchte, sollte Folgendes beachten:

Die Länge

Auch für die Berechnung der optimalen Stocklänge gibt es Formeln, sie basieren allerdings leider immer nur auf der Körpergröße. Dabei sagt dieses Maß nichts über die Länge der Arme und Beine eines Menschen aus. Tatsächlich ist die Stocklänge sehr gut und ganz einfach über den Armwinkel zu ermitteln. Am besten gehen Sie in ein Geschäft und nehmen sich einen Stock, dessen Länge man verstellen kann. Stellen Sie sich aufrecht hin. Jetzt stellen Sie den Stock auf eine Länge ein, bei der Sie in der Armbeuge einen rechten Winkel haben. Und nun gehen Sie noch circa zwei Zentimeter nach unten. Das war's.

Da die Stocklängen jeweils um fünf Zentimeter variieren, könnte es nun sein, dass Sie eine Länge benötigen, die genau dazwischen liegt. Nehmen Sie dann den längeren Stock und kürzen Sie ihn selbst, vielleicht gibt es in dem Fachgeschäft aber auch den entsprechenden Service.

Das Kürzen funktioniert wie folgt: Mit einem Fön wärmen Sie den Griff so lange an, bis er abgeht. Danach sägen Sie den Stock auf die entsprechende Länge ab und kleben den Griff mit einer Heißklebepistole wieder an. Fertig.

Die Schlaufe

Achten Sie beim Kauf des Stocks auf eine gute Schlaufe, die einem Handschuh ähnelt. Die Verbindung vom Stock zur Hand sollte sehr stabil sein. Wenn wir davon ausgehen, dass Sie mit dem Stock wieder zum Vierfüßler werden, dann entspricht die Verbindung von der Hand zum Stock einem Gelenk und dieses sollte möglichst stabil sein.

Das Material

Die Frage ist eigentlich nur, ob Sie sich für Aluminium, Karbon oder eben eine Mischung entscheiden. Aluminium ist günstig, aber sehr hart und überträgt die Erschütterung durch jeden Kieselstein auf den Arm. Karbon dämpft deutlich besser, ist aber dafür deutlich zerbrechlicher. Ich würde Ihnen zu einem Stock aus Karbon raten.

Die Spitze

Hier gibt es grundsätzlich auch nur zwei Formen, runde Spitzen und die klassische Langlaufspitze, die wie eine Pfeilspitze aussieht. Wenn Sie tendenziell nur auf hartem Untergrund oder Teer gehen und sowieso die ganze Zeit die Schutz- und Dämpfgummis auf der Spitze haben, spielt deren Form keine Rolle. Falls Sie aber eher auf Schotter- und Waldwegen unterwegs sind, bietet Ihnen die Langlaufspitze deutlich besseren Halt und sie wird auch länger als eine Runde halten.

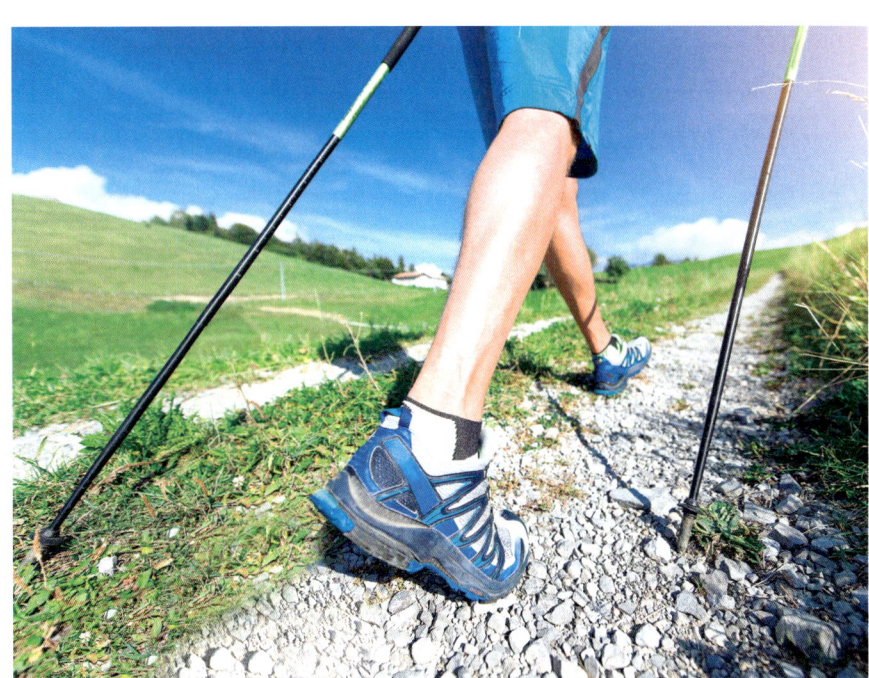

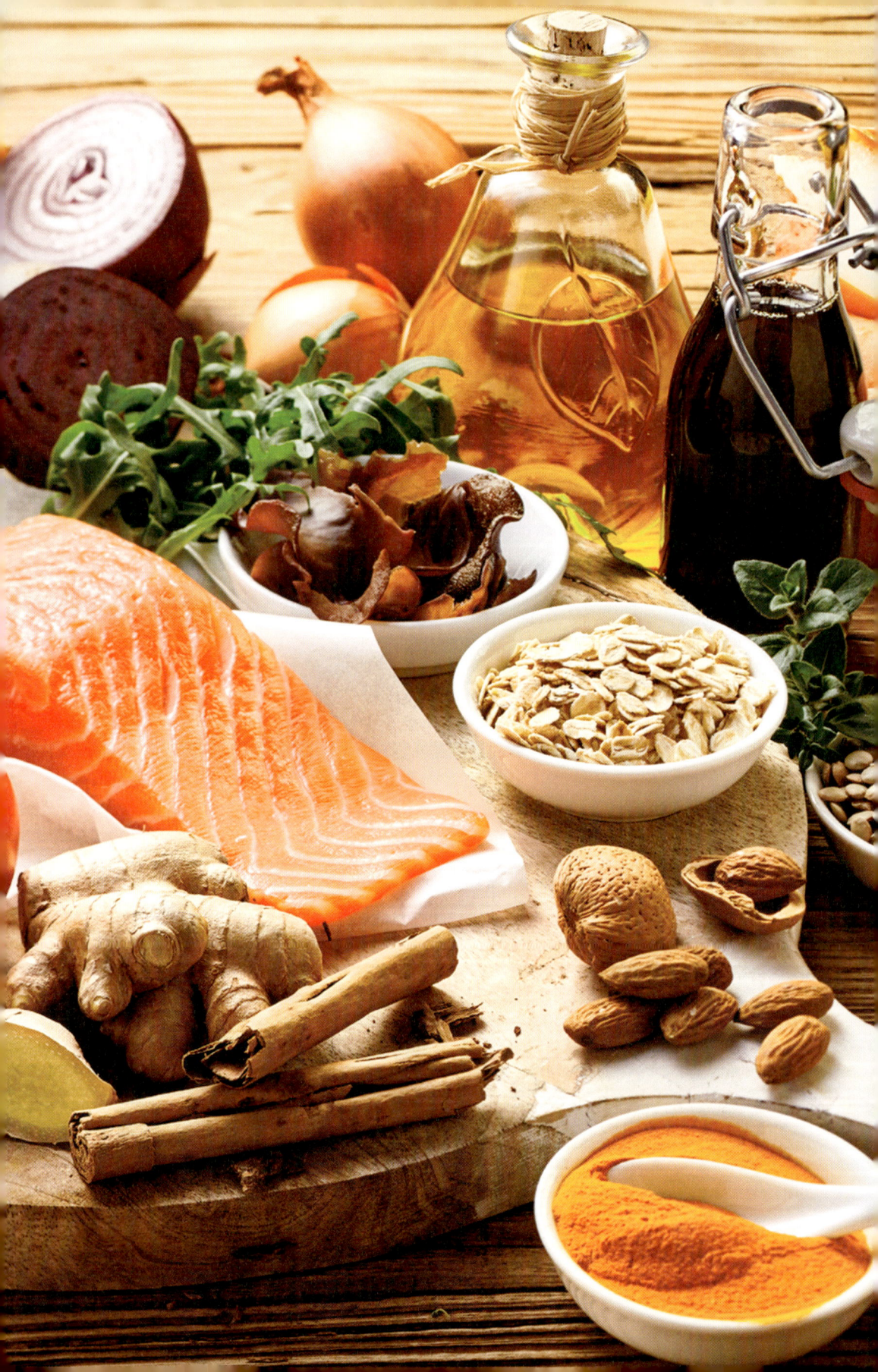

11 ERNÄHRUNG

Die *Ernährung* hat sich zu einem der wichtigsten Themen unserer Zeit entwickelt. Auf der einen Seite gibt es einen großen Teil der Weltbevölkerung, dem es an Lebensmitteln mangelt, und auf der anderen Seite überfetten die Menschen in den Industrienationen, weil ihnen energiereiche Nahrung im Überfluss zur Verfügung steht. Über den Nahrungsmangel möchte ich hier nicht schreiben, aber über den Umgang mit dem Überfluss und meine Erfahrungen damit.

DIE GESCHICHTE DER NAHRUNGSAUFNAHME

Neuere wissenschaftliche Theorien gehen davon aus, dass wir uns nach Mustern ernähren, welche sich bereits in der Steinzeit herausgebildet haben und uns bis heute prägen. Die Steinzeitmenschen ernährten sich von dem, was sie in der Natur fanden. Neben überwiegend pflanzlicher Nahrung, wie Nüssen, Früchten und Blättern, standen auch Fisch und Fleisch gelegentlich auf dem abwechslungsreichen Speiseplan der Jäger und Sammler. Unsere Urahnen begannen, ihre Nahrung zu erwärmen, wodurch sie weitere Nahrungsmittel aus der Natur verzehrbar machen konnten. Denn nur eine ausreichende Versorgung mit Nahrung sicherte ihnen das Überleben.

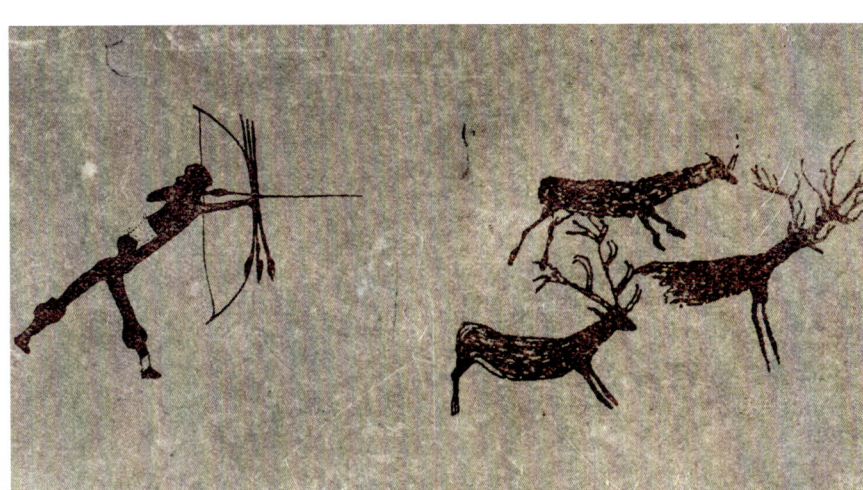

Im Lauf der Evolution stieg der Energiebedarf des Menschen außerdem stark an, denn jenes Organ des Körpers, das die meiste Energie verbraucht, wurde stetig größer: das Gehirn. Zudem war die Suche nach Nahrung anstrengend und energieraubend. Man geht davon aus, dass ein Steinzeitmensch täglich rund 4.000 Kalorien verbrauchte. Die Nahrung musste also besonders viel und so schnell wie möglich Energie liefern – was vor allem bei Fett und Kohlenhydraten der Fall ist.

Dann, vor rund 10.000 Jahren, wurden die Menschen sesshaft und begannen, Ackerbau und Viehzucht zu betreiben, ihre Nahrung also selbst zu kultivieren. Sofern die Ernte nicht aufgrund von widrigen klimatischen Verhältnissen in Gefahr geriet, waren die Menschen mit ausreichend energiereicher Nahrung versorgt, ihr Bewegungsradius sank infolgedessen deutlich. Untersuchungen an Skeletten aus dieser Phase der Evolution haben gezeigt, dass mit der Sesshaftwerdung erste gesundheitliche Schäden auftraten. Die Menschen wurden nicht mehr so groß wie ihre Vorfahren, hatten verschiedene Krankheiten und die Sterblichkeit stieg. Daraus lässt sich schließen, dass bereits sie sich falsch ernährten.

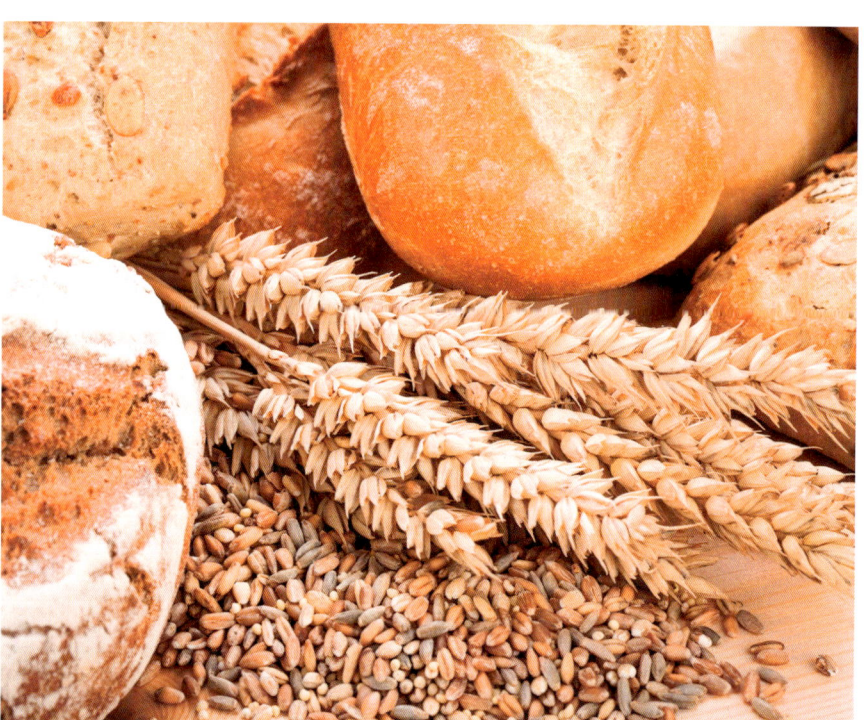

Verglichen mit den Steinzeitmenschen, haben wir heute natürlich die Art und Weise der Nahrungszubereitung weiterentwickelt, ein großer Teil unserer Nahrungsmittel ist industriell produziert. Wir ernähren uns beispielsweise von Fertiglebensmitteln, die vorwiegend einfache Kohlenhydrate aus Zucker und Weißmehl enthalten. Zudem hat sich auch unsere Lebensweise gravierend verändert. Unsere Gene und unser Stoffwechsel sind bei dieser Entwicklung allerdings nicht mitgekommen. Sie sind also noch heute nicht an unsere Ernährungsweise angepasst, sondern funktionieren größtenteils nach Millionen Jahre alten Mustern.

Das Programm, das unsere Gene abrufen, beruht demnach im Wesentlichen noch immer auf der Ernährungsweise der frühsteinzeitlichen Jäger und Sammler. Während uns also die Präferenz für Fett und Kohlenhydrate erhalten geblieben sein mag, entspricht unser Energiebedarf jedoch nicht mehr dem eines Steinzeitmenschen. Somit entsprechen die Prinzipien, die wir heute über gesunde Ernährung lernen, nicht unbedingt unseren genetischen Voraussetzungen.

Selbst die Deutsche Gesellschaft für Ernährung musste zugeben, dass ihre Aufklärungs- und Präventionsarbeit nicht die gewünschte Wirkung erzielt. Insbesondere die Aufnahme von einfachen Kohlenhydraten (Weißmehl und Zucker) führt zu den ernährungsbedingten Zivilisationskrankheiten der heutigen Zeit.

Unser Magen-Darm-Trakt wird auch als Wurzel des Menschen bezeichnet. Die Probleme, die uns unsere Ernährung beschert, sind daher sehr wahrscheinlich noch viel weitreichender, als es bisher erforscht ist. So gibt es zum Beispiel Hinweise darauf, dass ein Mangel speziell auch an pflanzlichen Proteinen Konzentrationsschwierigkeiten und sogar Depressionen auslösen kann. Demzufolge stehen unser Gefühlsleben und unsere Ernährung miteinander in Verbindung. Nicht umsonst bezeichnet man bestimmte Nahrungsmittel wohl auch als Nervennahrung.

Wir besitzen, wie bereits erwähnt, ein Kopfhirn und ein Bauchhirn. Beide funktionieren interessanterweise ähnlich, und sie arbeiten auch gemeinsam. Etwa 90.000 Nervenbahnen führen vom Bauchhirn zum Kopfhirn. Wie auch der Kopf kann der Bauch auf die Nahrungsaufnahme hin Antidepressiva wie Serotonin und Dopamin produzieren und ausschütten. Dahinter steht der Grundsatz, dass etwas gut für uns sein muss, wenn es besonders gut schmeckt und schnell Energie liefert. Wenn der „Jäger" dieses Gefühl mit der Nahrung verbindet, dann wird er sich den Platz merken, an dem er sie bekommen hat, und diese Nahrung beim nächsten Mal wieder zu sich nehmen. Das Problem ist nur: Wir jagen nicht mehr.

Was können wir also daraus lernen? Unser grundsätzliches Essverhalten ist durch uralte Programme gesteuert und vom Prinzip her gar nicht so schlecht, denn es hat unser Überleben gesichert. Wichtig ist zunächst, sich immer bewusst darüber zu sein, das die Energiemengen, die uns zur Verfügung stehen, nicht mehr begrenzt sind. Wir essen zu viel und verzetteln uns bei diesem Thema viel zu sehr. Achten Sie ganz besonders auf die Signale, die Ihnen Ihr Körper hinsichtlich der Verträglichkeit bestimmter Nahrungsmittel gibt.

> IHREM MAGEN SOLLTEN SIE WIE AUCH IHREM GEIST
> NUR DINGE ZUMUTEN, DIE ER VERDAUEN KANN.

GESUNDE ERNÄHRUNG

Wenn man die Diskussionen über gesunde Ernährung mitverfolgt, dann bekommt man recht schnell das Gefühl, dass irgendwie alles verboten ist, was Spaß macht, und vor allem, dass einem jeder etwas anderes erzählt. Häufig werden auch die beiden Themen gesunde Ernährung und Abnehmen vermischt, was zu völlig falschen Aussagen führt. Wenn ich abnehmen möchte und eine Diät mache, hat das nicht zwangsläufig mit einer gesunden und ausgewogenen Form der Ernährung zu tun. Fakt ist, dass unsere Gene alle ähnlich sind.

Die Ausrede: „Bei uns is(s)t halt die ganze Familie so", zählt also nicht. Fest steht auch, dass unsere Körper für den Erhalt seiner Funktionen und den Aufbau neuer Strukturen bestimmte Nährstoffe benötigt. Unklar und mit vielen Philosophien überlagert ist hingegen, wie eigentlich eine gesunde Ernährung aussieht. Gilt dabei für alle Menschen das Gleiche?

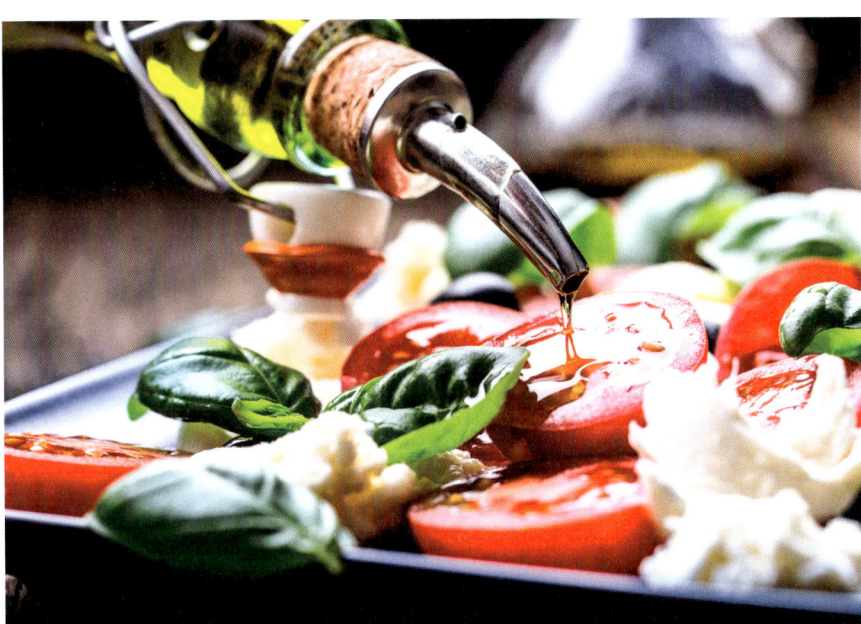

WELCHE STOFFE BRAUCHEN WIR, UM GUT FUNKTIONIEREN ZU KÖNNEN?

- Kohlenhydrate – am besten langkettige.

- Eiweiß: Protein bedeutet „das Erste", „das Wichtigste". Ohne Proteine ist weder der Zellaufbau noch die Immunabwehr oder der Stoffwechsel möglich.

- Fette: Die Qualität der Fette, die wir zu uns nehmen, hat sich deutlich verschlechtert. Essen Sie so viel wie möglich Omega-3-Fettsäuren, sie sind vor allem in Fisch und Leinöl enthalten.

- Vitamine,

- Mineralstoffe und Spurenelemente sowie

- Ballaststoffe.

Wäre der Körper frei von Schlacken und unser Körpergefühl, die sogenannte *somatische Intelligenz*, nicht durch süchtig machende Geschmacksverstärker und Zucker überlagert, bräuchten wir nur auf die Signale unseres Körpers zu hören und das Thema *Ernährung* hätte sich weitestgehend erledigt.

Essen hat sich leider auch zu einer Ersatzbefriedung entwickelt, zu der wir bei emotionalem und auch alltagsbedingtem Stress greifen. Aus diesem Grund gelingt es vielen Menschen nicht, ihre Essgewohnheiten zu verändern. Auch das „Wie?" der Nahrungsaufnahme spielt eine Rolle. Ich denke, Sie werden mir zustimmen, wenn ich sage, dass Essen in Gesellschaft mehr Freude bereitet, als eine Mahlzeit allein zu sich zu nehmen. Die ständig wachsende Zahl von Singlehaushalten schafft aber gerade diese Situation.

Mediterrane Ernährung wird vielleicht auch deshalb als gesund beschrieben, weil die Menschen in diesen Regionen es gewohnt sind, jedes Essen als eine Art Fest zu begehen. Es dient nicht allein der Nahrungsaufnahme, sondern eben auch dem sozialen Miteinander.

WOZU SOLLEN WIR UNS EIGENTLICH AUSGEWOGEN ERNÄHREN?

- Zur Versorgung des Körpers mit ausreichend Kalorien (Energie).

- Zur Abwehr und zum Schutz: 80 % unseres Immunsystems sitzt im Magen-Darm-Trakt.

- Zum Ausgleich des Flüssigkeitshaushalts: Unser Körper besteht zu 70 % aus Wasser. Flüssigkeit, die wir ihm durch die Nahrung zuführen, kann er leichter aufnehmen.

- Zur ausreichenden Versorgung mit Mineralien und Vitaminen.

- Zum Ausgleich des Säure-Basen-Haushalts.

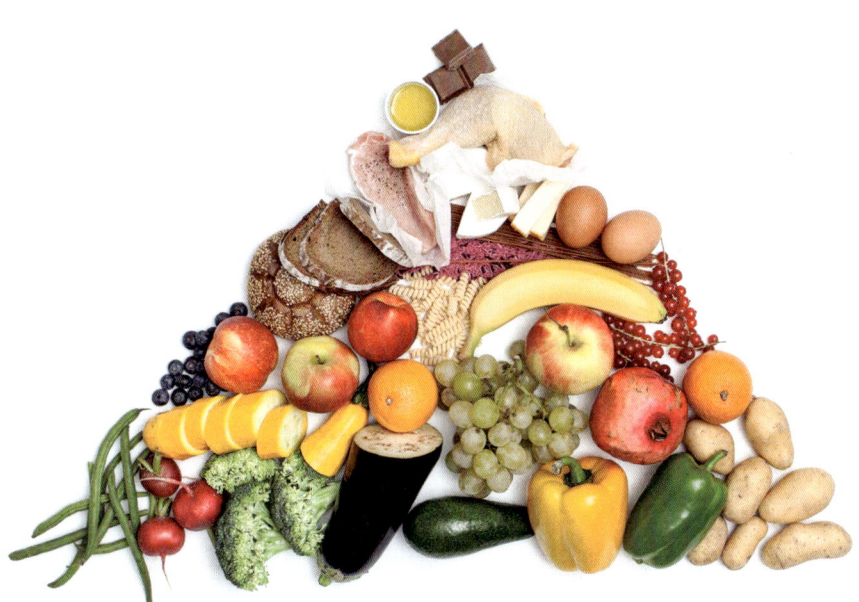

Prinzipiell müssen wir beim Thema *Ernährung* zwischen Nahrung, die der Körper benötigt, um zu funktionieren, und – noch viel wichtiger – Nahrung, die der Körper verträgt, unterscheiden. Ein einfaches Beispiel: Was nützt es mir, wenn alle immer sagen, ich solle Vollkornprodukte und Müsli essen, wenn ich danach jedes Mal Bauchschmerzen bekomme?

Insgesamt sollten wir unseren Körper mit der Nahrungsaufnahme unterstützen und nicht belasten. Alles, was wir über den Tag verteilt an Informationen aufnehmen, hat Einfluss auf uns. Auch mit der Nahrung verleiben wir uns Informationen ein.

Wenn wir uns den ganzen Tag über von industriell hergestellten Lebensmitteln ernähren, so können wir nicht erwarten, dass uns diese ganz sicher nicht lebendige Nahrung mehr gibt als Kalorien. Im Gegenteil, sie raubt uns Energie, weil unser Körper sie verarbeiten muss. Der Tütensuppe fehlen jene lebendigen Informationen, die wir normalerweise mit der Nahrung aufnehmen. Der Körper muss solchen Lebensmitteln erst Lebendigkeit zufügen, das heißt, von der eigenen Energie abgeben, um sie verwerten zu können.

> **ESSEN SIE, SO OFT SIE KÖNNEN, IN EINEM SOZIALEN UMFELD, IN DEM SIE SICH WOHLFÜHLEN.**

Wenn man sich diese Aufzählung anschaut, ist das eigentlich ziemlich überschaubar. Dabei sollte Ihre Ernährung ungefähr aus 40 % Kohlenhydraten, 40 % Proteinen und 20 % Fetten bestehen. Wenn Sie dazu noch möglichst viel Obst und Gemüse in allen Farben und Formen zu sich nehmen, geben Sie Ihrem Körper auch die Vitamine, Mineralien und Spurenelemente, die er benötigt.

NAHRUNGSERGÄNZUNGSMITTEL

Leider ist es in den letzten Jahren üblich geworden, Vitamine und Mineralien in Form von Nahrungsergänzungsmitteln zu sich zu nehmen. Der Markt solcher Produkte ist stark gewachsen. 2008 betrug der Jahresumsatz dieser Branche geschätzte 25 Milliarden Euro. Leider kann unser Körper künstlich hergestellte Vitamine schlecht oder gar nicht verarbeiten. Genügend wissenschaftliche Untersuchungen, auch mit großen Teilnehmerzahlen, haben gezeigt, dass es immer bestimmte Vitamin- und Wirkstoffkombinationen braucht, damit der Körper ein Vitamin überhaupt aufnehmen kann. Synthetisch hergestellte Produkte wieder auszuscheiden, ist für den Organismus sogar sehr belastend.

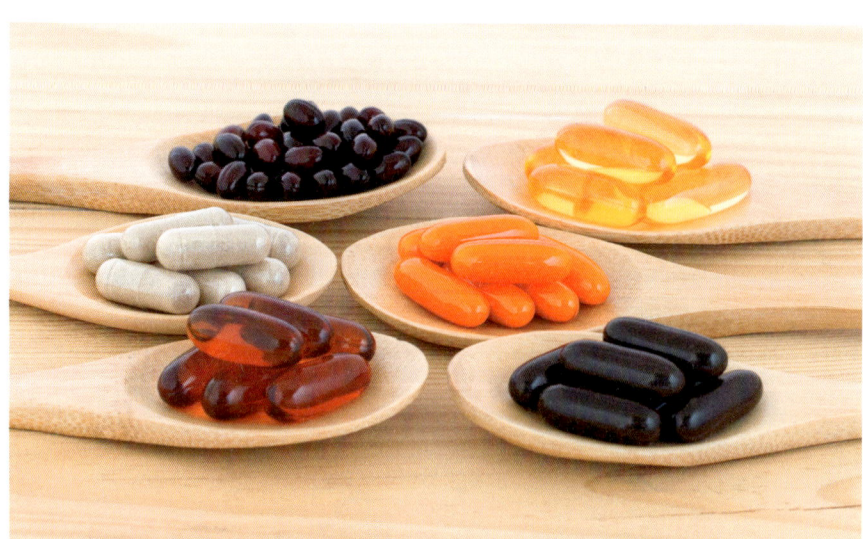

Wenn Sie also zu Nahrungsergänzungsmitteln greifen, dann sollten diese möglichst aus Naturprodukten hergestellt sein. Die positive Einstellung dazu und der Gedanke, sich mit dem Produkt etwas Gutes zu tun, hat sicher einen großen Anteil an der Wirkung.

> KÜNSTLICH HERGESTELLTE VITAMINE
> BRINGEN MAXIMAL EINEN TEUREN URIN UND SONST NICHTS.

Trinken Sie regelmäßig ein Glas heißes Wasser mit frisch gepresster Zitrone und achten Sie darauf, täglich Obst und Gemüse zu essen. Das Angebot steigert hier die Nachfrage. Füllen Sie Ihren Obstteller und Ihren Kühlschrank mit frischen, tollen Früchten und Sie werden sehen, der Konsum erhöht sich von allein.

Im Vergleich zu Vitaminen zeigt die Nahrungsergänzung mit Mineralien nachweislich Wirkung. Die für uns wichtigen Mineralien finden Sie auf den folgenden Seiten.

Kalzium

Rund ein Kilogramm Kalzium ist in unseren Knochen und Zähnen gespeichert. Damit ist es das Mineral, das in der größten Menge im menschlichen Körper vorkommt. Kalzium wird für zahlreiche Stoffwechselprozesse benötigt.

Bei einer einseitigen Ernährung fehlen dem Körper die organischen Mineralien. Wenn ein Mangel an Kalzium entsteht, so wird es aus den Knochen abgebaut und das Risiko, an Osteoporose zu erkranken, steigt deutlich an.

Auch für den Säure-Basen-Status des Körpers ist ein ausgeglichener Mineralhaushalt sehr wichtig.

Magnesium

Magnesium ist sicher das bekannteste Mineral. Der Körper benötigt es für verschiedene Stoffwechselvorgänge, den Aufbau der Knochen und für die Weiterleitung von Nerven-reizen auf die Muskelzellen. Im Körper eines Erwachsenen sind circa 20 g Magnesium gespeichert, wovon sich der größte Teil in den Knochen befindet. Das Mineral ist außer-dem in der Muskulatur, im Körpergewebe und zu einem geringen Anteil auch im Blut enthalten. Die klassische Mangelerscheinung sind Wadenkrämpfe. Überdies können zum Beispiel Reizbarkeit, Konzentrationsmangel oder Müdigkeit auf einen unausgewogenen Magnesiumhaushalt hindeuten. Da Magnesium die Nervenleitgeschwindigkeit beeinflusst, wird ihm auch eine stressausgleichende und entspannende Wirkung zugeschrieben.

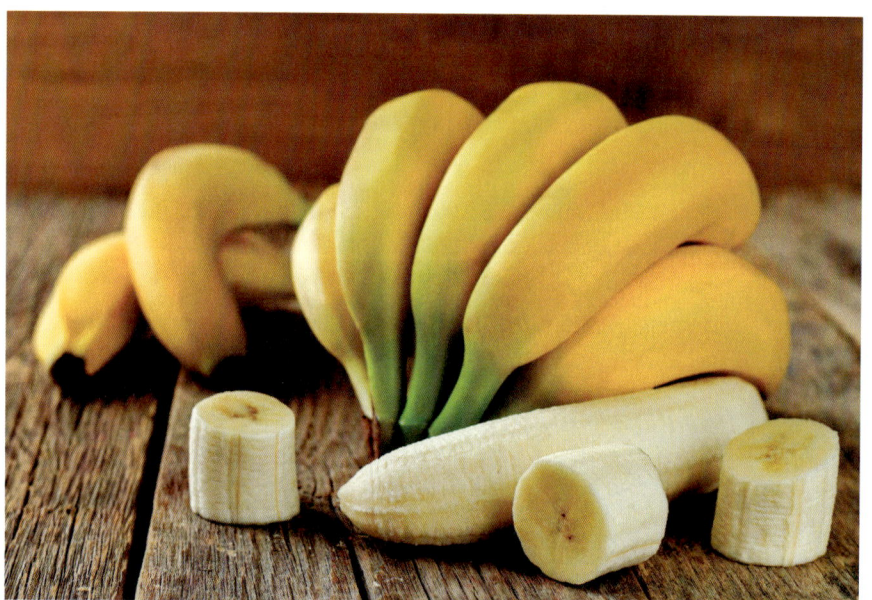

Der tägliche Magnesiumbedarf eines Erwachsenen ist bei einer ausgewogenen Ernährung durchaus gedeckt. Falls Sie eine Nahrungsergänzung benötigen, um Ihren Körper ausreichend mit dem Mineral zu versorgen, sollten Sie darauf achten, Magnesiumzitrat zu sich zu nehmen, denn es kann vom Körper leichter aufgenommen werden. Welche Magnesiumverbindung für das jeweilige Produkt verwendet wurde, entnehmen Sie der Packungsangabe. Außerdem ist es optimal, das Magnesium mit warmer Flüssigkeit zu sich zu nehmen.

Kalium

Kalium spielt eine wichtige Rolle bei der Funktion des menschlichen Körpers. Es ist unter anderem für den Wasserhaushalt, den Kohlenhydratstoffwechsel und zusammen mit Natrium und Kalzium für die Herzmuskeltätigkeit zuständig. Der Kaliumgehalt hängt eng mit der Natriumaufnahme (zum Beispiel Kochsalz) zusammen. Je mehr Natrium aufgenommen wird, desto mehr Kalium scheidet der Körper aus. Kalium findet man vor allem in Gemüse und Getreide (beispielsweise Kartoffeln, Spinat und Salat), Früchten (unter anderem Bananen, Beerensorten, Aprikosen und Trauben) sowie in Nüssen. Vorsicht allerdings bei der Substitution mit Kalium. Eine Überdosis durch entsprechende Nahrungsergänzungsmittel kann zu schweren körperlichen Beschwerden, bis hin zum Herzstillstand führen. Besprechen Sie eine eventuelle Ergänzung zuerst mit Ihrem Arzt.

Phosphor

Phosphor kommt im menschlichen Körper mit etwa 700 g recht häufig vor. Es wird vor allem in Form von Phosphat zusammen mit Kalzium dafür genutzt, Zähne und Knochen hart zu machen. Ansonsten haben die Phosphate noch die Aufgaben, den Energiestoffwechsel, den Säure-Basen-Haushalt des Blutes und die Funktion der Hormone zu unterstützen. Ein Mangel kommt außer in bestimmten Fällen von Nierenerkrankungen eigentlich nicht vor. Sehr viel Phosphor steckt in Hartkäse und Bohnen. Von einer zusätzlichen Einnahme sollten Sie auch bei Phosphor Abstand nehmen.

Spurenelemente

Spurenelemente kommen im Körper in sehr geringen Konzentrationen vor. Die wichtigsten Spurenelemente für den Organismus sind Eisen, Zink und Fluor. Alle drei haben in unserem Körper sehr wichtige Aufgaben. Im Falle einer Überdosierung können Spurenelemente auch vergiftend wirken.

Auch in den Mineralien- und Spurenelementehaushalt Ihres Körpers sollten Sie nicht eingreifen, solange es keinen zwingenden Grund (wie Schwangerschaft, Stillzeit, Hochleistungssport, großer Medikamentenkonsum) dafür gibt oder nicht tatsächlich ein Mangel nachgewiesen ist.

Präventiv und nach dem Motto: „Ich habe keine Zeit für meinen Körper, also nehme ich wenigstens die schönen bunten Kapseln", sollten Sie hier auf keinen Fall handeln. Sprechen Sie mit Ihrem Arzt oder einem anderen Fachmann darüber und geben Sie das Geld lieber für qualitativ hochwertige Lebensmittel aus.

Ballaststoffe

Ballaststoffe sind Kohlenhydrate aus pflanzlichen Nahrungsmitteln. Sie sind in Vollwertkost, Obst und Gemüse enthalten. Ballaststoffe sind für unseren Körper unverdaulich, sie fördern jedoch den Nahrungstransport und regen die Verdauung an.

Aus welchen Bestandteilen unsere Nahrung bestehen sollte, wissen wir nun. Reicht es also aus, die Ernährungsvorgaben einzuhalten, um sich gesund zu ernähren? Je mehr man hier versucht, an die „Wahrheit" zu kommen, desto mehr nimmt man einem der genussvollsten Bestandteile des Lebens, dem Essen, die Würde und den Spaß. Essen Sie insgesamt etwas weniger, ausgeglichener und vor allem bewusster, dann sind Sie auf dem richtigen Weg.

ZUCKER – DIE LETZTE VERSUCHUNG

Zucker ist Himmel und Hölle zugleich. Es gibt nahezu keine Lebensform auf dieser Welt, die ohne Zucker auskommt. Im menschlichen Körper wird der Zucker hauptsächlich vom Gehirn verbraucht. Es ist das einzige Organ, das keine Energie aus Fett gewinnen kann.

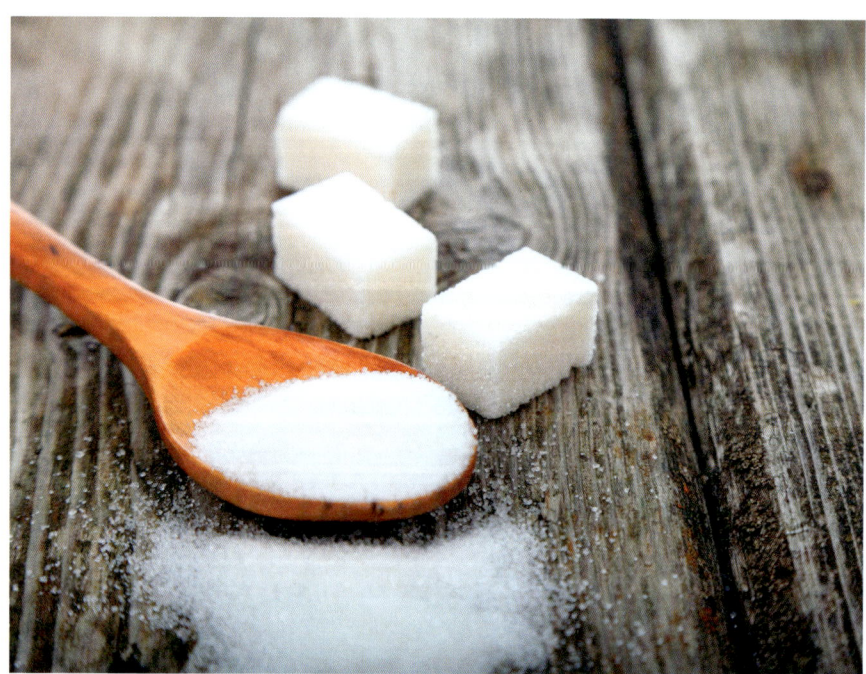

Da unser Gehirn auf Überleben ausgerichtet ist, kennt es im Streben nach Zucker keine Grenzen. Dies macht uns, wie Wissenschaftler auch bei Untersuchungen an Ratten nachweisen konnten, zu Zuckerjunkies. In unserem Gehirn finden die gleichen Veränderungen statt wie beim Drogenkonsum. Bei manchen Menschen wirkt Zucker zunächst wie ein Antidepressivum. Hat sich der Körper allerdings an die Menge Zucker gewöhnt, will er mehr. Es können Depressionen und andere auffällige Verhaltensänderungen auftreten. Bei einer Studie mit in US-Gefängnissen inhaftierten Jugendlichen verringerte sich der Anteil der verhaltensauffälligen Insassen durch eine zuckerreduzierte Ernährung um 80 %.

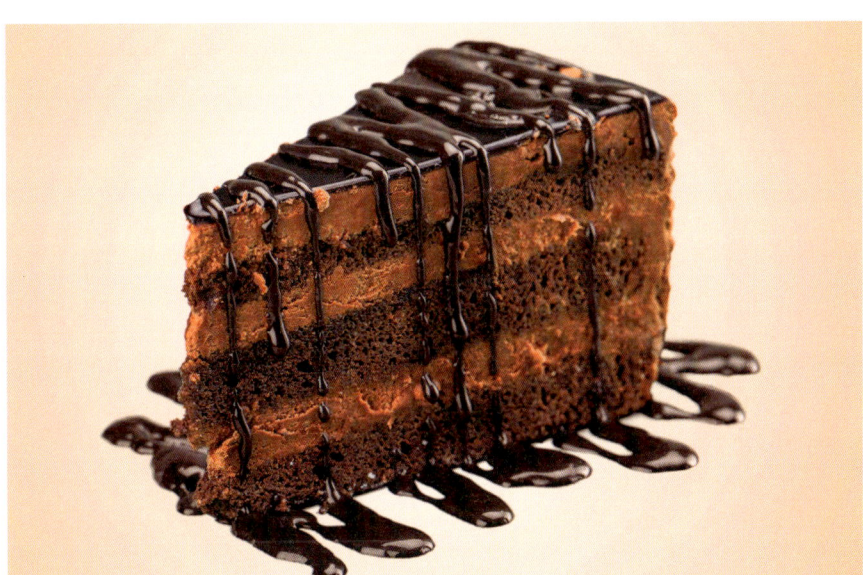

Im Durchschnitt verzehrt jeder Deutsche pro Tag 100 g Zucker, das entspricht etwa sieben Esslöffeln. Wird diese Energie nicht durch Bewegung verbraucht, so lagert der Körper sie, wie beschrieben, ein und die überschüssigen Kalorien schlagen sich schon innerhalb eines Monats in einem Kilogramm zusätzlichem Gewicht auf der Waage nieder. Zucker schwächt zudem das Immunsystem und macht den Körper anfälliger für Krankheitserreger. Menschen, die viel Zucker konsumieren, gefährden sich demnach selbst. Man weiß zum Beispiel, dass eine Krebszelle sich nur von Zucker ernährt. Gesunde Zellen gewinnen ihre Energie auch aus Eiweiß und Fett. Der Verdacht, dass es hier einen Zusammenhang gibt, liegt nahe.

DER UNTERSCHIED ZWISCHEN EINEM APFEL UND EINEM BONBON

Ein Apfel besteht im Gegensatz zu einem Bonbon nicht lediglich aus Zucker und vielleicht noch ein paar Farbstoffen, sondern auch aus Mineralien, Ballaststoffen, Vitaminen und sekundären Pflanzenstoffen. Wichtig ist eben, dass es beim Essen stets zu einem orchesterartigen Auftritt der einzelnen Bestandteile kommt und nicht ein einzelnes Vitamin oder Mineral ein Solo spielt. Gelangt also der natürliche Zucker in unseren Körper, erreichen nach einer kurzen Verweildauer des Apfels im Magen die Zuckermoleküle über die Dünndarmwand und das Blut die Leber. Ihr Blutzuckerspiegel, der vor dem Verzehr des Apfels 80-100 mg pro Liter Blut betrug, steigt nun langsam, aber sicher innerhalb von ein, zwei Stunden auf 120-150 mg an.

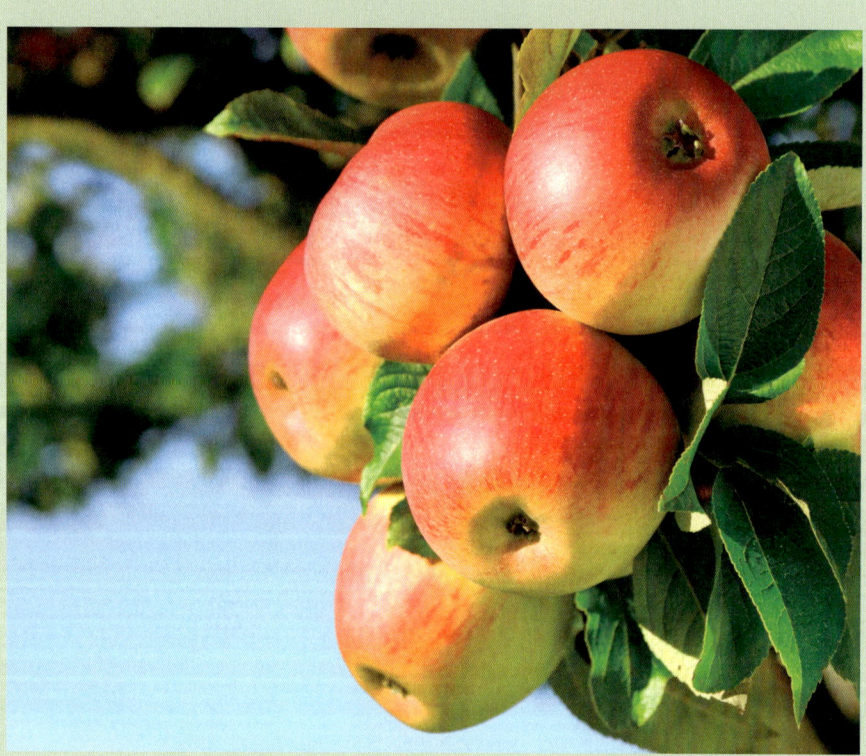

Das ist das Startsignal für die Bauchspeicheldrüse, zur Regulierung des Blutzucker-spiegels Insulin auszusenden. Es dauert ebenfalls etwa 1-2 Stunden, bis der Blut-zuckerspiegel durch das Hormon wieder auf das Normalniveau gesunken ist. Wie bereits im Kapitel Stoffwechsel beschrieben wurde, fungiert das Insulin sozusagen als Taxi und bringt die Energie zu den Muskeln und Organen, wodurch deren Funk-tion aufrechterhalten wird. Die Art von Zucker, die in Früchten enthalten ist, trifft nun, wie gesagt, nicht pur in unserem Körper ein, sondern zusammen mit weiteren lebenswichtigen Nährstoffen. Diese wirken wie eine Bremse und sorgen dafür, dass die Zuckermoleküle langsam ins Blut abgegeben werden.

Es findet eine gleichmäßige und lange Verbrennung in den Mitochondrien statt. Energie, die zu diesem Zeitpunkt nicht benötigt wird, gelangt über das Insulintaxi in die Leber und wird dort in Form von Glykogen für Hungerphasen gespeichert. Ver-braucht der Körper diese Reserven nicht, sind die Lagerkapazitäten der Leber schnell erschöpft und das Insulin transportiert die restliche Energie in andere „Lagerhallen", nämlich in jene Körperregionen, welche man auch als die *Problemzonen* bezeichnet. Da der Körper hier die Speicherform Glykogen nicht kennt, wird es kurzerhand in Fett umgewandelt. Bei gefüllten Lagerhallen beginnen wir also, an den Problemzonen runder zu werden. Der Gegenspieler von Insulin ist Glucagon. Es sorgt dafür, dass in Zeiten einer Unterversorgung die gespeicherte Energie wieder ins Blut gelangt und alle lebenswichtigen Körperfunktionen aufrechterhalten werden.

Was passiert nun im Körper, wenn man ein großes Bonbon isst? Nach dem Verzehr des Bonbons steigt der Blutzuckerspiegel stark an, was, wie schon beschrieben, eine Art Glücksgefühl auslöst. Das Bonbon be-steht jedoch allein aus Zucker, anders als beim Apfel fehlen Vitamine, Mineralien und Ballaststoffe. Um diese Nährstoffe zu bekommen, greift unser Organismus auf

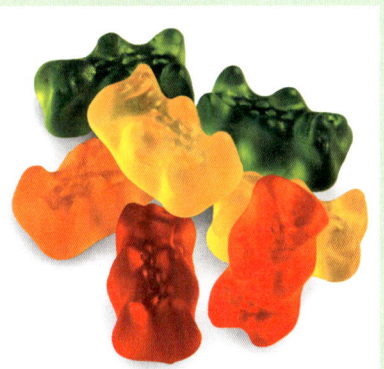

die körpereigenen Reserven zurück. Eine solche Ernährungsweise führt somit auf die Dauer zu Mangelzuständen, schwächt die Körperabwehr und verursacht Krankheiten wie Fettsucht, Hyperaktivität und Karies. Der Körper wird langsam immer weiter zerstört. Da der Körper die Blutwerte als Letztes aufgibt, ist ein solcher Vitamin- und Mineralstoffmangel zunächst gar nicht oder eben viel zu spät im Blut nachweisbar. Deshalb nützt es, so gesehen, nichts, seinen Gesundheitszustand allein über die entsprechenden Blutwerte zu definieren.

Was passiert noch, wenn der Körper den „Zucker-Tsunami" registriert hat? Um den viel zu hohen Blutzuckerspiegel und seine Auswirkungen wieder in den Griff zu bekommen, schüttet die Bauchspeicheldrüse mehr Insulin aus, als zum Ausgleich des Blutzuckers nötig wäre. Der Spiegel fällt tiefer, als er zuvor war, und der Körper meldet daraufhin Hunger. Die Negativspirale nimmt ihren Lauf.

Insulin hat dabei noch einen anderen Effekt: Solange immer einfache Kohlenhydrate und Zucker rechtzeitig nachgeschoben werden, setzt es sich als „Wächter" vor die Fettzelle und verhindert, dass die dort gespeicherte Energie verbraucht wird, da diese Reserven ja für schlechtere Zeiten vorgesehen sind. In diese Situation kommt der Körper aber bei unserem Lebensstil nicht. Schon Kinder werden früh an zuckerreiche Nahrung gewöhnt. Bei Kleinkindern, die viele Süßigkeiten bekommen, hört man oft die Ausrede, sie seien ja schlank und könnten das vertragen.

Wenn Sie mich bisher richtig verstanden haben, wissen Sie, warum diese Kinder zunächst nicht zunehmen: Ihr Körper ist in seiner wichtigsten Entwicklungsphase und mitten im Aufbau seiner Strukturen und Funktionen. In jeder Süßigkeit sucht er nach lebenswichtigen Vitaminen, Mineralstoffen und Ballaststoffen, findet sie jedoch nicht und muss deshalb bereits im frühen Alter an seine Reserven gehen. Spätestens nach fünf bis sechs Jahren beginnt dieser junge Körper, dick zu werden.

Zucker ist ein wunderbarer Geschmacksträger und ein Genussmittel. Als solches darf er auch eingesetzt werden. Zucker sollte aber auf keinen Fall täglich oder gar stündlich auf dem Speiseplan stehen. Eine weniger zuckerhaltige Ernährung zeigt schnell Erfolge: Ihr Immunsystem wird stabiler, Ihr Körper schlanker und lebendiger und Ihre Kinder werden ausgeglichener.

Den Zucker durch Süßstoff zu ersetzen, ist allerdings keine Alternative, denn der Körper reagiert auf Zuckerersatzstoffe ebenso mit einem erhöhten Insulinspiegel. Auch fettreduzierte Produkte unterbrechen den beschriebenen Kreislauf nicht, denn das Problem ist nicht der Fettgehalt, sondern der Zucker.

DER SÄURE-BASEN-HAUSHALT

Wenn Kohlenhydrate im Stoffwechselprozess nicht vollständig umgewandelt werden, so entstehen in unserem Körper Zwischenprodukte wie die Brenztraubensäure. Bei der Verstoffwechslung von Zucker wird also eine Säure gebildet, die als solche durch basische Stoffe wieder ausgeglichen werden muss. Die Aufnahme von Zucker hat demnach einen Einfluss auf den Säure-Basen-Haushalt unseres Körpers.

Der Säure-Basen-Status ist der eigentliche Gradmesser für den Gesundheitszustand eines Menschen. Alle Prozesse, die in unserem Organismus ablaufen, werden durch den Säure-Basen-Grad (pH-Wert) der Körperflüssigkeiten beeinflusst. Für unser Überleben brauchen wir beide, Säuren und Basen. Alle aufbauenden Funktionen des Lebens geschehen im basischen Umfeld, alle Zersetzungsvorgänge im sauren Milieu.

> DER SÄURE-BASEN-STATUS IST EIN GRADMESSER
> FÜR DEN GESUNDHEITSZUSTAND EINES MENSCHEN.

FAKTOREN, DIE UNSEREN ORGANISMUS SAUER MACHEN

- Die Lebenseinstellung,
- Bewegungsmangel,
- Die Ernährung: Fleisch, Wurst, Käse, Weißmehlprodukte, industriell hergestellte Teig- und Nudelwaren, Industriezucker, zuckerhaltige Limonaden, industriell verarbeitete Fruchtsäfte, Süßigkeiten und Knabbersachen, wie Schokolade und Chips,
- Alkohol,
- Schlafmangel,
- Stress,
- Ängste und Sorgen,
- Umweltfaktoren,
- Rauchen,
- Medikamente und
- übertriebener Sport.

Unser Körper wechselt mehrmals täglich seinen Zustand von sauer nach basisch, denn die Oxidation (der körperliche Verfall) und Säureüberschüsse werden stetig durch basenbildende Substanzen und Organfunktionen neutralisiert. So ist unser Urin zum Beispiel morgens nach dem Aufstehen sauer, um circa 9 Uhr ist er basisch, mittags ist er sauer, gegen 15 Uhr wieder basisch und abends erneut sauer. Die Fähigkeit des Körpers, mit verschiedenen Mitteln Säure auszugleichen, nennt man *Pufferkapazität*. Die daran beteiligten Regulierungssysteme sind:

- Die Lunge: Die Atmung spielt eine sehr große Rolle beim Abbau von Säuren und bei der Entgiftung des Körpers. CO_2 ist auch eine Säure. Achten Sie also immer darauf, richtig auszuatmen. Ungefähr 70 % unserer Entgiftung wird über die Lunge verarbeitet.

- **Die Niere:** Sie ist für die Ausscheidung von Säuren, vor allem von tierischen Eiweißen, zuständig. Dies vor allem über die Harnsäure.

- **Die Leber:** Sie ist das klassische Entgiftungsorgan.

- **Die Haut:** Die Haut ist das größte Organ des Körpers und trägt durch das Schwitzen zur Pufferkapazität bei.

Leider ist die Pufferkapazität des Körpers begrenzt. Da unser Körper aber mit aller Macht den ausgeglichenen pH-Wert in den entsprechenden Körperflüssigkeiten aufrechterhalten will und muss, bindet er die übrigen Säuren unter Zuhilfenahme von Mineralien und Spurenelementen zu den sogenannten *Schlacken*. Das sind Ablagerungen, die wir so schnell wie möglich wieder loswerden sollten.

Aufgrund unserer Lebens- und Verhaltensweisen geht man davon aus, dass circa 80 % der Bevölkerung übersäuert sind und dass etwa 60-70 % der Zivilisationskrankheiten ihren Ursprung in der Übersäuerung haben.

> **SENSIBILISIEREN SIE IHR ALLTAGSVERHALTEN HINSICHTLICH IHRES SÄURE-BASEN-HAUSHALTS!**

Da die Leidensfähigkeit unseres Körpers sehr groß ist, kann er einen sauren Zustand sehr lange durchhalten. Bis zu 70 % der Organfunktionen können versagen, ehe er sich meldet. Im Laufe der Jahrzehnte kommt es bei einem unveränderten Lebensstil aufgrund der nachlassenden Pufferkapazität zu einer zellulären Übersäuerung. Dann stellen sich gesundheitliche Probleme ein. Ich vergleiche den Körper immer mit einem Schwamm: Wenn man auf einen nassen Schwamm drückt, kommt immer noch mal ein Tropfen Wasser heraus. Doch irgendwann wird er trocken und reißt. So ähnlich können Sie sich auch den Ablauf in der Körperzelle vorstellen. Um diesem Prozess entgegenzuwirken, sollten Sie rechtzeitig mit säureneutralisierenden und ausgleichenden Maßnahmen beginnen.

Sensibilisieren Sie Ihr Alltagsverhalten hinsichtlich Ihres Säure-Basen-Haushalts und ich kann Ihnen versprechen, Sie haben den größten Schritt in Richtung eines präventiven und gesunden Lebensstils getan.

TRINKEN

Wenn man bedenkt, dass unser Körper zu fast 70 % aus Wasser besteht, ist es leicht nachzuvollziehen, welche große Rolle das Trinken für uns spielt. Einem Großteil der Bevölkerung gelingt es jedoch nicht, die geforderte Flüssigkeitsmenge von täglich 1,5-2 l zu sich zu nehmen. Um individuell für sich zu bestimmen, wie viel Sie täglich trinken sollten, ist die folgende Rechnung hilfreich:

KÖRPERGEWICHT IN KILOGRAMM X 30 =
BENÖTIGTE FLÜSSIGKEITSZUFUHR IN MILLILITERN

DIE WICHTIGSTEN UND BESTEN „BASENBRINGER"

- **Das Bewusstsein:** Machen Sie sich so oft wie möglich bewusst, was Sie tun. Üben Sie positive Gedankenmuster für schwierige Situationen. Bauen Sie sich mit entsprechenden Ritualen und eingeübten Gedankengängen einen Schutzwall gegen Abläufe, die Sie belasten. Setzen Sie sich bewusst, zum Beispiel bei einem Lauf oder Spaziergang, mit sich selbst und Ihrer Umwelt auseinander.

- **Gleichmäßige, ausdauernde körperliche Bewegung** verlangsamt die Geschwindigkeit Ihrer Gedanken und senkt die Frequenz Ihres Gehirns. Ihre Kreativität wird angeregt und Ihr Unterbewusstsein kann Aufgaben lösen, die Sie aus Mangel an Ideen schon lange verdrängt haben.

- **Tageslicht:** Die Sonne hat eine enorme basische Wirkung auf unseren Körper. Sie kennen das Körpergefühl nach einem Urlaub, in dem Sie täglich 5-6 Stunden lang im Freien waren.

- **Entspannung**: Versuchen Sie, einmal am Tag für 10 Minuten ohne Information zu sein oder erlernen Sie eine Entspannungstechnik.

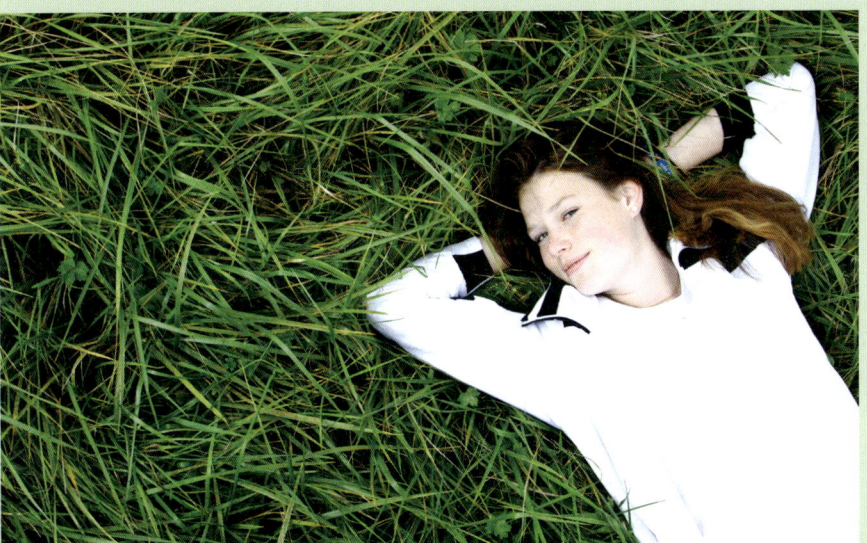

- **Ernährung:** Die basische Ernährung wird meines Erachtens deutlich überbewertet. Sie spielt eine wichtige, grundlegende Rolle, aber sie besitzt nicht die gleiche starke Wirkung wie es Bewegung, Tageslicht und ein bewusster Lebensstil bei regelmäßiger Übung haben. Versuchen Sie, ungefähr 80 % basische und 20 % säuernde Lebensmittel zu sich zu nehmen. In der Apotheke oder auch im Internet erhalten Sie Tabellen dazu, welche Lebensmittel basisch und welche säuernd sind. Entwickeln Sie auch hier ein Bewusstsein dafür, was Sie zu sich nehmen, was nicht und vor allem natürlich in welchen Mengen. Zu viel und unbewusstes Essen führt zur giftigen Übersäuerung.

- **Versuchen Sie**, Ihren Körper ein- oder zweimal im Jahr durch zwei- bis vierwöchige **Basenkuren** (zum Beispiel eine Natronkur) mit entsprechender Ernährung, mehr Bewegung und Basenbädern in seiner Regeneration zu unterstützen. Das ist nicht schwer, dauert nicht lange und kostet fast nichts.

WARUM SOLLTEN WIR VIEL TRINKEN?

- Zum Ausgleich des Flüssigkeitshaushalts;
- zum Abtransport von Giftstoffen;
- zum Ausgleich des Säure-Basen-Haushalts;
- zur leichteren Aufnahme von essenziellen Stoffen, wie Vitaminen, Mineralien und Spurenelementen

Eine 80 kg schwere Person sollte demnach pro Tag 2.400 ml, also rund 2,5 l Flüssigkeit, zu sich nehmen. Je nach körperlicher Anstrengung und auch Nahrungsaufnahme variiert diese Menge. Ein Ausdauersportler braucht entsprechend mehr Flüssigkeit und ein Vegetarier, der viel Flüssigkeit auch durch seine Nahrung aufnimmt, entsprechend weniger.

Sie müssen sich also nicht sklavisch an diese Mengenangaben halten, sie geben nur einen Richtwert vor. Der Körper ist vor allem ein dynamisches System und keine Maschine. Bei einem Selbstversuch über zwei Jahre, in dem ich annähernd jeden Tag bei 95 kg Körpergewicht 3 l und an Trainingstagen zwischen 4-5 l getrunken habe, konnte ich für mich feststellen, dass der Körper eben nicht jeden Tag dieselbe Menge Flüssigkeit benötigt oder verträgt. An manchen Tagen hatte ich sogar das Gefühl, das Wasser belaste mich eher.

Auch beim Thema *Trinken* ist es also wichtig, auf die Signale des Körpers zu hören und die somatische Intelligenz zu nutzen. Befindet sich der Körper in einem übersäuerten Zustand, kann er die angebotene Flüssigkeit nicht oder nur schlecht in den Körperzellen binden. Dann können Sie sozusagen trinken, so viel Sie wollen. Sie müssen in diesem Fall den Körper zunächst entsäuern, wie bereits beschrieben.

Wann sollten wir trinken?

Zu den Hauptmahlzeiten sollten Sie nur wenig trinken, denn wenn Sie viel Flüssigkeit zu sich nehmen, verdünnt dies den Verdauungssaft im Magen. Die Folge: Die Verdauung wird erschwert und verlangsamt. Achten Sie insgesamt darauf, regelmäßig über den Tag verteilt zu trinken. Als Erinnerungshilfe können Sie sich zum Beispiel ein Glas Wasser so hinstellen, dass Ihr Blick darauf fällt. Nehmen Sie größere Mengen Flüssigkeit besser zu den Zwischenmahlzeiten zu sich. Der Abstand zu größeren Mahlzeiten sollte davor eine halbe Stunde und mindestens eine Stunde danach betragen.

WARUM IST NATURBELASSENES WASSER FÜR UNSEREN KÖRPER SO WERTVOLL?

- Wasser ist die Grundlage allen Lebens.
- Wasser regelt alle Funktionen des Organismus, vom Stoffwechsel bis zum Denken.
- Wasser hat die gleiche Frequenz wie unsere Erde und unser Gehirn.
- Wasser ist Träger von Energie, also Lebendigkeit.

Was sollten wir trinken und warum?

Zum Ausgleich des Flüssigkeitshaushalts sollten Sie nur natürliches Wasser trinken; am allerbesten wäre Quellwasser. Sie können sich auch Kräutertees zubereiten oder gern auch einmal einen grünen Tee. Alle anderen Getränke, die Sie zu sich nehmen, sind als Genussmittel völlig in Ordnung, aber eben nicht zum Ausgleich Ihres Flüssigkeitshaushalts und für den Abtransport von Giftstoffen geeignet. Im Gegenteil, der Zucker-Tsunami, den sie auslösen, und das Filtern der Farb-, Geschmacks- und Industriestoffe belastet Ihren Körper zusätzlich. Ich kann verstehen, wenn Sie jetzt sagen, das Wasser habe keinen Geschmack oder es prickele nicht im Hals.

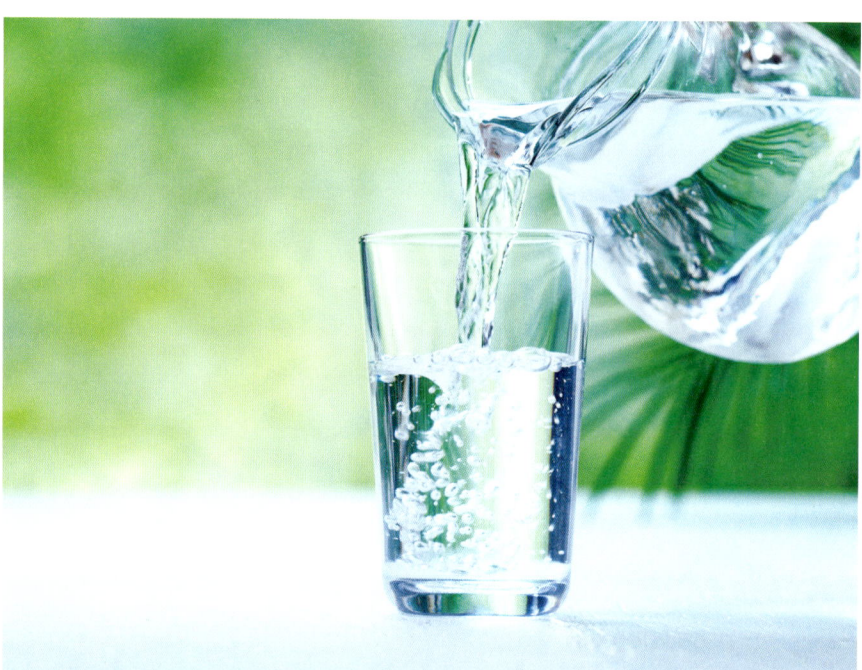

Ein mit Kohlensäure versetztes Mineralwasser bringt in den vielleicht ohnehin schon übersäuerten Organismus jedoch zusätzliche Säure und kann keine weiteren Stoffe zum Abtransport aus dem Körper aufnehmen, da es bereits gesättigt ist. Stellen Sie langsam auf stilles Wasser um. Ihre Geschmacksnerven regulieren sich dann allmählich und Sie werden feststellen, dass auch „lahmes" Wasser ein Aroma besitzt und auch gut schmecken kann.

> „DAS PRINZIP ALLER DINGE IST WASSER, AUS WASSER IST ALLES UND INS WASSER KEHRT ALLES ZURÜCK."
>
> *Thales von Milet*

Da Wasser die Informationen und Frequenzen seiner Umgebung aufnimmt und speichert, empfehle ich Ihnen, am besten Wasser in Glasflaschen zu kaufen oder es beispielsweise in einen Glaskrug zu füllen. Unterstützen Sie Ihren Körper immer häufiger durch natürliches Wasser. Er wird es Ihnen danken.

DER ZEITPUNKT DER NAHRUNGSAUFNAHME

Wann wir essen, ist heutzutage von unseren ganz individuellen Tages- und Arbeitsabläufen abhängig. Ob die uns anerzogenen Rhythmen uns und unserem Gesundheitszustand auf die Dauer zuträglich sind, wage ich zu bezweifeln. Ursprünglich war der Tagesablauf aller Menschen viel gleichmäßiger.

Der Rhythmus der Natur richtet sich nach Sonnenauf- und Sonnenuntergang, und so verhält es sich sicher auch mit unseren Körpern. Man kann sich mit dem Wissen um diese Abläufe bewusster darauf einstellen und damit umgehen, auch wenn es sicher ab und an nicht möglich ist, sie einzuhalten. Harvey und Marilyn Diamond haben die Nahrungsaufnahme und -verarbeitung in unserem Körper in drei Phasen aufgeteilt:

1. die Aufnahmephase von circa 12 Uhr bis 20 Uhr;

2. die Verarbeitungsphase von circa 20 Uhr bis 4 Uhr;

3. die Entgiftungsphase von circa 4 Uhr bis 12 Uhr.

Diese drei Phasen bieten meiner Ansicht nach eine gute Grundlage, um den Ernährungsplan für einen idealen Tag zu erstellen.

Wir schaffen es heutzutage fast jeden Tag, unseren Körper an seine Grenzen zu bringen; leider meistens nicht an seine physiologischen, sondern eher an die der möglichen Entgiftung. Umweltbelastung, Stress und eine ungesunde Ernährung ruinieren unsere Darmflora und führen unser Entgiftungssystem an seine Grenzen.

Wenn wir von Prävention und Gesundheit reden, geht es nicht so sehr darum, in Zukunft alles richtig oder gar perfekt zu machen, sondern eher darum, das Fehlverhalten und den teilweise unvermeidbaren Stress auszugleichen und zu neutralisieren. Somit ist die Entgiftungsphase für unseren Körper die wichtigste. Analog sind die wichtigsten Tageszeiten der Morgen und Vormittag (bis 12 Uhr) und der Abend (nach 20 Uhr).

Morgens nach dem Aufstehen gehen die meisten Menschen als Erstes auf die Toilette und geben das ab, was ihr Körper über Nacht verarbeitet hat: die Giftstoffe. Es ist ratsam, den Organismus in der Entgiftungsphase nicht allzu sehr durch die Ernährung zu belasten, damit er anschließend gut auf die Aufnahmephase vorbereitet ist. Das erste Frühstück vor der Arbeit sollte deshalb auf jeden Fall so leicht wie möglich ausfallen, am besten wäre ein Tee und oder eine Portion Obst. Wer nicht anders kann, sollte nur ein kleines Stück Brot mit dem gewünschten Belag zu sich nehmen. Das zweite Frühstück so ab 9.30 Uhr kann dann so aussehen, wie es Ihnen den Tag „versüßt". Sie glauben, Sie bräuchten Kalorien, um in den Tag zu starten? Probieren Sie die hier beschriebene Ernährungsweise aus und berichten Sie mir von Ihren Erlebnissen. Eine Umstellungsphase ist natürlich erlaubt.

Hören Sie einmal in sich hinein, wenn Sie nach 20 Uhr eine große Mahlzeit verzehrt haben. Können Sie danach tief und fest schlafen? Nach 20 Uhr sollten Sie nichts mehr oder nur noch wenig essen. Wenn Sie abnehmen möchten, dann sollten Sie schon ab 18 Uhr nichts mehr essen. Den Rest des Tages verbringen Sie so wie immer. Um Ihnen das Durchhalten zu erleichtern, sind leichte Snacks wie ein Joghurt oder ein Quark mit einem kleinen Löffel Honig erlaubt. Sie können so je nach Ausgangsgewicht bis zu 3 kg in zwei Wochen abnehmen.

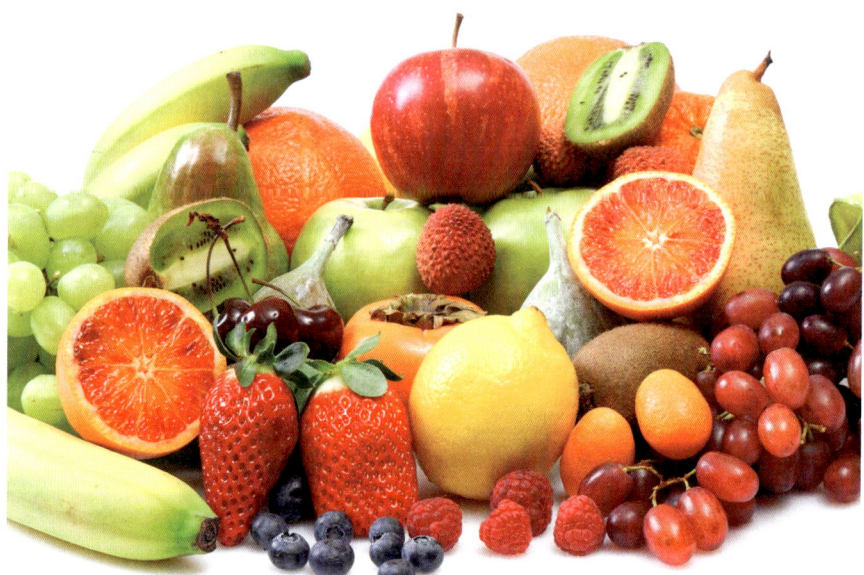

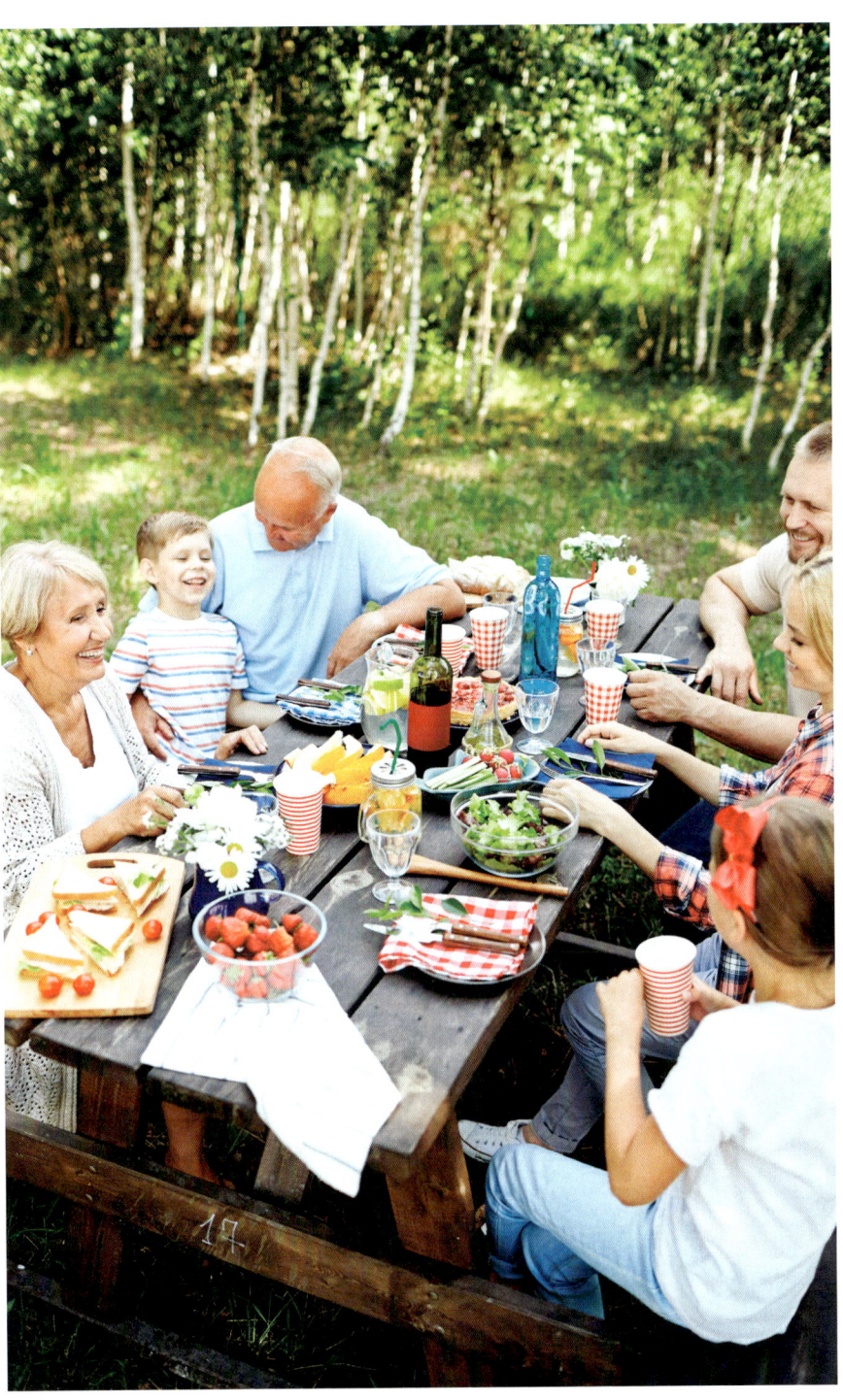

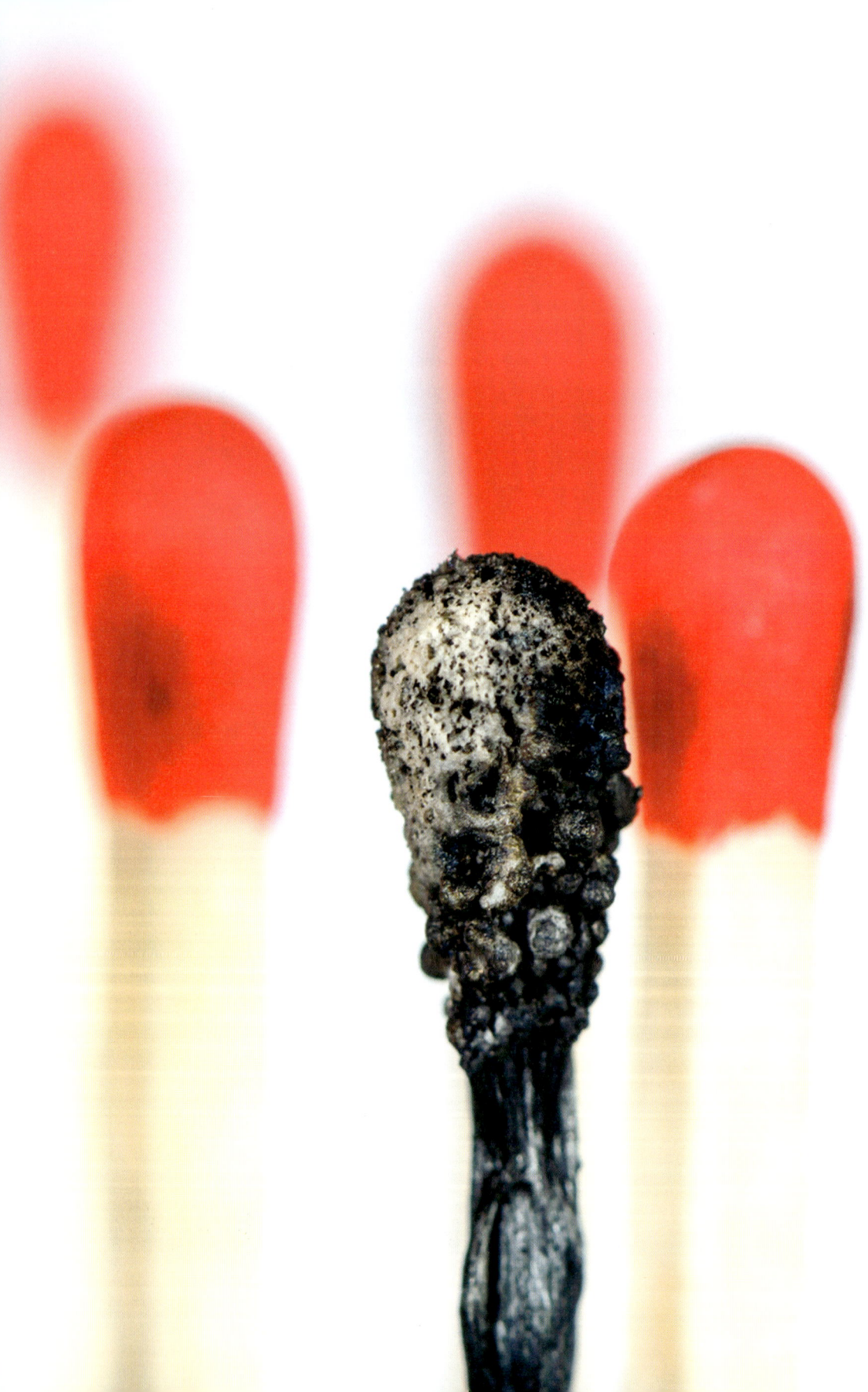

12 STRESSMANAGEMENT

Auch wenn man dem Thema *Stress* auf den Grund gehen möchte, landet man in der Natur. Ursprünglich diente die Stressreaktion unseres Körpers dem Überleben. Mit einer Vielzahl von Regelmechanismen wurde eine Angriffs- oder Fluchtreaktion ausgelöst, die zu 99 % auch in einer entsprechenden Handlung mündete.

Heute löst Stress in unserem Körper immer noch dieselben physiologischen Reaktionen aus, diese werden aber nur noch zu 1 % in Bewegung umgesetzt. Ihr Körper bleibt im wahrsten Sinne des Wortes auf den produzierten Hormonen und der bereitgestellten Energie „sitzen".

Allein aufgrund der Informationsgeschwindigkeit, so meine Auffassung, verfügen wir bereits morgens um 9.30 Uhr über so viele Informationen, dass sie für den Rest des Tages genügen würden. Leider geht der Tag dann erst richtig los. Wir müssen eine E-Mail von jemandem beantworten, der gestern noch bis 22 Uhr im Büro gesessen hat, haben also bereits zu tun, obwohl wir noch gar nicht bei der Arbeit des heutigen Tages angelangt sind. Somit stellt sich die Frage, ob man Stress überhaupt noch managen kann.

Wir können dem ständig wachsenden Druck nicht mehr ausweichen oder ihn durch eine bessere Organisation kanalisieren. Der Stress nimmt in allen Bereichen zu, ob wir uns dessen bewusst sind oder nicht. Stellen Sie sich vor, Sie würden ein besseres Zeitmanagement betreiben und Ihre Arbeit noch besser organisieren, als Sie es bereits tun. Dann würde Ihr Leben noch schneller werden und Sie noch effektiver. Möchten Sie das? Könnten Sie das aushalten? Wir müssen uns stattdessen aktiv Ressourcen erarbeiten, mit denen wir diesem Druck körperlich und geistig standhalten können.

> WENN MAN IN UNSERER GESELLSCHAFT ERNST GENOMMEN WERDEN WILL, MUSS MAN SCHON ÜBERARBEITET WIRKEN.

Man braucht sich nur die Nachrichten anzuschauen und schon geht man mit einem flauen Gefühl im Magen ins Bett. Unsere gesellschaftliche Zukunft ist zu unsicher und für den Einzelnen zu unkontrollierbar, als dass man sich beruhigt im Sessel zurücklehnen könnte. Womit wir bei dem Hauptauslöser von Stressreaktionen sind.

Stress entsteht für den Einzelnen in Situationen, in denen er sich ohnmächtig fühlt oder sich aufgrund seiner Reserven und Fähigkeiten einer Anforderung nicht gewachsen glaubt. Ob ich Stress habe oder nicht, ist zumindest, körperlich gesehen, also mein ganz individuelles Problem und hängt direkt mit meiner eigenen Wahrnehmung der Situation zusammen. Was für den einen Stress bedeutet, führt beim anderen zu keiner Reaktion.

Stress und körperliche Anspannung haben nicht nur negative Auswirkungen, sie treiben uns auch zu persönlichen Höchstleistungen – allerdings eben nur zum Erreichen bestimmter Ziele, zu bestimmten Zeitpunkten, und nicht jeden Tag aufs Neue.

Man kann also *positiven* Stress *(Eustress)* und *negativen (Disstress)* unterscheiden. Sowohl eine Überforderung als auch eine Unterforderung kann eine negative Belastung für uns bedeuten. Ich wage zu behaupten, dass körperliche und geistige Unterforderung sogar den größeren Stress für uns darstellt.

Es ist wissenschaftlich erwiesen, dass Unterforderung zum Beispiel bei einem Arbeitslosen deutlich mehr Stress verursacht als eine Überforderung. Auf diese Weise reagiert der Körper auf eine extreme Situation. Der Stress, der uns mittelfristig krank macht, ist jedoch der chronische Stress: die Über- oder Unterforderung am Arbeitsplatz, das Beziehungsproblem und vor allem auch Ängste, mit denen heutzutage immer mehr Menschen zu kämpfen haben.

> ERZEUGEN SIE SICH EIN POSITIVES LEBENSGEFÜHL
> DURCH BEWEGUNG.

Der eigentliche Krankmacher ist aber der ständig hohe *Cortisolspiegel*. Cortisol ist das körpereigene Kortison, ähnlich wie das Medikament wirkt es entzündungshemmend. Eigentlich wird das Hormon über Nacht im Körper gebildet, es steht morgens für die ersten Stressaktivitäten zur Verfügung und baut sich über den Tag verteilt durch Bewegung ab. Abends befinden sich im Idealfall noch etwa 10 % des über Nacht produzierten Cortisols im Blut. Wenn wir uns allerdings zu wenig bewegen und noch dazu unter Stress stehen, bleibt der Cortisolspiegel dauerhaft zu hoch. Untersuchungen haben gezeigt, dass mittlerweile viele Menschen nachmittags immer noch zwischen 70 und 80 % der anfänglichen Cortisolmenge im Blut haben. Das bedeutet, dass der Körper das Hormon nachproduziert hat.

Das Cortisol schützt auch unsere Seele vor Traumata. Es hebt in Verbindung mit dem Glückshormon Serotonin die Stimmung und schützt uns vor allzu sensiblen emotionalen Reaktionen. Wenn die erhöhte Ausschüttung aber ein Dauerzustand ist und die Produktion dann irgendwann nachlässt oder der Cortisolspiegel zum Beispiel während eines Urlaubs abfällt, kommt es zu einer Depression. Auch zahlreiche organische Schäden werden auf einen ständig erhöhten Cortisolspiegel zurückgeführt, denn in einem solchen Fall kehrt sich die entzündungshemmende Wirkung des Hormons um und es greift den Körper an.

INFO

Die körperliche Belastung durch Stress ist enorm und kann zu den bekannten Krankheitsbildern führen:

- **Gehirn:** Der permanent hohe Cortisolspiegel schädigt die Zellen und die Wahrnehmung ändert sich. Es kommt zu Erschöpfung, Gereiztheit und Depression.
- **Darm:** Die Blutzufuhr ist gedrosselt und macht die Magen- und Darmschleimhaut anfällig für Geschwüre.
- **Immunsystem:** Durch die Stresshormone werden die Abwehrzellen wiederholt gebremst, was zu einer längerfristigen Schwächung des gesamten Systems führt.
- **Blutgefäße:** Ständig erhöhter Blutdruck und Herzschlag verringert mit der Zeit die Elastizität der Blutgefäße.
- **Muskulatur:** Die geistige Anspannung führt unwillkürlich auch zu einer muskulären Belastung, das heißt, die Muskeln spannen sich aufgrund einer Emotion oder eines Gedankens an, obwohl Sie sich gar nicht bewegen. Sie erinnern sich, Stress löst eine Angriffs- oder Fluchtreaktion aus. Um sich schnell und gut bewegen zu können, brauchen wir einen stabilen Rumpf. Das ständige unwillkürliche Anspannen der Rumpfmuskulatur kann auch ein Grund für Rückenschmerzen sein. Um den Kopf zu schützen, ziehen Sie in Momenten der Anspannung außerdem automatisch die Schultern nach oben. Es ist also nicht verwunderlich, wenn diese nach einer gewissen Zeit verspannt sind.

Die körperlichen Reaktionen auf Stress sind vielschichtig und haben Auswirkungen auf das gesamte System:

- Die Nebenniere produziert die Angriffs- und Fluchthormone Adrenalin, Noradrenalin und Cortisol.
- Das Immunsystem wird geschwächt.
- Die Leber stellt für die geplante körperliche Maximalleistung gespeicherte Energie zur Verfügung.
- Der Hippokampus, einer der ältesten Teile unseres Gehirns, wird aktiviert, um den Stress emotional zu verarbeiten. Aufgrund der Überbelastung kann er sogar schrumpfen.

Wenn man es sportlich betrachtet, befindet sich ein Großteil unserer Bevölkerung in einem übertrainierten Zustand. Fast alle Stresssymptome, welche die Forschung identifiziert hat, finden sich in der Trainingswissenschaft unter dem Begriff *Übertraining*. Auf starke Anspannung muss, wie bereits beschrieben, eine Phase der Entspannung und Regeneration unseres Körpers folgen und nicht noch mehr Spannung. Wer jedoch nicht aus dem Hamsterrad herauskommt, ist versucht, dem Körper mit entsprechenden Doping- und Schmerzmitteln noch weitere Höchstleistungen abzuringen. Die bekannten „Alltagsdrogen" wie Nikotin, Koffein und Alkohol sollten wirklich nur als Genussmittel eingesetzt werden. Wenn sie als Mittel zum Zweck dienen, ist die Gesundheit gefährdet. Von Alkohol, der am Abend konsumiert wird, weiß man beispielsweise, dass sich die beruhigende Wirkung zu Beginn zwar einstellt, sich aber ab Mitte der Nacht umkehrt und es je nach Menge des Konsums zu einem unruhigen und flachen Schlaf kommt.

> **WIR KÖNNEN NICHT JEDEN TAG OLYMPIA MACHEN.**

Eines unserer Grundbedürfnisse ist es, zu spüren, dass wir leben – und zwar Tag für Tag. Wenn Sie den ganzen Tag über Kopfarbeit leisten und logischerweise auch sämtliche Informationen über Augen und Ohren aufnehmen, dann fehlen Ihrem Körper und vor allem Ihrem Geist die wichtigen Bewegungs- und Lebenssignale aus Ihren Gelenken. Man kann dieses Gefühl, lebendig zu sein, natürlich auch auf andere Weise erzeugen. Wenn Sie nach Hause kommen, sich den Bauch vollschlagen und sich dann mit einem schmerzenden Magen aufs Sofa legen, spüren Sie auch, dass Sie leben.

Vermutlich denken Sie jetzt: „Das ist ja alles schön und gut, aber dafür habe ich keine Zeit." Wie kann man sich also, obwohl man wenig Zeit hat, noch dazu motivieren, den berüchtigten inneren Schweinehund zu überwinden? Irgendwann werden Sie hoffentlich an dem Punkt angelangt sein, an dem Sie nicht mehr ohne Ihr Ausgleichsprogramm auskommen und es zu einem Ritual gemacht haben. Auf dem Weg dahin empfehlen sich die Hilfsmittel im nachfolgenden Kasten.

> **ES GEHT DARUM, SICH UND SEINEN KÖRPER ZU SPÜREN.**

TIPP

Hier einige Tipps, wie Sie mit einer Stresssituation bewusster umgehen können:

- Erkennen: Das Wichtigste ist, erst einmal der Ursache für den Stress auf den Grund zu gehen. Recht häufig befinden wir uns in der Situation, dass wir uns unwohl fühlen, dieses Gefühl aber lieber verdrängen und uns nicht klarmachen, woher genau es kommt. Setzen Sie sich hin, nehmen Sie ein Blatt Papier und schreiben Sie auf, was Sie stört, und zwar so, wie es Ihnen einfällt. Dann halten Sie fest, was Sie ändern möchten. Nun kommt der wichtigste Schritt: Notieren Sie, wie Sie gedenken, die Veränderung zu erreichen. Allein das Aufschreiben wird Ihnen schon ein großes Stück weiterhelfen.

- Managen: Aus den Veränderungswünschen formulieren Sie klare Aufträge und Ansagen an sich selbst und eventuell an Ihre Umwelt.

- Abbauen: Der Stressabbau ist sicher der schwerste Teil, aber nach der Problemanalyse lässt sich doch der eine oder andere Stressfaktor vermeiden oder auflösen. Befreien Sie sich von energieraubenden Begebenheiten und krank machenden Beziehungsgeflechten jeglicher Art. Auf diese Weise lässt sich auf jeden Fall einige Kraft und Entspannung zurückgewinnen.

- Vorbeugen: Ihre wichtigste Aufgabe ist es, Ihre Stresskompetenz und Ihre Ressourcen vor allem durch körperliche Aktivität zu erhöhen.

- Konkrete Termine: Planen Sie Ihre beiden Trainingseinheiten wie einen Geschäftstermin in Ihrem Wochenkalender und teilen Sie diese Termine auch Ihrem sozialen Umfeld mit. Dadurch fühlen Sie sich eher verpflichtet, sie auch einzuhalten.

- Konkrete Ziele: Das Ziel: „Ich möchte ein bisschen fitter werden", ist kein Ziel, denn Sie können es nicht objektiv messen. Überlegen Sie sich, was Sie erreichen wollen, zum Beispiel 30 Minuten am Stück zu joggen, eine Stunde zügiges Nordic Walking, 3 kg abzunehmen. Für diese Ziele kann man konkrete Pläne aufstellen und Sie können objektiv beurteilen, ob Sie Ihre Vorgabe erreicht haben.

STRESSLANDKARTE
Was belastet aktuell meine Lebensqualität?

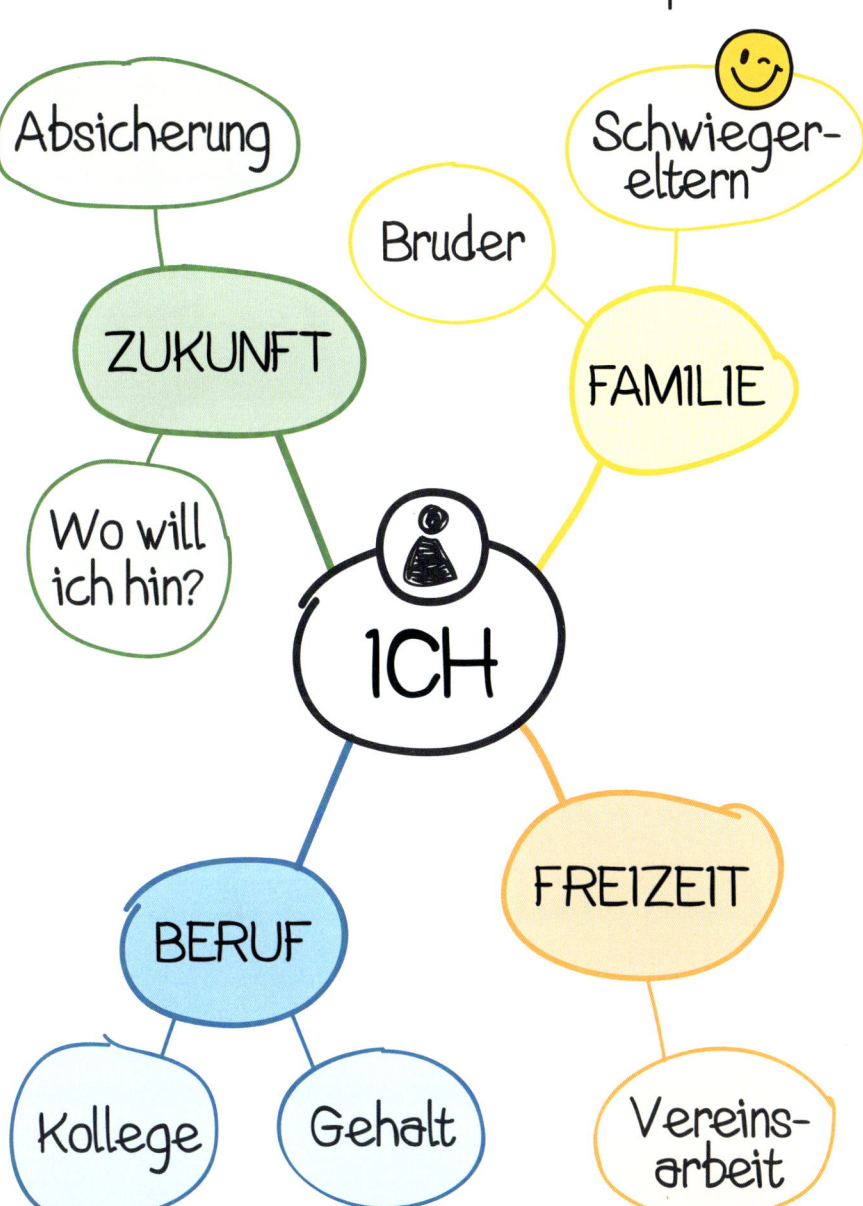

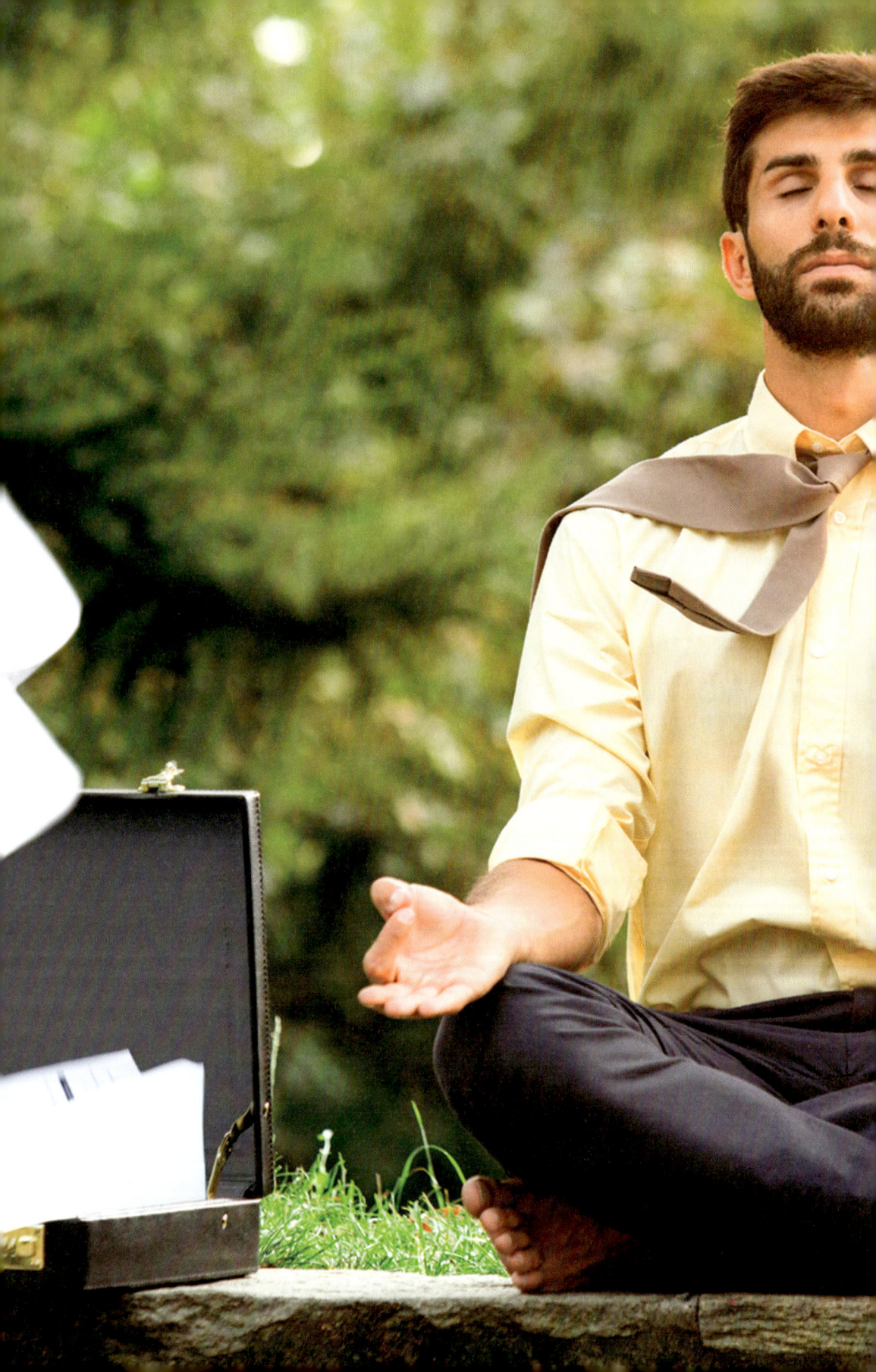

13 ENTSPANNUNG

Das dynamische System der Erde ist durch Bipolarität gekennzeichnet: Tag und Nacht, Sonne und Mond, warm und kalt, Nordpol und Südpol, nass und trocken, Mann und Frau, Arbeit und Freizeit, Einatmen und Ausatmen und vor allem Anspannung und Entspannung. Nur durch das Spannungsfeld, das zwischen den beiden Polen entsteht, können sich Energie, Dynamik und Lebendigkeit entwickeln. Wenn sich beide Pole einander annähern und sich ihre Unterschiede langsam aufheben, dann geht auch die Dynamik und Energie verloren. Dieses Kapitel befasst sich mit der körperlichen Anspannung und vor allem mit der Entspannung.

Unser viel zu hektischer Alltag ermöglicht kaum noch Entspannungsphasen. Wenn es welche gibt, sind sie meistens zu kurz, um die zuvor verbrauchte Energie wieder aufzutanken. Leider leben die meisten von uns in dem Glauben, ab nächster Woche, nächsten Monat oder nach dem Urlaub werde alles besser – und dass man sich dann von dem momentanen Stress erholen könne. Ich nehme an, Sie werden mir bestätigen, dass es oftmals nicht einmal mehr genügt, ausreichend zu schlafen. Sie stehen morgens auf und sind müder, als Sie es waren, als Sie ins Bett gegangen sind.

Der Belastung auszuweichen, wird schwierig, aber es ist möglich, sich durch aktive Entspannung Energieressourcen zu erarbeiten. Nachdem man jahrelang die Trainingsumfänge gesteigert hat, wird zurzeit selbst in der Sportwissenschaft der Fokus auf eine aktive und schnellstmögliche Regeneration und auf eine effektivere Form des Trainings gelegt. In unserem Körper steuern zwei Nervensysteme die Anspannungs- und Entspannungsphasen: Der *Sympathikus* ist für die Anspannungsphasen zuständig und der *Parasympathikus* für die Entspannung. Mit welchen Methoden ist es möglich, den Parasympathikus zu stimulieren und die Entspannungsphase zu unterstützen? Es gibt prinzipiell zwei Wege: Entweder Sie unterstützen die Entspannung, zum Beispiel durch eine entsprechende Atmung, Musik und gute Gedanken, oder Sie erhöhen kurzzeitig die Anspannung durch Sport und Bewegung, um danach ein besseres Gefühl für die Entspannung zu bekommen.

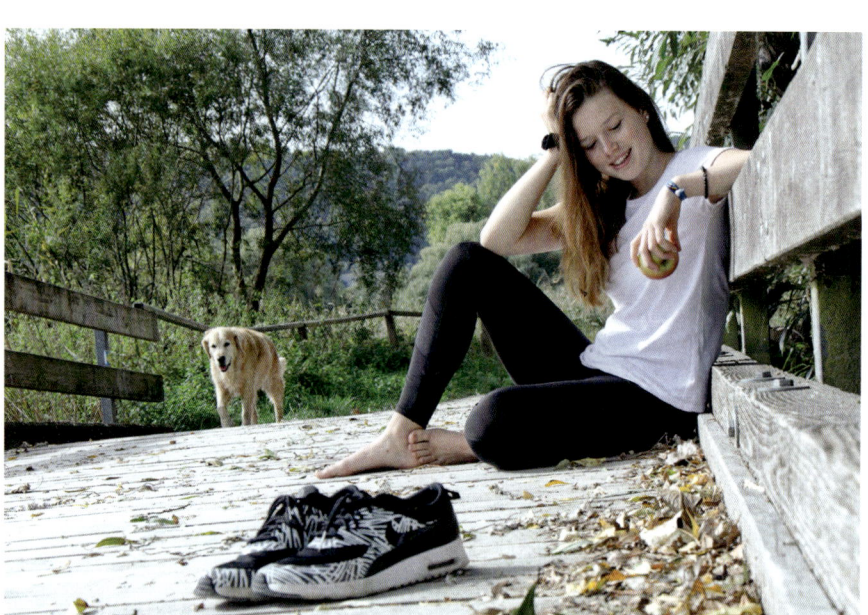

INFO

Zu den Entspannungsmethoden gehören:

Aktiv

- Yoga, Qigong, Jin Shin Jiu-Jutsu, Tai-Chi;
- Atemtechniken: Eine vertiefte Atmung ist die Grundlage jeder Entspannung.
- Meditation/Beten;
- autogenes Training;
- progressive Muskelentspannung.

Passiv

- Entspannungsbäder,
- Entspannungsmassagen,
- Sauna,
- Shiatsu.

Eine aktive Entspannungsmethode ist das *autogene Training*: Es handelt sich dabei um eine Methode der Autosuggestion, sprich Selbstbeeinflussung. Sie hat zum Ziel, sich selbst in einen Zustand der Entspannung zu versetzen. Die Formeln und Sätze zur Autosuggestion werden aber nicht vom Therapeuten vorgesagt, vielmehr hat jeder Übende seine eigenen Entspannungsformeln, mit denen er sich beeinflusst. Sie werden in Gedanken ausgesprochen. Das ist wichtig, denn sonst kann nicht ausgeschlossen werden, dass eine Hypnose durch den Therapeuten stattfindet und der Übende später den entspannten Zustand nicht selbst herbeiführen kann. Diese Methode zeigt, dass wir in der Lage sind, unseren Körper durch unsere Vorstellung zu beeinflussen. Leider sind recht viele Menschen allerdings gar nicht mehr in der Lage, ihre Gedanken einzufangen, autogenes Training macht sie eher unruhig als entspannt.

Da Stille und Ruhe viele Menschen eher nervös werden lassen, ist die *progressive Muskelentspannung* nach Edmund Jacobson, einem US-amerikanischen Arzt, sehr empfehlenswert. Diese Entspannungstechnik bietet die ideale Verbindung zwischen Entspannung und Aktivität, nahezu jeder kommt mit ihr zurecht. Die progressive Muskelentspannung ist eine effektive und vor allem leicht erlernbare Methode, durch die das körperlich-seelische Wohlbefinden gefördert wird. Als systematisches Muskelentspannungstraining fördert sie das Körperbewusstsein. Im Wechsel zwischen Anspannung und Entspannung wird der jeweilige Körperzustand bewusst wahrgenommen. Ziel ist es, aktiv auf das Zusammenspiel von Anstrengung und Loslassen einzuwirken. Beginnende Verspannungen können frühzeitig wahrgenommen und durch aktive Entspannung gelöst werden. Diese Methode ist zur Kurzentspannung in alltäglichen Situationen anwendbar und lässt sich aufgrund der raschen Wirksamkeit gut mit anderen Techniken (zum Beispiel Yoga, autogenes Training, Zen, Mindfulness-Based Stress Reduction) kombinieren.

Wer die progressive Muskelentspannung erlernen will, muss lediglich in der Lage sein:

1. sich eine bestimmte Zeit auf die Muskeln seines Körpers zu konzentrieren;

2. bestimmte Muskelgruppen systematisch anspannen und lockern zu können.

Darüber hinaus ist es notwendig, die Technik regelmäßig zu üben, damit der Körper lernt, automatisch mit Entspannung zu reagieren – so selbstverständlich, wie sich der Speichelfluss beim Essen einstellt. Zum Erlernen der Technik empfiehlt es sich, einen entsprechenden Kurs zu besuchen oder mit einer Audio-CD zu üben. Hören Sie aber vor dem Kauf in die CD hinein, um sicherzugehen, dass der Sprecher oder die Sprecherin eine für Sie angenehme Stimme hat. Verschiedene Internetseiten bieten die Übungen auch als Gratis-Download an. Damit Sie ein Gefühl für die progressive Muskelentspannung bekommen, möchte ich Ihnen nun eine Praxisanleitung für ein circa 15-minütiges Entspannungstraining anbieten.

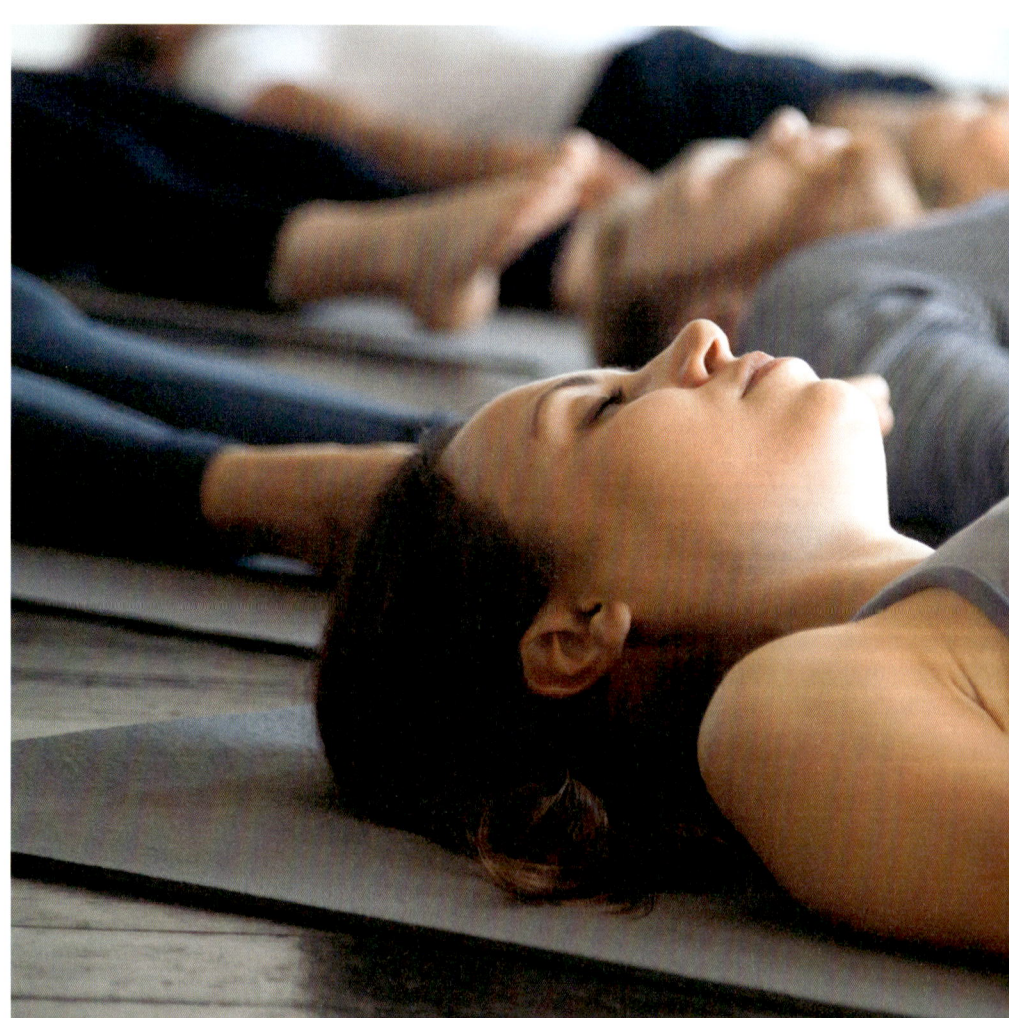

Üben Sie die progressive Muskelentspannung im Liegen, im Sitzen und stehend, damit Sie die Methode im Alltag immer und überall anwenden können – zum Beispiel am Arbeitsplatz oder in der Bahn. Es empfiehlt sich allerdings, zunächst im Liegen zu beginnen. Anfängern fällt die Technik so meist leichter und sie erreichen eine tiefere Entspannung.

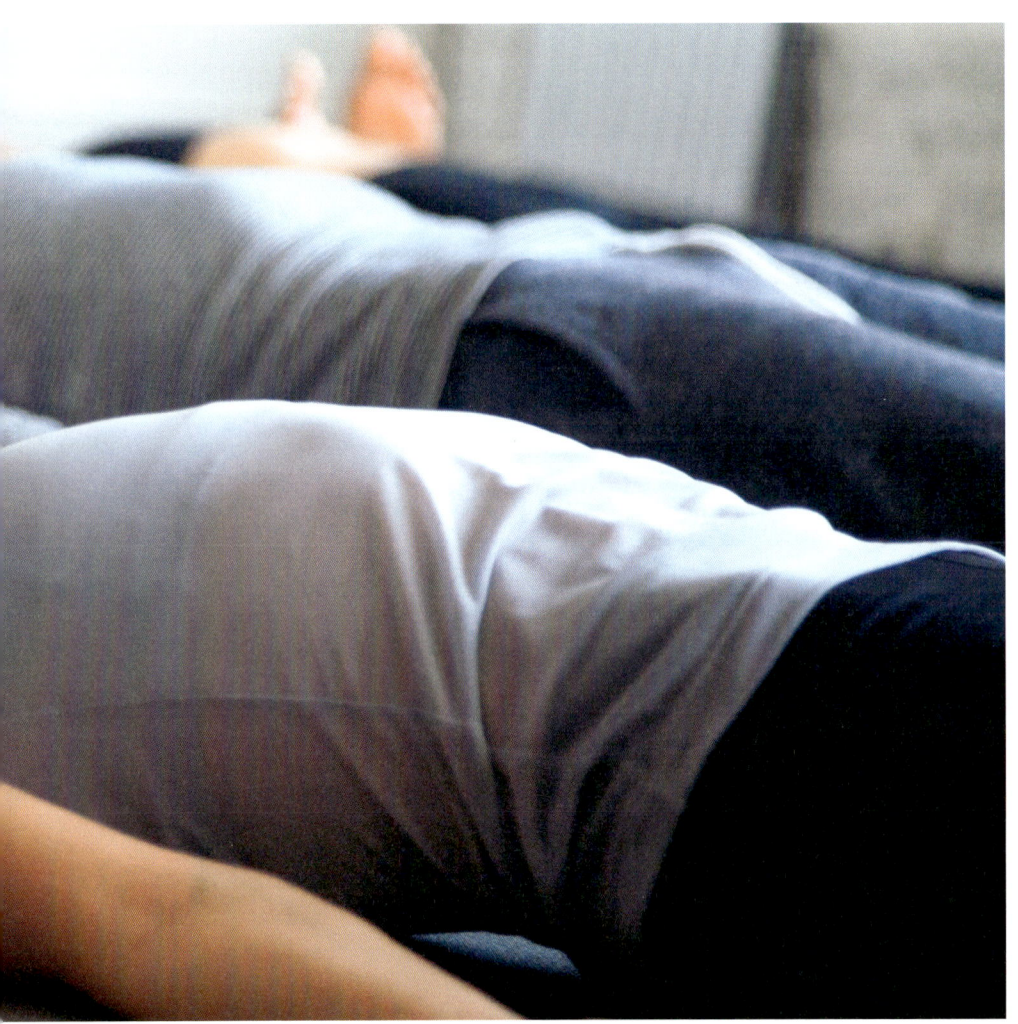

ÜBUNGEN

ÜBUNG 63: ENTSPANNUNG FÜR DIE HAND

- Legen Sie sich auf den Rücken. Die Arme befinden sich neben dem Körper, etwa eine Handbreit vom Körper entfernt, die Beine liegen ein Stück auseinander und die Fußspitzen zeigen nach außen. Um sich auf die folgenden Übungsanweisungen vorzubereiten, sollten Sie sich eine Zeit lang auf den eigenen Atem konzentrieren. Schließen Sie die Augen und machen Sie sich bewusst, dass Sie beim Ausatmen Anspannung und Verbrauchtes aus dem Körper abgeben und er beim Einatmen wieder mit neuer Energie versorgt wird. Atmen Sie gleichmäßig tief ein und aus. Beobachten Sie, wie sich Ihr Bauch und Ihr Brustkorb heben und senken, bis Sie das Gefühl bekommen, mit den Übungen beginnen zu wollen. Das Wichtigste ist zunächst, ein Gefühl für Anspannung und Entspannung zu entwickeln und den Unterschied zu spüren. Dazu beginnen wir mit einer Übung für die rechte Hand.

- Atmen Sie weiterhin tief ein und aus und konzentrieren Sie sich auf Ihre rechte Hand. Nun ballen Sie diese zur Faust und spannen die Hand und den Unterarm stark an. Zählen Sie bis 5, dann lösen Sie die Faust wieder. Bleiben Sie auf Ihre Hand und den Unterarm konzentriert und achten Sie darauf, wie sich die Entspannung anfühlt.

- Anschließend wiederholen Sie den Ablauf noch einmal. Sie sollten Ihre Aufmerksamkeit dabei ganz darauf fokussieren, die Anspannung in den Muskeln zu spüren. Machen Sie sich umgekehrt die Entspannung bewusst, wenn Sie wieder locker lassen, und genießen Sie dieses Gefühl.

- Üben Sie nun, die Muskulatur der rechten Hand sowie des Unterarms immer tiefer und gleichmäßiger zu entspannen. Wenn der angespannte Zustand 100 % entspricht, so sollen Sie die 0 %, den entspannten Zustand, erreichen.

- Wenn Sie etwas ablenkt, schieben Sie diesen Gedanken beiseite, indem Sie sich vornehmen, ihn später wieder aufzunehmen. Während der Übung gilt Ihre Aufmerksamkeit einzig und allein Ihrer rechten Hand.

- Ballen Sie die rechte Hand erneut zur Faust. Spannen Sie die Muskeln in Hand und Unterarm an, ohne zu verkrampfen. Diesem Zustand ordnen Sie die 100 % zu, prägen Sie ihn sich genau ein.

- Nun gehen Sie langsam in 20er-Schritten von 100 zurück auf 0 %. Die nächste Stufe ist also 80 %: Suchen Sie einen Grad der Anspannung beziehungsweise Entspannung, welcher Ihrem Gefühl nach den 80 % entspricht. Konzentrieren Sie sich und legen Sie diesen Zustand fest.

- Jetzt gilt es, herunter auf 60 % zu gehen: Pendeln Sie den Grad der Anspannung in Hand und Unterarm neu ein und bestimmen Sie, welcher Zustand dieser Prozentzahl zugeordnet ist.

- Im nächsten Schritt versuchen Sie, 40 % Anspannungsgrad genau zu definieren und zu halten. Konzentrieren Sie Ihre Gedanken ganz auf Ihre rechte Hand und den angespannten Unterarm.

- Gehen Sie auf 20 % herunter und nehmen Sie die leichte Anspannung wahr, die Sie noch halten. Nun gehen Sie zurück auf 60 %: Versuchen Sie, den Anspannungsgrad, den Sie diesem Prozentsatz zugeordnet haben, genau zu treffen.

- Anschließend senken Sie die Anspannung wieder auf 40, von 40 gehen Sie hinauf auf 80 und dann wieder auf 20 % herunter.

- Jetzt kehren Sie noch einmal zum Ausgangszustand zurück und ballen die Hand 100-prozentig zur Faust. Nicht verkrampfen! Konzentrieren Sie sich darauf, wie sich diese starke Anspannung anfühlt, indem Sie gedanklich nacheinander durch alle Finger der rechten Hand gehen und die Kraft in ihnen wahrnehmen.

- Zählen Sie langsam bis 3, dann gehen Sie auf 0 % herunter, lassen die Hand also ganz locker. Achten Sie darauf, wie die Kraft aus der Hand weicht und auf das wohltuende Gefühl, sie nicht mehr zur Faust geballt halten zu müssen.

- Der übrige Körper ist ganz entspannt, weder die Gesichtszüge sind verkrampft noch die Zähne aufeinandergebissen. Atmen Sie tief ein und aus, sodass die Entspannung immer tiefer geht.

- Nun richten Sie Ihre Konzentration wieder ausschließlich auf Ihre rechte Hand. Bleiben Sie auf unserer Skala von 0 bis 100 % nicht bei dem Zustand 0, sondern versuchen Sie, die Hand noch mehr zu lockern, sie noch weiter zu entspannen, sodass Sie den Wert minus 10 erreichen.

Im Folgenden erhalten Sie nun die Anleitung zur progressiven Entspannung der restlichen Muskeln. Es genügt im ersten Schritt, die Muskeln als Ganzes anzuspannen, langsam bis 5 zu zählen und dann wieder locker zu lassen. Gehen Sie vor allem der Entspannung bewusst nach.

Die progressive Muskelentspannung ist für all jene besonders geeignet, die unter Belastung Kampf- oder Fluchtreaktionen zeigen – Sie erinnern sich, dieses Verhalten ist uns von unseren Urahnen in die Wiege gelegt. Da bei dieser Entspannungstechnik die Skelettmuskulatur angespannt und entspannt wird, kommt sie dem Bewegungsdrang entgegen. Durch die Übungen lernen Sie, die Anspannung in Ihrem Körper bewusst wahrzunehmen und loszulassen.

ÜBUNGEN

ÜBUNG 64: ENTSPANNUNG FÜR DEN GANZEN KÖRPER

- **Linke Hand:** Sie ballen nun die linke Hand zur Faust.

- **Oberarm:** Zum Anspannen der Bizepse nehmen Sie die Unterarme nach oben, sodass in der Armbeuge ein rechter Winkel entsteht.

- **Hinterer Arm:** Drücken Sie die Handflächen flach auf den Boden, um den Trizeps anzuspannen.

- **Stirn:** Machen Sie die Augen weit auf und ziehen Sie die Augenbrauen hoch, sodass Sie die Stirn in Falten legen.

- Nun die **Augenbrauen** so zusammenziehen, dass eine senkrechte Falte auf der Stirn entsteht.

- **Augen:** Kneifen Sie die Augen fest zusammen.

- **Lippen:** Sie pressen die Lippen aufeinander. Beißen Sie dabei aber nicht die Zähne zusammen.

- **Zunge:** Zum Anspannen der Zunge drücken Sie diese oben gegen den Gaumen.

- **Kiefer:** Jetzt beißen Sie die Zähne zusammen.

- **Nacken:** Drücken Sie den Nacken auf den Boden oder nach hinten.

- Als Nächstes nehmen Sie das **Kinn** auf die Brust.

- **Schultern:** Ziehen Sie die Schultern so weit wie möglich hoch.

- Nun nehmen Sie die **Schulterblätter** nach hinten zusammen.

- **Brustkorb:** Atmen Sie tief in den Brustkorb ein, sodass er sich hebt. Atmen Sie nur flach weiter, während Sie die Anspannung halten.

- **Bauch:** Drücken Sie den Bauch heraus und machen Sie ein leichtes Hohlkreuz. Atmen Sie weiter, während Sie bis 5 zählen und die Position halten. Alternativ können Sie den Bauch auch einziehen, um die Muskeln anzuspannen.

- **Gesäß:** Drücken Sie das Gesäß nach oben. Wenn Sie diese Übung im Sitzen machen, spannen Sie einfach die Gesäßmuskeln an.

- **Oberschenkel:** Drücken Sie die Kniekehlen zum Boden. Im Sitzen stellen Sie sich vor, Sie würden mit den Knien gegen einen Widerstand drücken.

- **Unterschenkel:** Stellen Sie die Beine auf und drücken Sie die Füße auf den Boden, um die Unterschenkel anzuspannen.

- Für die zweite Übung strecken Sie die Beine wieder aus und ziehen die **Fußspitzen** nach oben, die Fersen bleiben dabei am Boden.

- Füße: Zum Anspannen strecken Sie die Füße nach vorn.

- Im zweiten Durchgang lösen Sie die Anspannung in den bereits bekannten 20er-Schritten auf. Sie werden spüren, wie mit jeder Übung die Gesamtspannung in Ihrem Körper nachlässt.

- Nach Beendigung der Übungen bleiben Sie noch entspannt liegen und kosten das Gefühl aus. Atmen Sie ganz tief und bewusst ein und aus. Sie können sich auch eine angenehme Situation oder einen schönen Ort vorstellen.

- Konzentrieren Sie sich der Reihe nach noch einmal auf alle Muskeln und lockern Sie diese weiter, wie Sie es bereits mit der rechten Hand getan haben.

- Anschließend zählen Sie von 5 herunter und öffnen dann die Augen. Sagen Sie zu sich, dass Sie sich wach und erfrischt fühlen. Nun stehen Sie wieder auf.

LIFESTYLEPLAN

ERLÄUTERUNG ZUM LIFESTYLEPLAN

Die beiden Lifestylepläne sollen dir helfen, dein in diesem Buch erlerntes Wissen in den Alltag zu übertragen. Die Tagespläne stellen Abläufe dar. Auf Uhrzeiten wurde aufgrund der unterschiedlichen Tagesmuster jedes Einzelnen bewusst verzichtet.

Die Pläne sollen dich dabei unterstützen, deinen individuellen Weg für Gesundheit und Lebensqualität zu finden. Wenn du nach den vier Wochen feststellst, dass es zu viel oder vielleicht auch zu wenig war, dann erstelle dir auf den freien Seiten deinen eigenen Lifestyleplan.

Die Reihenfolge der Blöcke ist nicht willkürlich, sondern bewusst so gewählt. Es geht nicht darum, alles richtig zu machen, sondern mit Hilfe eines solchen Plans selbst zu erkennen, was einem guttut und wie man sich selbst motiviert.

Aller Anfang ist schwer und dabei soll dich dieser Plan unterstützen.

EINSTEIGER

Erste Woche

Montag	Dienstag	Mittwoch	Donnerstag	Freitag	Samstag	Sonntag
Warmes Wasser gerne mit ein paar Spritzern Zitrone	Warmes Wasser gerne mit ein paar Spritzern Zitrone	Warmes Wasser gerne mit ein paar Spritzern Zitrone	Warmes Wasser gerne mit ein paar Spritzern Zitrone	Warmes Wasser gerne mit ein paar Spritzern Zitrone	Warmes Wasser gerne mit ein paar Spritzern Zitrone	Warmes Wasser gerne mit ein paar Spritzern Zitrone
Bewegungs-ritual Sonnengruß 1-3-mal s. S. 118 Oder BLACKROLL 5-8 min		Bewegungs-ritual Sonnengruß 1-3-mal s. S. 118 Oder BLACKROLL 5-8 min			Bewegungs-ritual Sonnengruß 1-3-mal s. S. 118 Oder BLACKROLL 5-8 min	
NW-Walking – schneller Spaziergang mit leichtem Schwitzen, ca. 20-30 min s. S. 171			NW-Walking – schneller Spaziergang mit leichtem Schwitzen, ca. 20-30 min s. S. 171	Beweglich-keits- und Kräftigungs-training mit dem eigenen Körper-gewicht und der Blackroll s. S. 83, 133		
	Entspannung mit PMR oder Fantasiereise mit CD 10-15 min s. S. 235			Entspannung mit PMR oder Fantasiereise mit CD 10-15 min s. S. 235		

Zweite Woche

Montag	Dienstag	Mittwoch	Donnerstag	Freitag	Samstag	Sonntag
Warmes Wasser gerne mit ein paar Spritzern Zitrone	Warmes Wasser gerne mit ein paar Spritzern Zitrone	Warmes Wasser gerne mit ein paar Spritzern Zitrone	Warmes Wasser gerne mit ein paar Spritzern Zitrone	Warmes Wasser gerne mit ein paar Spritzern Zitrone	Warmes Wasser gerne mit ein paar Spritzern Zitrone	Warmes Wasser gerne mit ein paar Spritzern Zitrone
Bewegungs-ritual Sonnengruß 1-3-mal s. S. 118 Oder BLACKROLL 5-8 min		Bewegungs-ritual Sonnengruß 1-3-mal s. S. 118 Oder BLACKROLL 5-8 min			Bewegungs-ritual Sonnengruß 1-3-mal s. S. 118 Oder BLACKROLL 5-8 min	
	Den ganzen Tag möglichst zuckerfrei (Industrie-zucker) essen			Den ganzen Tag möglichst zuckerfrei (Industrie-zucker) essen		
NW-Walking – schneller Spaziergang mit leichtem Schwitzen, ca. 20-30 min s. S. 171			NW-Walking – schneller Spaziergang mit leichtem Schwitzen, ca. 20-30 min s. S. 171	Beweglich-keits- und Kräftigungs-training mit dem eigenen Körper-gewicht und der Blackroll s. S. 83, 133		
	Entspannung mit PMR oder Fantasiereise mit CD 10-15 min s. S. 235			Entspannung mit PMR oder Fantasiereise mit CD 10-15 min s. S. 235		

Dritte Woche

Montag	Dienstag	Mittwoch	Donnerstag	Freitag	Samstag	Sonntag
Warmes Wasser gerne mit ein paar Spritzern Zitrone	Warmes Wasser gerne mit ein paar Spritzern Zitrone	Warmes Wasser gerne mit ein paar Spritzern Zitrone	Warmes Wasser gerne mit ein paar Spritzern Zitrone	Warmes Wasser gerne mit ein paar Spritzern Zitrone	Warmes Wasser gerne mit ein paar Spritzern Zitrone	Warmes Wasser gerne mit ein paar Spritzern Zitrone
	Bewegungs-ritual Sonnengruß 1-3-mal s. S. 118 Oder BLACKROLL 5-8 min			Bewegungs-ritual Sonnengruß 1-3-mal s. S. 118 Oder BLACKROLL 5-8 min		Bewegungs-ritual Sonnengruß 1-3-mal s. S. 118 Oder BLACKROLL 5-8 min
		Den ganzen Tag möglichst zuckerfrei (Industrie-zucker) essen			Den ganzen Tag möglichst zuckerfrei (Industrie-zucker) essen	
	NW-Walking – schneller Spaziergang mit leichtem Schwitzen ca. 45 min s. S. 171		Beweglich-keits- und Kräftigungs-training mit dem eigenen Körper-gewicht und der Blackroll s. S. 83, 133		NW-Walking-schneller Spaziergang mit leichtem Schwitzen ca. 45 min s. S. 171	
	Nach 18 Uhr nichts mehr essen			Nach 18 Uhr nichts mehr essen		
		Entspannung mit PMR oder Fantasiereise mit CD 10-15 min s. S. 235		Entspannung mit PMR oder Fantasiereise mit CD 10-15 min s. S. 235		

Vierte Woche

Montag	Dienstag	Mittwoch	Donnerstag	Freitag	Samstag	Sonntag
Warmes Wasser gerne mit ein paar Spritzern Zitrone	Warmes Wasser gerne mit ein paar Spritzern Zitrone	Warmes Wasser gerne mit ein paar Spritzern Zitrone	Warmes Wasser gerne mit ein paar Spritzern Zitrone	Warmes Wasser gerne mit ein paar Spritzern Zitrone	Warmes Wasser gerne mit ein paar Spritzern Zitrone	Warmes Wasser gerne mit ein paar Spritzern Zitrone
	Bewegungs-ritual Sonnengruß 1-3-mal s. S. 118 Oder BLACKROLL 5-8 min			Bewegungs-ritual Sonnengruß 1-3-mal s. S. 118 Oder BLACKROLL 5-8 min		Bewegungs-ritual Sonnengruß 1-3-mal s. S. 118 Oder BLACKROLL 5-8 min
		Den ganzen Tag möglichst zuckerfrei (Industrie-zucker) essen			Den ganzen Tag möglichst zuckerfrei (Industrie-zucker) essen	
	NW-Walking – schneller Spaziergang mit leichtem Schwitzen ca. 45 min s. S. 171		Beweglich-keits- und Kräftigungs-training mit dem eigenen Körper-gewicht und der Blackroll s. S. 83, 133		NW-Walking – schneller Spaziergang mit leichtem Schwitzen ca. 45 min s. S. 171	
		Nach 18 Uhr nichts mehr essen				Nach 18 Uhr nichts mehr essen
		Entspannung mit PMR oder Fantasiereise mit CD 10-15 min s. S. 235		Entspannung mit PMR oder Fantasiereise mit CD 10-15 min s. S. 235		

FORTGESCHRITTENE

Erste Woche

Montag	Dienstag	Mittwoch	Donnerstag	Freitag	Samstag	Sonntag
Warmes Wasser gerne mit ein paar Spritzern Zitrone	Warmes Wasser gerne mit ein paar Spritzern Zitrone	Warmes Wasser gerne mit ein paar Spritzern Zitrone	Warmes Wasser gerne mit ein paar Spritzern Zitrone	Warmes Wasser gerne mit ein paar Spritzern Zitrone	Warmes Wasser gerne mit ein paar Spritzern Zitrone	Warmes Wasser gerne mit ein paar Spritzern Zitrone
Bewegungs- ritual Sonnengruß 1-3-mal s. S. 118 Oder BLACKROLL 5-8 min		Bewegungs- ritual Sonnengruß 1-3-mal s. S. 118 Oder BLACKROLL 5-8 min			Bewegungs- ritual Sonnengruß 1-3-mal s. S. 118 Oder BLACKROLL 5-8 min	
	Intervall- fasten: Ab 20 Uhr bis am nächsten Tag um 12 Uhr nichts essen					
NW-Walking – Walking oder Jogging, ca. 45-60 min s. S. 171			NW-Walking – Walking oder Jogging, ca. 45-60 min s. S. 171	Beweglich- keits- und Kräftigungs- training mit der Blackroll und dem eigenen Körper- gewicht s. S. 83, 133		
	Entspannung mit PMR oder Fantasiereise mit CD 10-15 min s. S. 235			Entspannung mit PMR oder Fantasiereise mit CD 10-15 min s. S. 235		

Zweite Woche

Montag	Dienstag	Mittwoch	Donnerstag	Freitag	Samstag	Sonntag
Warmes Wasser gerne mit ein paar Spritzern Zitrone	Warmes Wasser gerne mit ein paar Spritzern Zitrone	Warmes Wasser gerne mit ein paar Spritzern Zitrone	Warmes Wasser gerne mit ein paar Spritzern Zitrone	Warmes Wasser gerne mit ein paar Spritzern Zitrone	Warmes Wasser gerne mit ein paar Spritzern Zitrone	Warmes Wasser gerne mit ein paar Spritzern Zitrone
Bewegungs ritual Sonnengruß 1-3-mal s. S. 118 Oder BLACKROLL 5-8 min			Bewegungs- ritual Sonnengruß 1-3-mal s. S. 118 Oder BLACKROLL 5-8 min		Bewegungs- ritual Sonnengruß 1-3-mal s. S. 118 Oder BLACKROLL 5-8 min	
			Intervall- fasten: Ab 20 Uhr bis am nächsten Tag um 12 Uhr nichts essen			
	NW-Walking – Walking oder Jogging, ca. 45-60 min s. S. 171	Beweglich- keits- und Kräftigungs- training mit der Blackroll und dem eigenen Körper- gewicht s. S. 83, 133		NW-Walking – Walking oder Jogging, ca. 45 -60 min s. S. 171	Beweglich- keits- und Kräftigungs- training mit der Blackroll und dem eigenen Körper gewicht s. S. 83, 133	
	Entspannung mit PMR oder Fantasiereise mit CD 10-15 min s. S. 235		Entspannung mit PMR oder Fantasiereise mit CD 10-15 min s. S. 235			

Dritte Woche

Montag	Dienstag	Mittwoch	Donnerstag	Freitag	Samstag	Sonntag
Warmes Wasser gerne mit ein paar Spritzern Zitrone	Warmes Wasser gerne mit ein paar Spritzern Zitrone	Warmes Wasser gerne mit ein paar Spritzern Zitrone	Warmes Wasser gerne mit ein paar Spritzern Zitrone	Warmes Wasser gerne mit ein paar Spritzern Zitrone	Warmes Wasser gerne mit ein paar Spritzern Zitrone	Warmes Wasser gerne mit ein paar Spritzern Zitrone
	Bewegungs-ritual Sonnengruß 1-3-mal s. S. 118 Oder BLACKROLL 5-8 min	Bewegungs-ritual Sonnengruß 1-3-mal s. S. 118 Oder BLACKROLL 5-8 min		Bewegungs-ritual Sonnengruß 1-3-mal s. S. 118 Oder BLACKROLL 5-8 min		Bewegungs-ritual Sonnengruß 1-3-mal s. S. 118 Oder BLACKROLL 5-8 min
		Intervall-fasten: Ab 20 Uhr bis am nächsten Tag um 12 Uhr nichts essen				
NW-Walking – Walking oder Jogging mit Tempover-änderungen, ca. 45-60 min s. S. 171	Beweglich-keits- und Kräftigungs-training mit der Blackroll und dem eigenen Körper-gewicht s. S. 83, 133			NW-Walking – Walking oder Jogging mit Tempover-änderungen, ca. 45-60 min s. S. 171	Beweglich-keits- und Kräftigungs-training mit der Blackroll und dem eigenen Körper-gewicht s. S. 83, 133	
		Entspannung mit PMR oder Fantasiereise mit CD 10-15 min s. S. 235		Entspannung mit PMR oder Fantasiereise mit CD 10-15 min s. S. 235		

Vierte Woche

Montag	Dienstag	Mittwoch	Donnerstag	Freitag	Samstag	Sonntag
Warmes Wasser gerne mit ein paar Spritzern Zitrone	Warmes Wasser gerne mit ein paar Spritzern Zitrone	Warmes Wasser gerne mit ein paar Spritzern Zitrone	Warmes Wasser gerne mit ein paar Spritzern Zitrone	Warmes Wasser gerne mit ein paar Spritzern Zitrone	Warmes Wasser gerne mit ein paar Spritzern Zitrone	Warmes Wasser gerne mit ein paar Spritzern Zitrone
	Bewegungs-ritual Sonnengruß 1-3-mal s. S. 118 Oder BLACKROLL 5-8 min			Bewegungs-ritual Sonnengruß 1-3-mal s. S. 118 Oder BLACKROLL 5-8 min		Bewegungs-ritual Sonnengruß 1-3-mal s. S. 118 Oder BLACKROLL 5-8 min
	Intervall-fasten: Ab 20 Uhr bis am nächsten Tag um 12 Uhr nichts essen		Intervall-fasten: Ab 20 Uhr bis am nächsten Tag um 12 Uhr nichts essen			
Beweglich-keits- und Kräftigungs-training mit der Blackroll und dem eigenen Körper-gewicht s. S. 83, 133		Beweglich-keits- und Kräftigungs-training mit der Blackroll und dem eigenen Körper-gewicht s. S. 83, 133	NW-Walking – Walking oder Jogging, ca. 45-60 min s. S. 171		Beweglich-keits- und Kräftigungs-training mit der Blackroll und dem eigenen Körper-gewicht s. S. 83, 133	
	Entspannung mit PMR oder Fantasiereise mit CD 10-15 min s. S. 235			Entspannung mit PMR oder Fantasiereise mit CD 10-15 min s. S. 235		

LIFESTYLEPLAN ZUM SELBSTAUSFÜLLEN

Erste Woche

Montag	Dienstag	Mittwoch	Donnerstag	Freitag	Samstag	Sonntag

Zweite Woche

Montag	Dienstag	Mittwoch	Donnerstag	Freitag	Samstag	Sonntag

Dritte Woche

Montag	Dienstag	Mittwoch	Donnerstag	Freitag	Samstag	Sonntag

Vierte Woche

Montag	Dienstag	Mittwoch	Donnerstag	Freitag	Samstag	Sonntag

SCHLUSSWORT

Ihre Gesundheit und Ihr bewusster Umgang mit den Signalen Ihres Körpers liegen mir sehr am Herzen. Wenn Sie mit einer positiven Einstellung und einem Lächeln auf den Lippen durch die Welt gehen, dann stecken Sie automatisch andere Menschen damit an. Mit diesem Buch habe ich versucht, Ihnen einen Großteil meines Wissens und meiner Erfahrungen sowie die Ergebnisse zahlreicher wissenschaftlicher Studien zum Thema *Gesunderhaltung* und *Prävention* so näherzubringen, dass die Tipps und Anleitungen für Sie alltagstauglich sind.

Auch wenn ich mich wiederhole: Es ist nicht mein Ziel, ein Gesundheitsdogma aufzustellen, sondern eher, Gesundheit und Prävention für Sie so spannend zu gestalten, dass Sie beginnen, sich bewusst damit auseinanderzusetzen.

Es ist alles erlaubt, was Ihnen guttut. Ihre individuelle Lebensqualität ist aus meiner Sicht der wichtigste Gesundheitsfaktor überhaupt. Wenn Sie aber einen Leidensdruck haben, der eben diese Lebensqualität einschränkt, dann sollten Sie in der Lage sein, für sich – und nur für sich – die eine oder andere Veränderung Ihres Alltagsverhaltens vorzunehmen. Einfache und effektive Tipps dazu haben Sie von mir in diesem Buch bekommen. Fangen Sie an, wieder in Bewegung zu denken. Finden Sie Ihren eigenen Weg zur Gesundheit, haben Sie Spaß daran, sich um Ihren Gesundheitszustand zu kümmern. Sie werden tatsächlich mehr Lebensqualität erhalten.

In diesem Sinne wünsche ich Ihnen eine gute Zeit – und bleiben Sie in Bewegung!

DANK

Ich möchte folgenden Menschen herzlichen Dank sagen:

Alexander Sonnenmoser

Nicole Preiser www.photoart-stockach.de

Dirk Wolf www.osteo-wolf.de

Dennis Gnädinger www.blackroll.com

Frederik Klingenstein www.skinfit.eu

Martin Stridde www.concept2.com

Thorsten Frahm www.rotorbike.com

www.baumer.com

Team BewegungsWERK www.bewegungswerk.info

Sie wollen den Körperführerschein® live erleben oder Joachim Auer als Redner buchen: www.körperführerschein.de oder www.joachimauer.de

BILDNACHWEIS

Cover- und Umschlaggestaltung:	Annika Naas
Umschlagfotos:	AdobeStock, Nicole Preiser
Fotos Innenteil:	S. 8, 10, 20-28, 31-34, 52-59, 62-65, 81, 93, 117, 126, 131, 161, 164-166, 174, 194-199, 200-213, 222-226, 234, 238-239 © Adobe Stock
	S. 79: © BLACKROLL AG
	S. 37, 39-41, 48, 170, 189: © Michael Rauschendorfer
	S. 179-188: © Frank Wechsel
	S. 9, 13, 14, 17-19, 43, 47, 69-78, 83-91, 94, 99, 102-114, 116, 118-125, 133-146, 151, 153, 157, 159, 167, 191, 219, 236 © Nicole Preiser
	S. 50, 92, 147 © Bauer
	S. 148 © ROTORbikecomponents
Layout:	Anja Elsen
Satz:	www.satzstudio-hilger.de
Lektorat:	Dr. Irmgard Jaeger

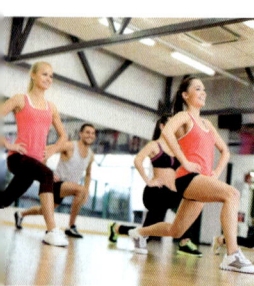

FITNESS

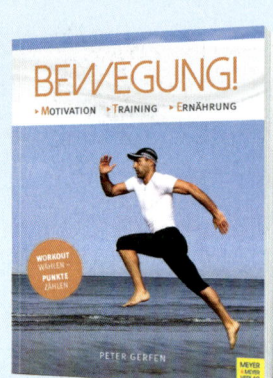

ISBN 978-3-8403-7642-9
[D] 22,-/[A] 22,70

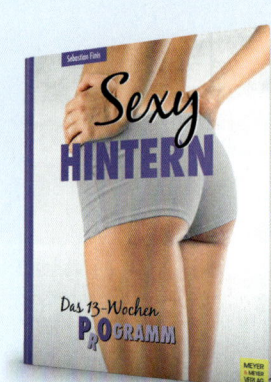

ISBN 978-3-8403-7612-2
[D] 19,95/[A] 20,60

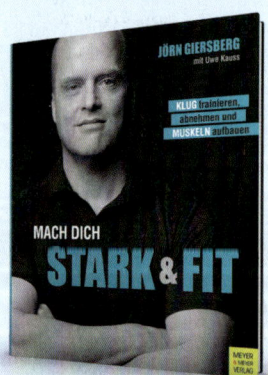

ISBN 978-3-8403-7577-4
[D] 25,-/[A] 25,70

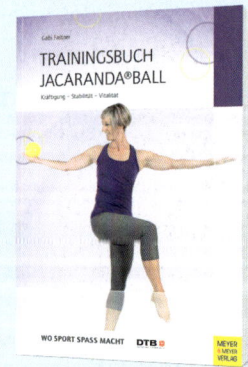

ISBN 978-3-8403-7640-5
[D] 20,-/[A] 20,60

Preisänderungen vorbehalten und Preisangaben ohne Gewähr! Bild oben links © AdobeStock

MEYER & MEYER Verlag
Von-Coels-Str. 390
52080 Aachen

Telefon 02 41 - 9 58 10 - 13
Fax 02 41 - 9 58 10 - 10
E-Mail vertrieb@m-m-sports.com
Website www.dersportverlag.de

MEYER & MEYER VERLAG

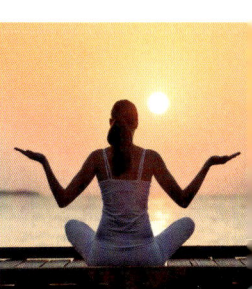
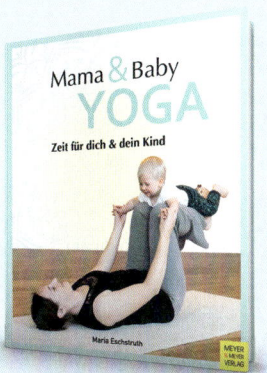
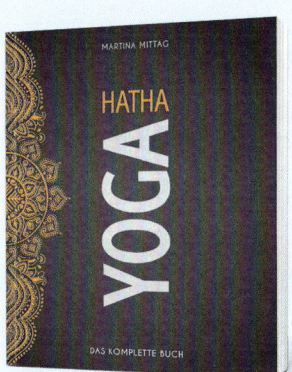
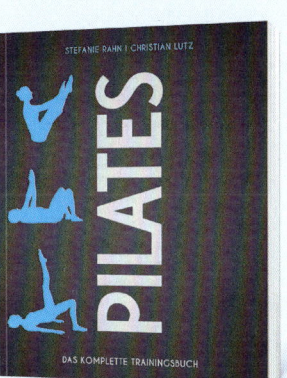
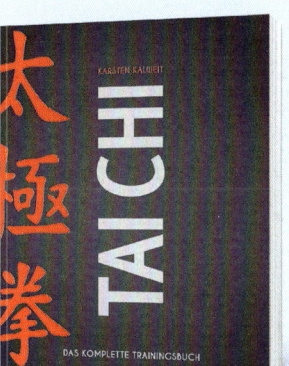

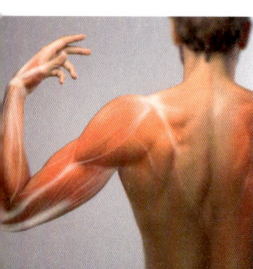
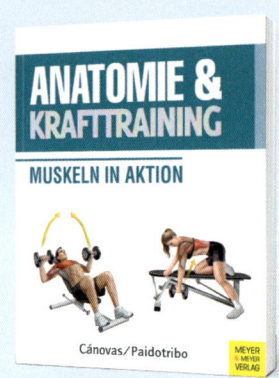
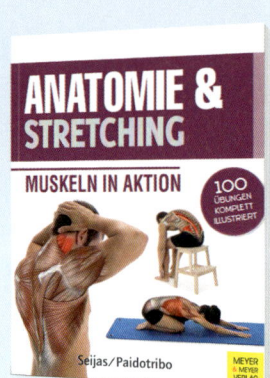
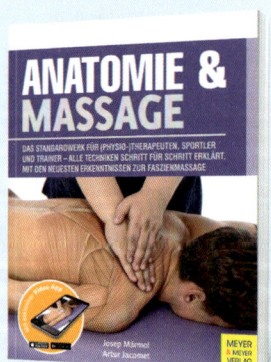
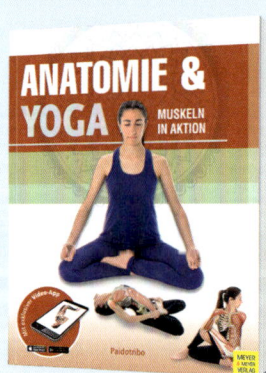

GESUNDHEIT

ISBN 978-3-8403-7611-5
[D] 39,95/[A] 40,10

ISBN 978-3-8403-7579-8
[D] 19,95/[A] 20,60

ISBN 978-3-8403-7578-1
[D] 16,95/[A] 17,50

ISBN 978-3-89899-928-1
[D] 16,95/[A] 17,50

Preisänderungen vorbehalten und Preisangaben ohne Gewähr! Bild oben links © AdobeStock

MEYER & MEYER Verlag
Von-Coels-Str. 390
52080 Aachen

Telefon   02 41 - 9 58 10 - 13
Fax   02 41 - 9 58 10 - 10
E-Mail   vertrieb@m-m-sports.com
Website   www.dersportverlag.de

**MEYER
& MEYER
VERLAG**